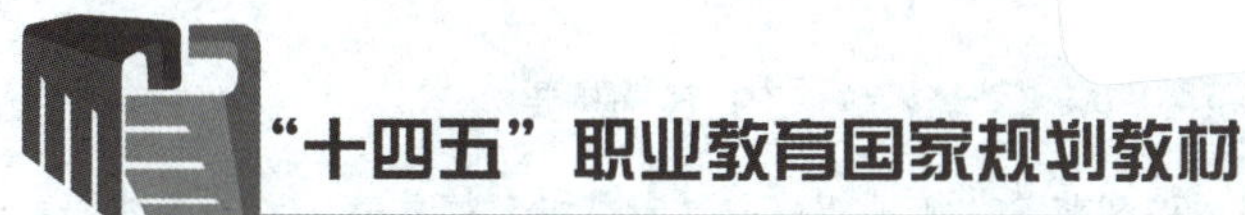

医学伦理学

主编 焦雨梅 赵立成 褚 鑫

主审 李 新

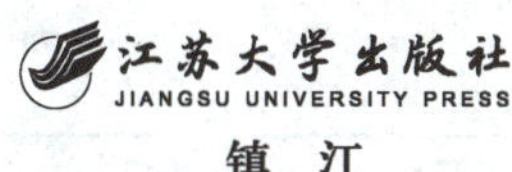

镇 江

内 容 提 要

本书按照“仁智兼养、德理双修、通专并举、德才兼备”的人才培养总体要求，以“实用为主、够用为度”为原则，从学生的自身发展和实际需要出发，系统地阐述医学伦理学的相关知识。全书共14章，包括医学伦理学概论，医学伦理学的历史发展，医学伦理学的基本理论，医学伦理学的规范体系，医疗人际关系伦理，临床诊疗伦理，护理伦理，公共卫生与健康伦理，医学科学研究伦理，生育医学干预伦理，临终关怀与死亡伦理，前沿医学技术研究与应用伦理，卫生事业管理伦理，医学伦理教育、评价与监督。

本书结构编排合理，内容深入浅出、系统全面，体例新颖，实用性强，可作为职业院校临床医学、麻醉、口腔、护理、助产、眼视光、药学、影像、检验、康复等医学相关专业的教材。

图书在版编目（CIP）数据

医学伦理学 / 焦雨梅，赵立成，褚鑫主编. -- 镇江：江苏大学出版社，2025.1(2025.12 重印)
ISBN 978-7-5684-2086-0

Ⅰ. ①医… Ⅱ. ①焦… ②赵… ③褚… Ⅲ. ①医学伦理学 Ⅳ. ①R-052

中国国家版本馆 CIP 数据核字(2023)第 238389 号

医学伦理学
Yixue Lunlixue

主　　编 / 焦雨梅　赵立成　褚　鑫
责任编辑 / 柳　艳
出版发行 / 江苏大学出版社
地　　址 / 江苏省镇江市京口区学府路 301 号（邮编：212013）
电　　话 / 0511-84446464（传真）
网　　址 / http://press.ujs.edu.cn
排　　版 / 三河市悦鑫印务有限公司
印　　刷 / 三河市悦鑫印务有限公司
开　　本 / 787 mm×1 092 mm　1/16
印　　张 / 18
字　　数 / 416 千字
版　　次 / 2025 年 1 月第 1 版
印　　次 / 2025 年 12 月第 2 次印刷
书　　号 / ISBN 978-7-5684-2086-0
定　　价 / 59.80 元

如有印装质量问题请与本社营销部联系（电话：0511-84440882）

本书编委会

主　编：焦雨梅　赵立成　褚　鑫

主　审：李　新

副主编：刘　伟　宋　煜　乔　瑜

焦思涵　王金雪　杨爱丽

焦　龙　汪婷婷　崔慧霞

梁春光　王维维　刘　兴

熊海娜　佟　青　王若冰

参　编：马吉政　陈　芙　袁　俊

马　杰　王　颖　刘　瑞

顾海迪　朱思婷　李雯静

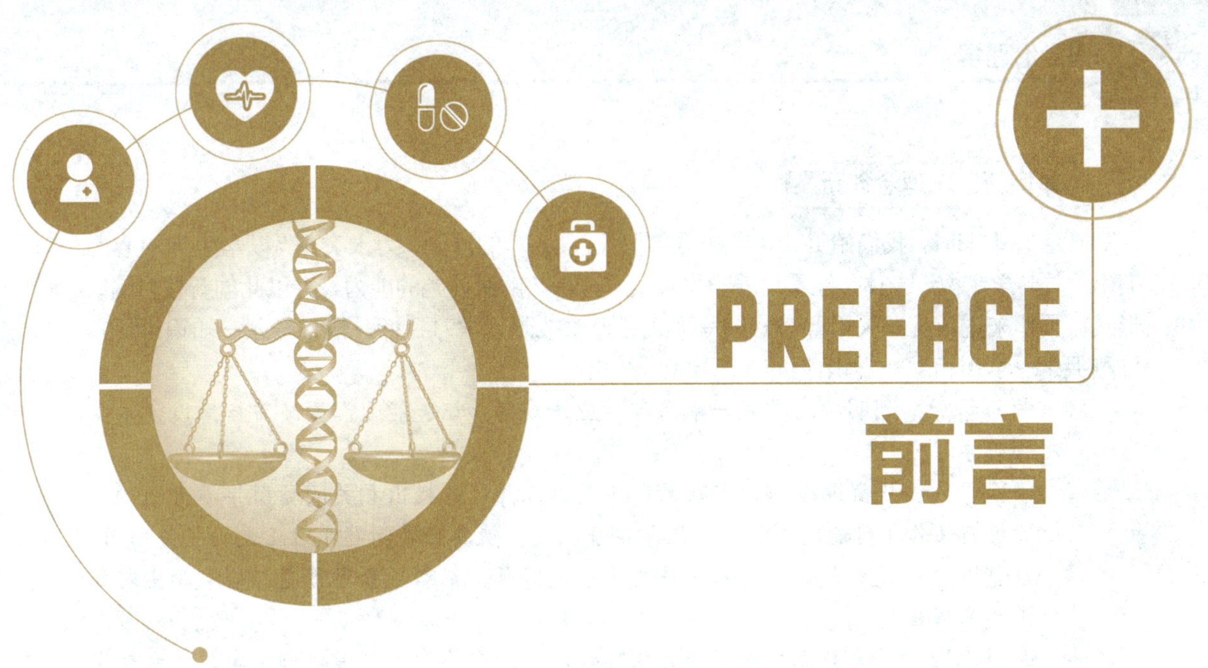

PREFACE 前言

医学伦理学是运用一般伦理学原则解决医疗卫生实践和医学发展过程中的医学道德问题和医学道德现象的学科，它既是现代医学体系的重要组成部分，又是伦理学的重要分支，是一门融思想性、科学性、理论性、实践性于一体的医学人文素质教育必修课程。

医学是“人学”，医术乃“仁术”，无德不从医。医学伦理教育是医学教育的永恒主题，医学伦理修养是医务工作者一生永恒的追求。为此，我们特编写了《医学伦理学》一书，以期帮助学生系统地学习医学伦理知识，引导学生培养崇高的医学职业精神、树立正确的职业价值观、养成良好的医学职业道德、提高医学伦理人文素养。

本书的编写紧紧围绕“仁智兼养、德理双修、通专并举、德才兼备”的人才培养目标，以“实用为主、够用为度”为原则，从学生的自身发展和实际需要出发，紧密联系临床实际，着重突出医学伦理教育的教学特色。

总体来说，本书主要具有以下特色。

1 素质强化，立德树人

党的二十大报告指出：“育人的根本在于立德。”为落实立德树人根本任务，培养“以德为先，德才兼备”的中国特色社会主义事业建设者和接班人，本书以润物细无声的方式对学生进行素质教育，帮助学生树立正确的人生观、世界观、价值观。例如，章首页提出“素质目标”，引导学生有意识地加强综合素质；在正文中设置“稽古振今”“大医精诚”等模块，介绍古今中外优秀医务人员的先进事迹，将我国医学道德的优良传统、新时代卫生与健康职业精神等内容有机地融入教材中，以坚定学生增强医学伦理意识、培养高尚的医学道德品质、做德才兼备的合格医学人才的理想信念。

2 体例新颖，理念创新

在编写本书时，我们始终遵循“必需、够用、实用”的原则，力求突出“以学生为中心”，突出“教、学、做”一体，注重培养学生观察、分析、解决问题的能力，并以此创新教材编写形式。具体来说，本书采用章节式编写形式，每章按照“学习目标→情景导入→知识讲解→以测促学→学用相融→学识评价”的形式进行组织。

- **学习目标**：列明学生学完一章内容后应达到的知识、能力和素质目标，以便学生明确学习方向。
- **情景导入**：设置贴近医疗实践的经典案例，并通过提出相关问题引导学生感知实际医疗工作中可能遇到的各种医学伦理问题，使其带着问题学习正文的相关知识。
- **以测促学**：设置与正文内容相关的单项选择题、判断题和简答题，检测学生对知识的掌握程度。
- **学用相融**：设置与正文内容相关的实践活动，引导独立思考、自主学习、主动实践、大胆探究，进而全面提升学生的医学伦理水平，让其真正做到学以致用。
- **学识评价**：从知识、能力、素质三个方面对学生的综合能力进行测评，以使学生获得自身学习情况的反馈信息，进而有针对性地改进和提升。

同时，知识讲解部分设置“视野纵横”“进德修业”等模块，帮助学生拓展知识宽度，提升学生的课堂参与度和活跃度。

- **视野纵横**：介绍与正文内容相关的医学伦理学领域信息，如与医学伦理学相关的各种规范文件，以鼓励学生利用课余时间自主探索书本外的相关知识，拓展自己的知识宽度，提高自己对理论知识的理解能力。
- **进德修业**：设置与正文内容相关的互动讨论内容，提升学生的课堂参与度，提高学生分析和处理医学伦理问题的能力。

3 校企合作，工学结合

本书由一线骨干教师和临床医疗专家共同编写。编写人员充分考虑教学大纲要求与岗位需求，采用产教融合的机制，在正文中安排大量临床案例，将基础理论与临床实践相融合，以期拓展学生的思维，提高学生的临床实践能力，打通学校课程教学和临床工作衔接的“最后一公里”。

4 立体教学，平台支撑

本书配有丰富的数字资源，读者可以借助手机或其他移动设备扫描二维码观看微课视频，也可以登录文旌综合教育平台“文旌课堂”查看和下载本书配套资源，如教学课件、课后习题答案等。读者在学习过程中有任何疑问，都可以登录该平台寻求帮助。

此外，本书还提供了在线题库，支持“教学作业，一键发布”，教师只需通过微信或“文旌课堂”App 扫描扉页二维码，即可迅速选题、一键发布、智能批改，并查看学生的作业分析报告，提高教学效率、提升教学体验。学生可在线完成作业，巩固所学知识，提高学习效率。

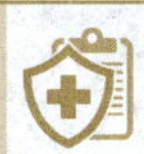

本书由焦雨梅、赵立成、褚鑫担任主编，李新担任主审，刘伟、宋煜、乔瑜、焦思涵、王金雪、杨爱丽、焦龙、汪婷婷、崔慧霞、梁春光、王维维、刘兴、熊海娜、佟青、王若冰担任副主编，马吉政、陈芙、袁俊、马杰、王颖、刘瑞、顾海迪、朱思婷、李雯静参与编写。由于编者水平有限，书中难免存在疏漏和不妥之处，诚请广大读者批评指正。

特别说明：

（1）本书在编写过程中，参考了大量资料并引用了部分文章和图片，这些引用的资料大部分已获授权，但部分注明来源的资料来自网络，我们暂时无法联系到原作者。对此，我们深表歉意，并欢迎原作者随时与我们联系，我们将按规定支付稿酬。

（2）本书所选案例均来源于真实事件，但为了避免引起不必要的误会，部分人物使用了化名。

（3）本书没有注明资料来源的案例均为编者根据真实事件改编。

本书配套资源下载网址和联系方式

网址：https://www.wenjingketang.com

电话：400-117-9835

邮箱：book@wenjingketang.com

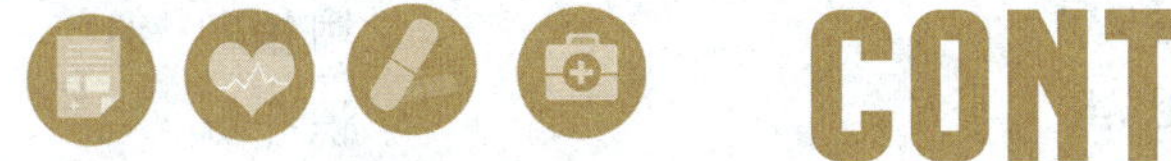

CONTENTS

目录

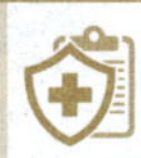

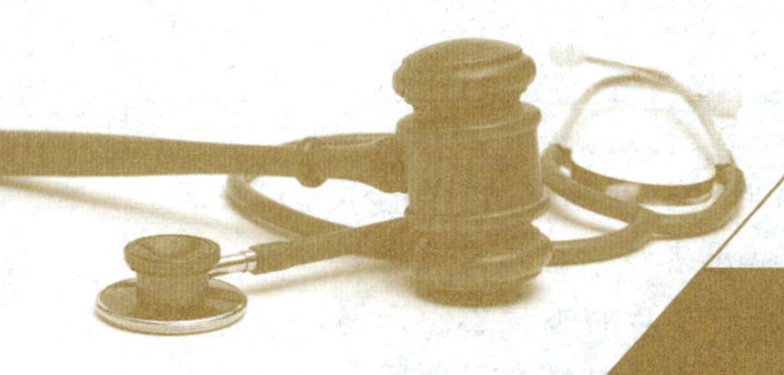

第一章 医学伦理学概论

学习目标

知识目标

- 了解医学伦理学的发展趋势，认识医学伦理学与相关学科的关系。
- 熟悉道德的含义、类型、特点和功能，熟知伦理学的含义、类型和意义。
- 掌握学习和研究医学伦理学的方法和意义，医学道德的含义、特点和作用。
- 理解和掌握医学伦理学的含义、研究对象和研究内容。

能力目标

- 通过学习本章知识，能够运用医学伦理学的观点认识医疗实践中的伦理问题。

素质目标

- 增强医学伦理意识，培养高尚的医学道德品质，做德才兼备的合格医学人才。

情景导入

董奉，字君异，东汉三国时期的名医，与当时的张仲景、华佗并称“建安三神医”。据传，董奉为人治病不取报酬，但要求重病患者被治愈后需栽杏树五棵，轻病患者被治愈后需栽杏树一棵。如此数年，董奉房前屋后的杏树已漫山遍野，郁然成林，每年春天杏花满园，夏秋则果实累累。董奉在杏林中修建了一间草仓，并贴出一则告示：若要买杏，无须告知董奉本人，只需将一器谷子倒入仓中，再自取同一器杏即可。董奉每年以杏换谷，用换来的谷子救济了无数贫困孤寡者与行旅遇到困难者。为了感激董奉，有人写了“杏林春暖”的条幅挂在他家门口。此后，世人便用“杏林春暖”来称颂医学家的医术精湛、医德高尚。

资料来源：李经纬，《董奉》，《中国大百科全书》第3版网络版，2023年7月27日，有改动

思　考：

（1）身为医学生，你如何评价董奉的做法？

（2）“杏林春暖”表达了怎样的医学道德？学习这种医学道德会对医务人员产生什么样的作用？

医学伦理学是医学人文学科的重要组成部分。系统地学习医学伦理学有利于医务人员分析和解决在医学实践中遇到的伦理问题，同时，还有助于医务人员培育良好的道德品质、提升人文素养和职业精神、构建和谐的医学人际关系。

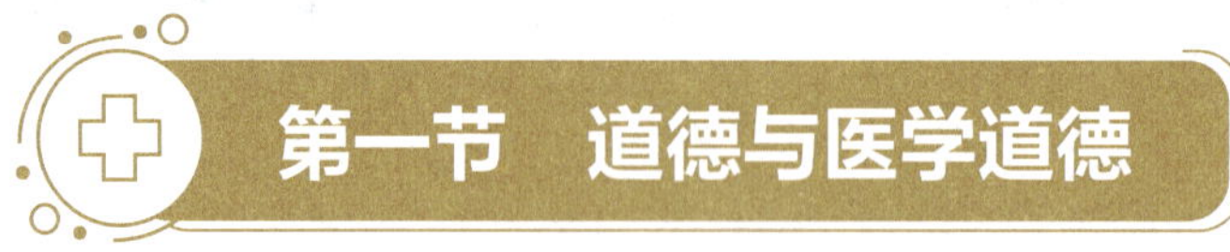

第一节　道德与医学道德

一、道德

（一）道德的含义

道德是人类社会的一种重要意识形态，是由人们在社会生活实践中形成的，并由经济基础决定的，以善恶为评价标准，依靠社会舆论、传统习俗和人们的内心信念来调节人与人、人与社会、人与自然之间关系的心理意识、原则规范、行为活动的总和。

（二）道德的类型

（1）按照社会形态，道德可分为原始社会道德、奴隶社会道德、封建社会道德、资本主义社会道德、共产主义（含社会主义）社会道德。

（2）按照社会关系，道德可分为家庭美德、职业道德、社会公德（含生态道德）。

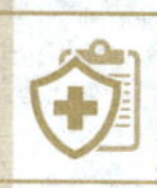

（三）道德的特点

1. 相对稳定性

道德虽然会随着人类社会的发展而变化，但具有继承性和保守性。许多优秀的道德观念会被人们继承和发展，不会因为时代的变迁而发生根本性改变。

2. 主体规范性

道德的主体规范性包括道德的主体性和道德的规范性，具体内容如下：

（1）道德的主体性：道德是以主体的自觉性、能动性为前提对人起到规范作用的，即道德是以社会舆论、传统习俗、人们的内心信念来维持的，而不是依靠国家强制力来维持的。当有人违反道德时，其内心的不安和社会舆论的压力会让其付出相应的代价。

（2）道德的规范性：道德是以善恶为评价标准的社会准则，对人的行为具有规范、约束、导向的作用。例如，人们有时会否定自己的某个想法，认为这样想是不道德的，这就是道德规范性的具体表现。

3. 社会层次性

道德的社会层次性包括道德的社会性和道德的层次性，具体内容如下：

（1）道德的社会性：道德始终贯穿于人类社会的始终，只要人类社会存在，道德就会存在。同时，道德还涉及社会生活的各个领域（如经济领域、政治领域、文化领域、军事领域等），渗透到各种社会关系中。

（2）道德的层次性：道德是一个多层次的结构体系，在任何一个历史阶段，道德都有一个最基本的核心和原则，并在此基础上，形成不同层次的具体规范或要求。例如，社会主义思想道德体系的核心是为人民服务，原则是集体主义，基本要求是爱祖国、爱人民、爱劳动、爱科学、爱社会主义。

4. 利己为他性

道德的利己为他性包括道德的利己性和道德的为他性，具体内容如下：

（1）道德的利己性：基于人的个体差异性，道德是以满足个体利益为指向的，目的是维持个体的存在和发展。它规定着每一个个体为满足自身利益“正当”的行为或“不正当”的行为，体现为个体在实现自身利益过程中的权益和自由。

（2）道德的为他性：基于人类的同一性，道德是以维护群体的共同利益为指向的，目的在于维持群体的存在，即维持每一个个体的共同存在。它规定着每一个个体对维护群体利益“应当”的行为或“不应当”的行为，体现为个体对他人和群体的责任和义务。

（四）道德的功能

1. 认识功能

道德可借助道德观念、道德标准、道德理想等特有方式，帮助人们正确认识自己与他人、社会的关系，正确认识自己对家庭、对他人、对社会、对国家应负的责任和应尽的义务，使人们正确地选择自己的生活道路和规范自己的行为。

2. 调节功能

道德是社会矛盾的调节器。道德可通过评价、示范、劝诫等方式，指导和纠正人们的行为，协调各种利益冲突，保障社会良性秩序，使人与人、人与社会、人与自然之间的关系逐步完善、和谐。

3．教育功能

道德可通过对人们思想的陶冶和行为的感化，教育人们树立正确的义务观、荣誉观、正义观、幸福观等，使人们成为道德纯洁、理想高尚的人。

4．评价功能

道德是人们以评价来把握现实的一种方式，是一种巨大的社会力量和人们内在的意志力量。它通过把社会现象判断为“善”或“恶”来实现自身的评价功能。

5．平衡功能

道德不仅能调节人与人、人与社会之间的关系，还能平衡人与自然之间的关系。它要求人们端正对自然的态度，调节自身的行为，确保人类社会和自然环境的可持续发展。

6．服务功能

道德是一定社会经济关系的产物，又反过来为产生它的社会经济关系服务。道德以自己的标准来评价社会经济关系，肯定其合理性，否定危害其发展的思想和行为，并通过一定的道德标准、道德规范促进社会的发展和进步。

二、医学道德

（一）医学道德的含义

医学道德是道德在医学领域中的具体体现，有狭义的医学道德和广义的医学道德之分。狭义的医学道德是指医学职业道德，是医务人员在医疗卫生工作中形成的具有医学职业特征的，主要依靠社会舆论、传统习俗、人们的内心信念发挥作用，并用以调节医务人员与服务对象之间、医务人员与医务人员之间、医务人员与社会之间相互关系的道德观念和道德行为规范的总和。广义的医学道德是指在医学活动中形成的，规范人的行为与品德的准则，其不仅包括医学职业道德，还包括医学科学道德、卫生管理道德、患者道德。

（二）医学道德的特点

1．理论性与实践性的统一

医学道德是医务人员在长期的医学实践中不断锤炼而形成的一种特殊品质，具有很强的实践性。随着社会历史条件和科学技术的变化，医学道德逐渐从观念萌芽转变为理论形态，反过来又指导着医学实践。例如，医学道德的各种原则、规范体系就是对医学实践活动的具体要求和反映。

2．全人类性和阶级性的统一

医术无国界，医务人员为全人类的健康服务，不受国籍、种族、社会地位等因素的影响。医学道德的基本理论和观点在世界范围内具有普适性。例如，救死扶伤、一视同仁的医学道德规范对每个国家、每个民族都是适用的。但由于医学道德不能脱离一定的社会经济关系而独立存在，因此在阶级社会中会不可避免地被打上阶级的烙印。在不同

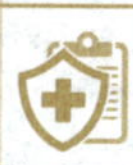

的时代，具体的医学道德会受到不同社会阶级的影响。

3．继承性与时代性的统一

由于医学的特殊性质和服务对象的相对稳定性，医学道德的很多内容是可以超越时代而得以继承的。例如，历代医家在实践中形成了许多优良的道德传统，并根据医学科学的要求，从理论上提出了一系列具有普遍、积极意义的医学道德规范，这些都是人类共同的精神财富，应当批判地继承和发扬。同时，医学道德会随着社会的进步和医学的发展而与时俱进，不断修正、丰富和完善，体现出时代性的特征。

稽古振今

医者仁心——药圣李时珍

相传，明代名医李时珍（见图 1-1）一次在山上采药时，忽然听到山下湖边传来撕心裂肺的哭泣声，随即前往湖边查看。只见一位五十多岁的老妇正跪在破旧的渔船上哭泣，身边躺着一个面色苍白、身体瘦弱的小女孩，老妇声嘶力竭地推着小女孩：“孩子，你快醒醒！快醒醒！”李时珍不假思索，赶紧冲到船上为小女孩诊脉，好在小女孩六脉调匀，只是虚软。李时珍瞬间松了一口气，告诉老妇：“孩子并无大碍，是营养不良、极度体虚引发的昏厥，一会儿就会苏醒过来。”

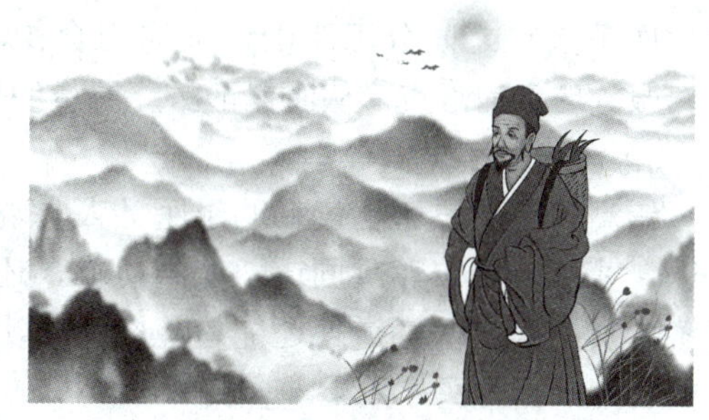

图 1-1　山上采药的李时珍

李时珍经过询问得知，老妇的儿子、儿媳因灾荒得病，不久前已相继去世，只留下年幼的孙女跟着她。两人靠打鱼为生。一般的鲜鱼价格很低，只有青背鲫鱼价钱高一点，但青背鲫鱼只有用钓钩才能捕到。为了谋生，小女孩便每天起早贪黑地钓鱼，这天早晨正准备收钩时，忽然喊头晕，紧接着便一头栽倒在船上不省人事。

李时珍关切地对老妇说：“孩子没有什么病，只是身体太虚弱，需要吃一些滋补品调养一下。你那鱼篓里的青背鲫鱼就是很好的补品啊！你每天让这孩子喝点鲫鱼汤就行。”老妇听后苦笑地摇了摇头：“常言道，泥瓦匠住草房，卖盐的喝淡汤。我们捕鱼的何曾尝过鱼的鲜，这孩子父母死时还欠下不少债，哪有鱼给她吃呢！”李时珍一时无言，沉思一会儿后，对老妇说：“这青背鲫鱼有滋阴降火的作用，我今天先买你两条，从明天起每日再留两条给我，并让你孙女帮忙送到我家去吧。”说完便拿出些银两给了老妇，留下住址后提着两条鲫鱼回了家。

第二天，小女孩按约定为李时珍送来两条鲜活的青背鲫鱼，李时珍付完钱后端出一碗汤药，对小女孩说：“你身体不好，我这里熬了些‘药’，你喝了再走吧。”小女孩心生感激，随即道谢并喝下。其实，小女孩喝的“药”就是李时珍用前一天带回来的两条青背鲫鱼加上当归、黄芪熬成的。就这样，小女孩每天按约定为李时珍送鱼时，李时珍都会让她喝一碗“药”。一个月后，小女孩的面色变得红润，而且期间也没有再头晕了。

不久之后，李时珍用鱼汤救小女孩的故事在乡里传开，乡亲们对他这种扶危济困的行为无不称颂。

资料来源：张桂玲，《药圣李时珍》，北方网，2007年5月20日，有改动

（三）医学道德的作用

1．保障作用

在医学实践中，医学道德是衡量医务人员职业素养的标准之一，是调整医学工作中各种关系的有力杠杆。崇高的医学道德不仅会促进医务人员的角色认同和职责履行，还会使医务人员之间分工明确，又通力合作，如此必然有利于“以患者为中心，患者至上”服务理念的落实，从而保证医疗质量的提高。

2．协调作用

崇高的医学道德不仅有助于医务人员端正服务态度，严守医学道德规范，做到文明行医、礼貌待患、尊重同道、团结协作，还有助于患者自觉遵守就医道德，文明就医。医务人员崇高的医学道德还能避免在医疗实践中发生人际关系冲突，有利于促进人际关系的和谐，提升医疗效果。

3．约束作用

崇高的医学道德品质会使医务人员自觉地约束自身的各种不道德行为，自觉地把救死扶伤作为自己的神圣职责和使命，并在内心形成坚定的理想信念，从而做出合乎医学道德要求的医疗行为。此外，良好的医学道德还有利于医务人员自觉抵制利己主义思想，自觉抵制医疗行业的不正之风。

4．促进作用

崇高的医学道德是医务人员开发智力、努力学习、勤奋工作、追求真理、发展科学的积极促进力量，能激励医务人员为解除患者病痛而积极思考、刻苦钻研和忘我工作，使医疗卫生工作更好地为人民服务。同时，崇高的医学道德还有助于树立良好的医学道德风尚，促进社会公平和正义，增强社会的和谐稳定，对整个社会的精神文明建设具有重要的促进作用。

进德修业

我国古代老中医在学徒学习期满时，要送给学徒两件礼物——一把雨伞和一个灯笼。

请在小组内讨论：老中医送给学徒这两件礼物的用意是什么？

老中医赠礼解读

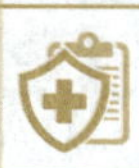

大医精诚

“最美医生”刘永生：村民们最坚实的“医”靠

刘永生是一名乡村医生，2023年入选中宣部、国家卫生健康委发布的全国“最美医生”。在四十多年的基层卫生健康工作中，他心系患者，精修术业，精心施诊，被乡亲们亲切地称为“乡村120”。

刘永生常说：“我是医生，为人民服务是我的职责，也是我的使命。”从事村医工作以来，他走遍了周边近100个村，提供医疗实践15万人次，接生500余人，为患者垫资医药费近5万元，甚至还主动销毁了群众赊欠的20余万元医疗费用账本，为那些还不起账的人卸下精神负担。“我一直都知道，选择村医就是选择了奉献。”刘永生说。

“只要乡亲们需要，我就得学。”刘永生内心具有的崇高的医学道德常常激励着他为解除患者病痛而积极思考、刻苦钻研，以更好地为人民服务。从医以来，刘永生读过的医学书籍、做下的学习笔记、记下的病历数不胜数。为了更好的治疗效果，他曾多次亲身试验中草药、针灸，身上留下的数不清的针眼让家人心疼不已。直到现在，他仍会自费参加全国各地的专业培训。几十年来，他逐渐成了一名名副其实的全科医生，“我想让乡亲们花最少的钱、受最少的苦，就能把病看好。”

刘永生说：“作为医生，不仅要有医术，更要有医德，对待患者要像对待自己的亲人一样。”去年的一天，刘永生上门为一位长年卧床的股骨头坏死患者做检查时，发现患者情绪不对，一问才知道夫妻二人刚吵完架。患者跟刘永生发牢骚：“我想吃一碗蘸蒜面，我老汉就是不做……”刘永生二话没说就去了厨房，一会儿，一碗热腾腾的蘸蒜面就端上来了。患者感动地说：“刘大夫，你这药引子能治百病呀，我一下子舒服多了。”

行医几十年，刘永生和村民们有了难舍难分的感情，只要村民们有困难，他都尽心帮忙。在刘永生的影响下，村里成立了志愿服务队，上门帮助有困难和行动不便的老人。2016年，潼关县成立了以刘永生名字命名的志愿服务队，全县1 000多名医务人员、乡村医生和村干部纷纷加入其中，定期开展志愿服务。

改革开放以来，村里越来越多年轻人选择外出挣钱，但刘永生从未动摇过。40余年来，他的坚守和奉献也被更多人看见，先后荣获“全国道德模范提名奖”“中国好人”“最美医生”等荣誉。“得更努力守护好村民们的健康，才对得起这些荣誉。”刘永生说。

资料来源：李强、秦渭平、焦战鹏，《山乡里的“120”》，
中央纪委国家监委网站，2023年11月6日，有改动

第二节　伦理学与医学伦理学

一、伦理学

（一）伦理学的含义

伦理学又称道德哲学，是对人类道德生活进行系统分析和研究的一门科学，是现代哲学的分支学科。

伦理学以道德现象为研究对象，将道德现象从人类活动中区分开来，探讨道德的本质、起源和发展，道德水平同物质生活水平之间的关系，道德的最高原则和评价标准，道德的规范体系，道德的教育和修养等问题。

视野纵横

伦理与道德的关系

伦理是指从价值和信念体系中产生并涉及权利和义务的道德规范。伦理与道德是相近的概念，都是用来处理人与人、人与社会、人与自然之间关系时应遵循的规则，多数情况下可以通用。但在学理上，两者的差别很大。伦理侧重理论，重视行动及其后果的探讨，注重对行为规范进行分析、论证和批判，更具客观、外在、社会性意味；道德侧重实践，更强调主体对道德规范的内化和实践（主体的德性和德行），更具主观、内在、个体性意味。

（二）伦理学的类型

1. 理论伦理学

（1）元伦理学：又称分析伦理学，是指运用逻辑学和语言学的方法来分析道德概念、判断道德性质和意义的伦理学体系。元伦理学只对道德进行逻辑分析，而不制定任何道德规范和价值标准。

（2）规范伦理学：又称规定伦理学，是指研究人们的行为准则，确立道德原则和规范，建构人类道德规范体系，约束和指导人们的道德实践，以规范伦理行为、协调伦理关系的伦理学体系。

（3）美德伦理学：指以行为主体及品德、美德为研究内容的伦理学体系。美德伦理学主要关注人类优良道德的实现。

（4）比较伦理学：指研究不同时期各个民族、国家、地区或文明所具有的道德观念、行为和文化的伦理学体系。比较伦理学不仅要阐述道德观念和行为，还要研究影响它们的社会、经济和地理因素，与描述伦理学近似。

2. 实践伦理学

（1）描述伦理学：指从社会学、心理学、人类学、民俗学等人文社会科学的视角，

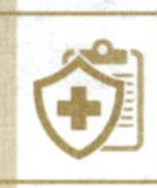

用描述和归纳的方法对社会道德进行经验或事实再现的伦理学体系。描述伦理学既不研究行为的善恶及其评价标准，也不制定行为的准则和规范，而是依据特有的学科研究方法对道德现象作纯客观的经验描述和分析。

（2）应用伦理学：指以伦理学原理为依据，着重研究和了解现实生活中的道德问题，使道德更好地发挥自身作用的伦理学体系。应用伦理学的应用本质是将规范伦理学的伦理原则和规范，运用在具体的道德领域，并在实践中验证和发展完善伦理学的理论、原则和规范，以推动伦理学的进步和实践。20 世纪以来，应用伦理学逐渐发展为系统化和科学化的伦理学科，并涵盖各专业领域，如医学伦理学、环境伦理学、科技伦理学、教育伦理学等。

（三）伦理学的意义

（1）伦理学可使人们认识客观存在的道德关系及处理这种关系的原则和规范。

（2）伦理学可通过社会舆论、传统习俗、榜样引领、思想教育等特殊方式调节人与人、人与社会、人与自然之间的道德关系。

（3）在特定的社会或阶级，依据伦理学的道德原则和规范，可有目的、有计划、有组织地对人们施加系统的道德影响，使人们在内心形成善恶、荣辱等道德观念。

（4）伦理学可促使每个人在社会生活中自觉或不自觉地根据自己的道德观念，运用善恶概念去评价他人的行为、权衡自己的行为。

（5）伦理学可引导人们通过公正制度的理想模式，借助道德预想，预测历史的进步趋势。

二、医学伦理学

（一）医学伦理学的含义

医学伦理学是运用一般伦理学原则解决医疗卫生实践和医学发展过程中的医学道德问题和医学道德现象的学科，它是医学与伦理学相互交叉的新兴学科，属于应用伦理学的范畴。

（二）医学伦理学的研究对象

1. 医务人员与患者之间的关系

医务人员与患者之间的关系即医患关系，这里所说的“医务人员”包括医生、护士、医技科室人员、医院管理人员及后勤人员等，“患者”包括患者及其监护人。医患关系是医疗实践中最基本、最活跃的医疗人际关系。这种关系是否协调、密切、和谐，将直接关系到医疗的质量和患者的安危，并影响医院的工作秩序和社会的精神文明。因此，医务人员与患者之间的关系是医学伦理学研究的核心对象。

2. 医务人员相互之间的关系

医务人员之间的相互关系及各自内部之间的相互关系即医际关系。在医疗实践中，医务人员相互之间有着广泛的联系，彼此之间是否相互尊重、相互支持和密切协作，将直接影响到医疗实践的开展，直接关系到医疗质量、服务质量及行政和后勤管理水平的高低。因此，医学伦理学把医务人员相互之间的关系作为重要的研究对象。

3. 医务人员与社会之间的关系

医务人员与社会之间的关系即医社关系，这里所说的“医务人员”包括医务工作者与医疗卫生部门工作者。医务人员的职业活动总是在一定的社会关系中进行的，因此，医务人员对许多问题的处理，不仅要考虑某个患者、某个健康人的具体利益，还要顾及社会的利益。例如，卫生资源分配、传染病的控制、卫生防疫等问题，如果不从整个社会的长远利益着眼，医务人员就很难进行行为的选择，也很难确定自身行为是否合乎道德。因此，医务人员与社会之间的关系也必然成为医学伦理学的研究对象。

4. 医务人员与医学科学发展之间的关系

医务人员与医学科学发展之间的关系即医科关系。随着医学科学的迅速发展，在医学临床实践和医学科研实践中，又出现了许多涉及伦理问题的医学高新技术，如人类辅助生殖技术、基因的诊断和治疗技术、器官移植技术等。因此，医务人员与医学科学发展之间的关系也成为医学伦理学的研究对象。

（三）医学伦理学的研究内容

1. 医学伦理学的基本理论

医学伦理学的基本理论主要包括两部分的内容：一是医学道德的基础理论，具体包括医学道德的产生与发展规律，医学道德的本质、特点及其社会作用，医学道德与医学科学、医学模式转变、卫生事业发展之间的关系等；二是支撑整个医学伦理学体系的基础理论，具体包括生命论、道义论、美德论、公正论等。

2. 医学伦理学的规范体系

医学伦理学的规范体系主要包括医学道德的原则、基本规范、基本范畴等，其主要阐明医学实践中行为主体应承担的道德责任，指出医务人员在从医过程中应遵循的医学道德原则和规范，对医学伦理学的范畴做出必要的解释。

3. 医学伦理学的基本实践

医学伦理学的基本实践主要包括医学道德教育、医学道德培养、医学道德修养、医学道德评价、医学道德监督等。通过医学伦理学的实践，使社会确定的医学道德在医务人员身上得以实现，形成优良的医学道德。

4. 医学伦理学的现实问题

现代医学科技的快速发展，在给人们带来福祉的同时也带来很多问题和困扰。有些问题已经超越医学道德的范畴，需要全社会的共同参与和讨论，医学伦理学的研究领域随即扩展到生命伦理学阶段。生命伦理学侧重于研究人类辅助生殖技术、器官移植、死亡标准、安乐死、人类胚胎干细胞、优生学与有缺陷新生儿处理、医药卫生资源的合理使用与分配等问题。研究和回答这些问题就成为医学伦理学新的研究内容。

（四）医学伦理学的发展趋势

1. 医学伦理学的研究范围不断扩大

随着医学科学的发展，当今的医学职业活动已由医患之间的个体交往，变为医院及整个医药卫生事业和整个社会之间的群体活动，已由主要面向单个患者扩大为面向整个社会，这使得医学伦理学的研究范围不断扩大。

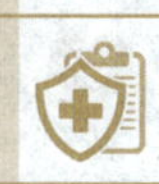

2. 医学伦理学的研究内涵不断加深

随着人类文明程度的提高和医学科学的发展，一些原来被认为正确的传统观念正面临新的挑战或被新的观念取代。例如，生育控制历来被认为是不道德的，但随着社会需要由提高人口数量转变为提高人口素质，该道德观念也发生了相应的变化，目前生育控制技术已得到不少国家有限制的道德认可。

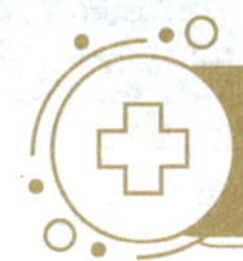

第三节 医学伦理学与相关学科的关系

医学伦理学是一门交叉学科，它与许多相关学科有着密切的联系。医学伦理学的发展离不开这些相关学科提供的理论成果，同时其研究成果又对这些相关学科的发展有着重要影响，它们之间相互渗透、相互促进，共同发展。

一、医学伦理学与医学的关系

医学是研究人类生命活动，特别是疾病的发生、发展、转归及防治的规律，为增进人类健康服务的学科。医学伦理学是研究医学道德的学科，通过调整医学活动中人与人、人与社会的关系，提高医务人员的道德水平，为推动医疗卫生保健事业的发展服务。虽然两者的研究对象不同，但都以保障人类健康为研究目的，同时，医学实践活动是医学伦理学产生和发展的基础，而医学伦理学又指导和规范着医学实践的发展方向。可见，医学伦理学与医学相辅相成，不可分离。

二、医学伦理学与医学心理学的关系

医学心理学是研究疾病中的心理学问题及其对疾病病理过程的影响，并应用心理学的理论和实践手段，为医学提供诊断、治疗和预防方法的学科。医学伦理学是研究医学道德的学科。良好的医学道德是从事医学心理学研究的前提，而医学心理学的研究可以为医学伦理学提供理论支持和补充。可见，医学伦理学与医学心理学相互依赖、相互补充，共同促进医学科学的发展。

三、医学伦理学与卫生法学的关系

卫生法学是研究卫生法律规范及其发展规律的学科。医学伦理学和卫生法学的研究对象同属于行为规范的范畴，两者都可用于调整医学领域中的人际关系。但医学伦理学侧重于道德教化，主要利用社会舆论、传统习俗、人们的内心信念等来实现其规范道德观念、行为的效力，而卫生法学侧重于通过国家权威及强制力来保证执行。两者在功能上互补，共同维护着医学领域的和谐秩序。此外，医学伦理学的研究可为卫生立法提供伦理依据，并可为卫生法学的实施提供精神支撑，而卫生法学的研究可强化人们的医学道德观念，增强医学道德的约束力和权威性，从而推动医学伦理学的发展。

四、医学伦理学与行为医学的关系

行为医学的研究内容

行为医学是指研究行为因素对健康和疾病影响作用的学科。行为医学通过关注医患双方之间的互动和患者的行为，帮助医务人员更好地与患者进行沟通和协作，为医学伦理学提供了巨大的理论支持。医学伦理学与行为医学在不同层面上关注医学实践中的道德和行为问题，互相补充，互相支持，共同为提高医学实践的质量、保护患者的权益和促进医患关系的良好发展而发挥作用。

五、医学伦理学与人际关系学的关系

人际关系学是研究人际关系现象、人际关系发展规律、人际关系运转机制、处理人际关系的行为原则和社会规范、处理人际关系的方法等的学科，旨在帮助个体理解和改善人际关系，促进人与人之间良好的合作和互动。人际关系学可为医学伦理学提供有关如何建立和维护良好医患关系的理论指导，是医学伦理学的理论来源之一。医学伦理学和人际关系学在医学实践中相互交叉，相互支持，共同促进医患关系的良好发展和医疗质量的提高。

六、医学伦理学与医学美学的关系

医学美学是应用美学的一般原理，研究医学领域中包括医学人体学、医学审美、医学美感等一切美学现象及其发生、发展和变化规律的学科。医学美学的学科定义及范围与医学伦理学明显不同。但医学美学与医学伦理学又有共同之处，主要的共同点是两门学科都是探讨医学范畴中的美与善，对美丑善恶的看法是一致的，而且两门学科的任务都不能脱离社会功利性。此外，任何具有医学伦理学意义的现象一般都具有美学意义，而一些具有美学意义的现象也常有医学伦理学的意义。两者密切联系，彼此促进，共同发展。

七、医学伦理学与医学社会学的关系

医学社会学是运用社会学的一般原理，研究患者、医务人员和医疗保健机构间的社会关系、社会功能的一门社会学分支学科，其将医学问题作为社会学的基本问题加以研究。医学伦理学的主要任务是调整医患之间，医务人员之间，医务人员、医疗卫生机构与社会之间的关系，以保障和维护正常的医疗秩序与和谐的医患关系。可见，维护医疗领域的正常秩序及其与社会之间的和谐关系是医学社会学和医学伦理学的共同使命。同时，随着医学高新技术的发展及其在临床上的运用，出现了许多较为复杂的社会问题，如器官移植、基因编辑、人类胚胎干细胞研究等带来的伦理问题，这些问题的解决需要医学伦理学与医学社会学协同研究，共同解决。

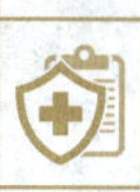

八、医学伦理学与医学文学的关系

医学文学通过文学作品反映医学发展的利与弊，针砭医疗科技进步中存在的不足，例如，以一系列发人深省的医疗故事来引起世人对医患关系、科技进步、医学人文主义、生命伦理要求的充分重视。医学伦理学的理性与医学文学的感性相糅合，使“机械化”的医患关系趋于人性化，在构建和谐医患关系、重塑生命伦理要求和人文关怀中发挥重要作用。

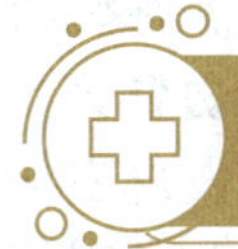

第四节　学习和研究医学伦理学的意义与方法

一、学习和研究医学伦理学的意义

（一）有利于培养德才兼备的合格医学人才

社会主义医学教育的目标是培养为社会主义建设服务的德才兼备的新型医学人才。学习和研究医学伦理学，加强医学道德教育，就是实现这一目标的重要环节。通过学习和研究医学伦理学，医务人员能够掌握有关医学道德的知识和规范，使自己从思想上重视并自觉加强医学道德修养，不断提高自身的道德水准，做一个德才兼备的合格医学人才。

（二）有利于提高医疗质量，推动医学事业的发展

通过学习和研究医学伦理学，有利于培养医务人员的道德责任感、道德情感和道德意志，使之把热爱医学科学、掌握医学科学知识和技术不仅看作自己的责任，还当作自己义不容辞的光荣义务，并把救死扶伤、精益求精、严谨求实等作为重要的职业道德规范去遵循，从而实现在医疗实践工作中技术与伦理的统一，不断提高诊疗行为的效率和效果，进而提高医疗水平和质量。此外，医学伦理学还能有效地指导医务人员运用医学伦理学理论解决医学实践中遇到的伦理困惑及难题，为医务人员的医疗工作和医学科学研究指明方向，帮助医务人员正确解决医学实践中出现的道德问题，从而推动医学事业的进步和发展。

（三）有利于推动社会主义精神文明建设

医学道德是社会主义精神文明在医务人员及医疗卫生工作的具体体现，医务人员的道德风貌在社会主义精神文明建设中有较强的社会辐射和示范作用。医务人员学习和研究医学伦理学，培养自身高尚的医学道德，能够使患者在享受医疗实践的过程中受到精神文明的熏陶，产生精神共鸣，并可能将这种精神文明传递到家庭、工作单位及社会，产生积极的社会效果，进而推动社会主义精神文明建设。

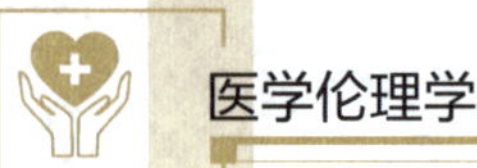

二、学习和研究医学伦理学的方法

（一）理性思辨法

医学伦理学以医学领域中的道德现象和道德关系为研究对象，该研究对象有其独特的历史发展过程和社会文化特征，需要用哲学的理性思辨法，即辩证唯物主义和历史唯物主义的方法，进行学习和研究。

通过辩证唯物主义的方法，可以分析医疗实践中存在的伦理冲突，并揭示出伦理冲突背后的家庭、社会、经济、政治及环境等因素，为解决伦理问题提供有效的思路。通过历史唯物主义的方法，可以分析影响医学伦理学的家庭状况、历史背景、社会现状、环境条件、经济结构等因素，更好地理解医学道德观念的形成和发展变化过程，并对当前的医学伦理问题产生更全面的认识，从而科学、理性地应对和处理伦理问题。

（二）价值分析法

医学伦理学除研究医学领域中的道德现象和道德关系外，还研究与之相对应的道德规范问题。这些问题一方面关乎医疗关系中医学道德行为、医学道德品质的善恶评价，另一方面也关乎医学道德规范本身的优劣评估和合理性预设，因而实质上属于价值问题的范畴，需要用价值分析的方法来研究。

医学伦理学中的价值分析法是一种对医学实践中的道德问题进行系统分析和评估的方法。该方法主要涉及对医学决策、医疗行为、医疗政策等的道德评估，旨在帮助医务人员做出符合伦理原则的决策，是学习和研究医学伦理学的常用方法。

（三）比较研究法

比较研究法是探寻和论证不同事物之间的共同点和不同点的方法。学习和研究医学伦理学常采用纵比、横比、同比、异比等比较研究法进行学习和研究。其中，纵比是指从时间上比较古今医学道德观念的变迁，以批判和借鉴传统的医学道德观念；横比是指从空间上比较不同地域、不同风俗、不同文化背景下的医学道德观念的异同，并分析异同的原因；同比是指对同一类医学道德观念相同程度和性质的比较，以揭示相同背后的不同；异比是指对两类截然不同的医学道德观念进行比较，以分析其中的差异并揭示差异的根源。

比较研究法的基本步骤

（四）理论联系实际法

理论联系实际法是马克思主义认识世界的科学方法，也是学习和研究医学伦理学的基本方法。理论联系实际法，就是坚持理论与实践、知与行的统一。理论联系实际法要求在认真学习和研究医学伦理学的基本理论及其相关学科知识的同时，运用所学的医学伦理理论指导医学实践，积极发现、分析、探讨和解决在医学实践中出现的各种医学伦理问题，增强道德判断力和自觉性，促进医学伦理学的发展和进步。

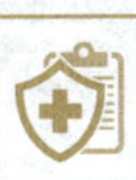

以测促学

一、单项选择题

1. 道德的特点不包括（　　）。

   A. 相对稳定性　　B. 永恒不变性　　C. 主体规范性

   D. 社会层次性　　E. 利己为他性

2. 下列选项中，不属于道德的功能的是（　　）。

   A. 认识功能　　B. 调节功能　　C. 惩罚功能

   D. 评价功能　　E. 服务功能

3. 医学伦理学的研究对象不包括（　　）。

   A. 医务人员与患者之间的关系

   B. 医务人员与医院之间的关系

   C. 医务人员与社会之间的关系

   D. 医务人员相互之间的关系

   E. 医务人员与医学科学发展之间的关系

4. 下列选项中，不属于伦理学的类型的是（　　）。

   A. 规范伦理学　　B. 美德伦理学　　C. 元伦理学

   D. 基础伦理学　　E. 描述伦理学

二、判断题

1. 元伦理学是一门分析道德概念、判断道德性质和意义的道德哲学。（　　）
2. 医学伦理学和卫生法学都侧重于对人的道德教化。（　　）
3. 学习和研究医学伦理学有利于提高医疗质量，推动医学事业的发展。（　　）

三、简答题

1. 医学伦理学的研究对象和研究内容有哪些？
2. 学习和研究医学伦理学的意义有哪些？

学用相融

行动起来，做新时代人民健康的守护者

【活动背景】

健康所系，性命相托。医务人员的道德素质关乎患者的生命安全，医学伦理教育的质量关系民族的未来发展。近年来，基因编辑技术、辅助生殖技术等前沿医学科技迅猛发展，在给人类带来福祉的同时，也在不断挑战人类的伦理底线和价值尺度。加强医学伦理教育，推动医学伦理全球治理，已成为全社会的共同心声。

【活动内容】

为提高同学们对医学伦理学的重视程度，请在班内组织一次以“行动起来，做新时代人民健康的守护者”为主题的演讲活动。演讲内容应至少包含以下几个方面：

（1）学习和研究医学伦理学的意义。

（2）医学伦理学的含义、研究对象和研究内容。

（3）医务人员在提升医学道德水平方面应做的努力。

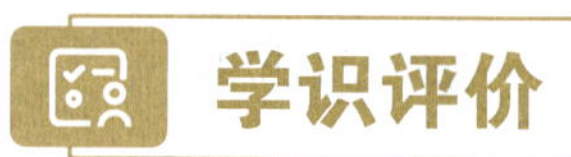

学识评价

结合自身的学习情况，按照表 1-1 中的评价标准对本章的学习成果进行自评，并请老师进行评价。

表 1-1　学习成果评价表

评价项目	评价标准	分值	评价得分	
			自评分	师评分
知识	熟悉道德的含义、类型、特点和功能	10		
	掌握医学道德的含义、特点和作用	15		
	熟知伦理学的含义、类型和意义	10		
	理解和掌握医学伦理学的含义、研究对象和研究内容	15		
	了解医学伦理学的发展趋势	5		
	认识医学伦理学与相关学科的关系	5		
	掌握学习和研究医学伦理学的意义和方法	10		
能力	能够运用医学伦理学的观点去认识医学实践中遇到的伦理问题	5		
	能够端正学习态度，课前预习相关知识，课中积极参与课堂互动，课后认真完成“以测促学”和“学用相融”	5		
素质	能够重视医学伦理问题，积极思考，主动学习相关知识，增强医学伦理意识，提升医学伦理素养	10		
	能够树立做新时代人民健康保卫者的信念，增强作为人民健康守护者的责任与使命	10		
合计		100		
总分（自评分×40%＋师评分×60%）				
自我评价				
教师评价				

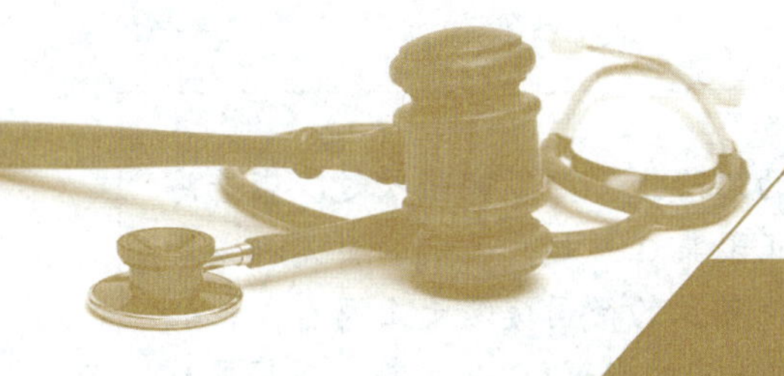

第二章 医学伦理学的历史发展

学习目标

知识目标

- 了解中外医学伦理学的发展历史，生命伦理学的兴起背景和发展趋势。
- 熟悉中外医学伦理学发展过程中的代表人物及其重要著作或文献，生命伦理学的含义和基本问题。
- 掌握生命伦理学的研究范围和研究内容。
- 理解和掌握我国医学道德的优良传统。

能力目标

- 通过学习本章知识，增强对医学伦理学的认识，提高自身的批判性思维和独立思考能力，学会辩证地分析和评价医学伦理问题。

素质目标

- 弘扬我国医学道德的优良传统，涵养时代新风，树立文化自信。
- 勤学善悟，积极关注医学伦理研究，修医德、行仁术，自觉践行和承担造福人类的使命。

情景导入

在古希腊的一个清晨，明媚的阳光洒在神庙的石阶上，微风轻轻吹过，带着海水的咸味。在神庙的中心，一群身着长袍的医生正聚集在一起，他们的目光都集中在高台上刻有《希波克拉底誓言》的石碑上。一位年长的祭司缓缓走上高台，他的白发在阳光下闪闪发光。他清了清嗓子，开始诵读誓言的内容："我宣誓，我将尽我的全部知识和能力，为患者谋福利……"祭司的声音庄重而神圣，回荡在神庙的每一个角落。

祭司宣誓完毕后，台下的医生们一个接一个地走上高台，他们把手放在誓言石碑上，目光坚定而有力量。他们发誓将遵守誓言，用医术造福人类，绝不做出伤害患者的事情。他们的声音铿锵有力，充满了对医学事业的敬畏和承诺。

思　考：

（1）在国内外，医学伦理学有怎样的历史发展过程？

（2）在医学伦理学领域，除《希波克拉底誓言》外，还有哪些重要的著作和文献？

在人类文明发展史上，医学道德思想和医学伦理学伴随着医学实践的发展而发展。医学的每一次进步，在更好地造福人类的生命与健康的同时，也推动着医学伦理学的发展，医学伦理的演变始终与医学技术的发展相适应。

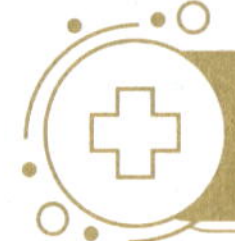

第一节　我国医学伦理学的历史发展

一、我国古代医学道德思想的历史发展

（一）我国古代医学道德思想的起源

我国古代医学道德思想起源于原始社会晚期至奴隶社会中早期，即从无文字可考的上古时代到有确切文字记载的商朝。这一时期的社会生产力水平很低，人们的认识能力也很有限，对生命和疾病现象，只能依靠经验和猜测，或借助神话传说和巫术给予超自然的解释；对疾病的治疗，则主要采用祈祷、符咒、驱魔术等方式，有时会配合有限的药物。

伏羲为解释天、地、人之间的关系和互动而创制八卦，为延长人的寿命尝味百药而制九针；神农不顾自身安危，尝百草以试毒。这些美好的传说中所蕴含的朴素的"仁爱救人"的道德意识，对我国古代医学道德思想的形成和发展发挥着重要的作用。

（二）我国古代医学道德思想的形成

随着生产力的发展和社会分工的出现，西周时期有了专门从事医疗工作的医生，并

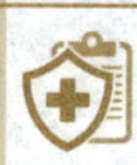

且有了较细的医学分科和医生考核制度，对医生的医术和医德提出了严格要求。

春秋战国时期，我国文化思想领域百家争鸣、百花齐放，尤以儒学、道学为代表，拓展了我国古代哲学中的人文价值取向。在医学道德领域，医乃“仁”术、医必知“道”成为我国传统医学实践的基本道德指引，并贯穿我国医学道德发展的全过程。

战国末期，社会生产力水平不断提高，为科学技术与社会文化的发展提供了物质条件。我国现存最早的医学典籍《黄帝内经》就出现在这个时期。

《黄帝内经》包括《素问》和《灵枢》两部。其中，《素问·宝命全形论》指出“天覆地载，万物悉备，莫贵于人”，强调人的生命的高贵、神圣，确立了医学实践的出发点，可以说是医学人道主义的萌芽；《素问·疏五过论》和《素问·徵四失论》专门论述了我国传统医学的道德规范，指出医生之所以不能“十全”（治病十治十愈），有医术和医德两方面的原因，并把“精神不专，志意不理”列为医生过失之首，要求医生从医时必须认真负责、一丝不苟，绝不可粗心大意或敷衍塞责；《灵枢·师传》则专门叙述了医生应承担的责任和应具备的良心，并强调医生应尊重社会文化和患者的差异性，谨守礼仪，以更好地服务患者。

《黄帝内经》不仅构建了中医的医学理论体系，还对医学道德思想和医学实践经验进行了较全面的总结和阐释，标志着我国传统医学道德思想的初步形成。

进德修业

请自行查找《素问·徵四失论》中“四失”和《素问·疏五过论》中“五过”的具体内容，并以小组为单位讨论对“四失”和“五过”的认识。

《素问·疏五过论》

《素问·徵四失论》

（三）我国古代医学道德思想的发展

我国古代医学道德思想在汉代有了长足的发展，东汉名医张仲景是这一时期的杰出代表。张仲景在其著作《伤寒杂病论》的序言中，对医学的性质和宗旨、医学道德、医学的发展都进行了精辟的阐述，指出为人治病应不分贫富贵贱，平等对待，并强调医生要具有“精究方术”和“爱人知人”的专业精神。这一时期还出现了淳于意、华佗、郭玉等医学大家，他们不仅医术精湛，而且医学道德高尚，不慕名利，不贪权贵，为后世所称道。

隋唐时期名医辈出，我国古代医学道德思想进一步发展，出现了内容比较全面的医学道德规范。孙思邈是这一时期古代医学道德思想的集大成者。他在《备急千金要方》一书中明确指出“人命至重，有贵千金”，主张医家要“发大慈恻隐之心”，要兼具“精”（精湛的医术）和“诚”（高尚的医学道德）两个方面，对待患者要“普同一等”“一心赴救”，其著作《备急千金要方》中的“大医精诚”和“大医习业”两篇文章较为全面地论述了从医目的、医生品德、治学态度、医疗作风、医患关系、同道关系等问题，对后世医学道德思想的发展产生了深远影响。

（四）我国古代医学道德思想的完善

自唐代以后，医学日益受到国家的重视，著名医家层出不穷。经过历代医家的不断补充和发展，至宋代时，我国古代医学道德思想的内容更加丰富和完善。宋代名医张杲搜集整理了历代医家典故，汇编成《医说》一书，从医学道德修养和医学道德原则两个方面对孙思邈的医学道德思想做了补充、丰富。

到了明代，我国古代医学道德规范、医学道德教育、医学道德理论已日趋完善和成熟。明代著名医家陈实功在其著作《外科正宗》中提出“医家五戒十要”，对古代医家的职业素养、学习作风、言行举止、服务态度、同道关系等做出论述，对我国古代医学道德进行了系统总结，并提出了非常具体而实用的医学道德规范。明代另外一位著名医家龚廷贤提出“医家十要”和“病家十要”，对医患双方提出道德规范，进一步完善了我国古代医学道德思想。

清代医家在医学道德规范的探索与实践方面又有了新的进展，其中影响最大的是清代名医喻昌所著的《医门法律》一书。该书系统地阐述了医学道德在临床诊断和治疗中的作用，丰富和完善了我国古代医学道德思想评价理论，在我国古代医学道德发展史上具有重要地位。

总之，我国古代医学道德思想在漫长的医疗实践中逐渐形成，经历代医家的实践探索和立论著述而日臻完善。

进德修业

作为一名医学生，对于我国古代医者对我国医学道德思想的形成和发展所做出的重要贡献，你有何感想和感悟？请以小组为单位进行讨论。

二、我国近代医学伦理学的历史发展

19世纪初，西方国家的医学体系传入我国，促使我国古代医学道德思想与国际近代医学伦理学接轨。

宋国宾是我国近代著名医学教育家，也是我国医学伦理学的先驱者。他撰写了我国第一本系统的医学伦理学专著《医业伦理学》，以“仁”“义”这一传统道德观念为基础，同时吸收了西方伦理思想，系统地阐述了医生的人格以及医生与患者、医生与同道、医生与社会的关系等内容，强调要加强医生的道德修养。该书标志着我国的医学伦理学由古代传统的医学道德思想阶段进入近、现代医学伦理学发展阶段。

新民主主义革命时期，我国医学工作者继承古代医家的优良传统，从无产阶级和劳动人民的根本利益出发，发扬救死扶伤的革命人道主义精神，创建了人民医疗卫生事业，使我国医学伦理学跨入一个崭新的历史阶段。中国共产党领导革命军队建设医院为

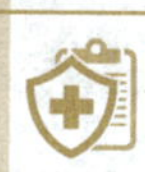

广大民众和革命军队提供医疗实践，并通过各种规范、条例、方针、政策强调医疗卫生建设的重要性，确立了医务人员全心全意为人民服务的医学道德思想。1941 年，毛泽东在延安为中国医科大学题词时概括了这一时期的医学道德思想“救死扶伤，实行革命的人道主义”。与此同时，在毛泽东的《为人民服务》《纪念白求恩》等著名文章思想的指导下，我国医务人员和患者共同参与到医疗实践中，形成了平等的同志式的新型医患关系。

三、我国现代医学伦理学的历史发展

1949 年后，特别是改革开放以来，我国医学伦理学迅速发展，学科理论体系不断完善。

1981 年，全国第一次医学伦理道德学术会议在上海召开，开启了我国医学伦理学理论研究的新篇章，同时也标志着我国医学界、理论界已认识到医学伦理学与医学发展的关系，开始了医学伦理学理论建设。

1981 年和 1988 年，卫生部（现国家卫生健康委）先后颁发了《中华人民共和国医院工作人员守则和医德规范》和《中华人民共和国医务人员医德规范及实施办法》（于 2010 年废止）等文件，标志着我国社会主义医学道德的形成。

1999 年 5 月 1 日，《中华人民共和国执业医师法》（已废止，现施行《中华人民共和国医师法》）施行，标志着我国卫生事业进入法治轨道，医德医风建设已融入医院的常规管理工作。

2012 年，我国多部门联合组织制定了《医疗卫生机构从业人员行为规范》，成为我国现代最全面的医疗职业规范文件。

2014 年，中国医师协会发布《中国医师道德准则》，规范了医师的道德底线，促使医师把职业谋生手段升华为职业信仰，要求医师遵从行业自律的要求，以医师职业为荣，笃行中国医师道德准则，传承和发扬医学文化。

2019 年，我国表决通过了《中华人民共和国基本医疗卫生与健康促进法》，这是我国卫生与健康领域的第一部基础性、综合性法律，对构建中国特色基本医疗卫生制度、全方位和全周期保障人民健康、推进健康中国建设具有重要意义。

当代中国的一系列医学道德规范坚持以人为本、敬畏生命、医患和谐的价值理念，注重医疗实践的公益性和公平性，强调医学道德要求的理想性与底线性的统一，逐渐形成具有中国特色的新时代医学伦理体系，促使我国医疗卫生事业不断前进发展。

视野纵横

要毫不动摇把公益性写在医疗卫生事业的旗帜上

卫生与健康事业涉及每个人的生命安全和千家万户的幸福安康，是一项极其崇高也非常特殊的事业。中国共产党是全心全意为人民服务的党，我国是人民当家作主的社会主义国家，这就决定了我国医疗卫生事业的公益性。坚持公益性意味着广大人民群众可就近享有公平可及、系统连续的预防、治疗、康复、健康促进等健康服务。公益性是中国共产党坚持人民至上的执政理念和生命至上的价值追求的具体体现，是我国医疗卫生事业改革的基本原则，必须毫不动摇地坚持与践行。

发展卫生与健康事业，必须坚持公益性原则，发挥中医药和西医药相互补充协调发展的中国特色卫生健康发展模式的显著优势，全面推进健康中国建设，为人民提供全方位、全周期的健康服务。要发挥好基本医疗卫生服务的兜底功能，重视妇幼、老年人、残疾人、流动人口、低收入人群、贫困人口等重点人群健康，健全重特大疾病医疗和救助制度。加快建立健全现代医院管理制度，处理好医院和政府关系，落实好政府对公立医院的投入政策，让公立医院轻装上阵，不断提高服务能力和运行效率。建立健全分级、分层、分流的传染病等重大疫情救治机制，坚持防治结合、联防联控、群防群治，健全国家公共卫生应急管理体系。坚持中西医并重，着力推动中医药振兴发展。抓好全民医保制度建设，加快推动城乡基本医保整合，积极发展商业健康保险，解除全体人民的疾病医疗后顾之忧。

资料来源：宿党辉，《为什么要毫不动摇把公益性写在医疗卫生事业的旗帜上？》，《人民日报》2021 年 9 月 8 日，有改动

四、我国医学道德的优良传统

（一）尊重生命、济世救人的“贵人”思想

我国古代许多医学典籍都明确指出了人的生命的可贵。例如，《黄帝内经》曾指出：“天覆地载，万物悉备，莫贵于人。”唐代名医孙思邈在其著作《备急千金要方》的序言中也曾写道：“人命至重，有贵千金。”人的生命是最宝贵的，医生必须尊重生命、敬畏生命。鉴于生命的最高价值，历代医家都把济世救人作为最高的医学道德原则。

（二）仁爱助人、普同一等的行医宗旨

“仁爱”思想是我国儒家文化的核心思想之一，也是我国古代医学道德思想的核心。我国古代医家继承“仁爱”思想，提出“医乃仁术”的观点，要求医者必须具有仁爱之心。此外，我国古代医学道德思想的“仁爱”还体现在对患者的一视同仁上。例如，孙思邈曾指出，对前来看病的患者，应不分亲疏、贵贱、老少、美丑、愚智，全部都精心诊治、全力以赴，把所有患者都当作自己的至亲好友看待；明代医家龚廷贤曾指出，医生应当有仁义之心，不论人的贫富如何，只要他患有疾病，就应得到与他人同等的治疗。

（三）重义轻利、清廉正直的道德品质

我国古代医学道德思想认为医生应当以治病救人为己任，反对医生把医术作为追求个人名利的手段，强调当其他利益与患者利益发生冲突时，医生应以患者利益为上。在我国历史上，以济世救人为己任、乐于民间行医解除大众疾苦、不计报酬、扶贫济困的医家事例不胜枚举。例如，民间广为流传的董奉的“杏林佳话”就是一则典型事例。又如，明代医家潘文元医术高明，乐善好施，虽行医 30 年，但仍过得非常清贫，在他死后，当地百姓自发为他送葬，以示哀悼和怀念之情。

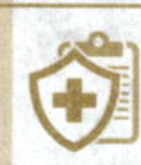

稽古振今

“拒贵救民”的良心医者

俗话说“病来如山倒”。一些急危重症患者如果不能得到及时救治，就会有生命危险，此时有德之医便会以病为急而不以他事为要。据明代黎澄所著《南翁梦录》记载：有一个名医叫范彬，其家中世代行医，被陈英王任命为自己王府的太医令，掌管王府的医药诊病。在他身上就有一个“拒贵救民”的故事。

一日，有人叩门甚急，范彬感觉有危重患者上门求治，就一边做准备一边让家人去开门。开门后，求助者说其妻因生孩子“血崩如注”，请范彬赶紧前去救治。范彬刚要出门，对他有知遇之恩的陈英王也差人来请他，说宫里“贵人有发寒热者，召公看之”。没想到范彬却说：“贵人的病不算危急，现在有个民妇病危，我需要先去救她，然后再去宫中给贵人治病。”宫中来人生气地对他说：“你要救别人的命，就不顾惜自己的命吗？”范彬说：“我这样做固然有罪，但也是实在没有办法，若不去抢救那民妇，那民妇会顷刻死去。至于我的这条命，只能将希望寄托在陈英王身上，如果侥幸得以免死，我愿承担全部罪责。”说完，就急忙赶去抢救民妇了。

事后，范彬去拜见陈英王。面对陈英王的责问，范彬把事情的经过和自己的想法诉说了一遍。本想训斥范彬的陈英王在了解实情后不但没有训斥范彬，还夸他“汝真良医，既有善艺，又有仁心，以恤我赤子，诚符吾望也”。

资料来源：刘永加，《医者当仁心，医德永流传》，《上海法治报》2019年12月11日，有改动

（四）尊敬师长、尊重同道的职业传承

我国古代医家高度重视师道传承。古代，我国医学主要遵循家族授受或师徒授受的模式，世代相传，绵延不绝，故沿袭着严格的尊师重教传统。例如，《史记》中曾记载过西汉医家淳于意谨敬尊师、精研医术而终成一代名医的故事。

在与同道的关系上，古代医家也倡导互相尊重、谦和谨慎、共同提高。唐代名医孙思邈认为，对待同道，医生应保持谦虚的态度，不能恃才傲物、骄傲妒忌，甚至诋毁同道。明代医家陈实功深恶医界同道互相轻贬、辱人誉己、钩心斗角、医术守密的不良风气，提倡医生之间互敬互让，并身体力行。明代医家龚廷贤在《万病回春》一书中也专列“莫嫉妒”一条，将其作为处理同道关系的准则。

（五）审慎严谨、认真负责的从业态度

古代医界有“临病胜临敌”“用药如用兵”“用药如用刑”等说法，历代医家在医学实践中都十分重视严谨的从业态度，强调：诊治患者时必须要认真负责、一丝不苟、谨言慎行、严密细致，不得敷衍塞责、粗心大意。在患者病情危重时，要不畏困难，勇于承担风险，救人于危险之中；在临床诊治时，应充分考虑疾病的复杂性，谨慎地为患者选择治疗方案和治疗药物。

（六）广闻博识、刻苦钻研的学习作风

医学精深广博，疾病千变万化，医者除需要具备精深的理论知识和高超的诊治技术外，还需要“上知天文、下知地理”，并通晓风俗人情。要达到这些条件，医者必须具有广闻博识、刻苦钻研的学习作风，如图 2-1 所示。例如，东汉名医张仲景广泛吸纳前辈成果，并不断进行临床实践，最终形成了自己独特的医学理论；唐代名医孙思邈深研医理，涉猎群书，广泛吸取各家之长，终成一代名医；明代名医李时珍为写《本草纲目》，参考书籍达八百余种，且不畏艰苦，搜罗百草，四处拜访名医求教。历代医家的优良学习作风经代代传承，不仅促进了中国传统医学不断地推陈出新，同时也增进了国人的健康福祉。

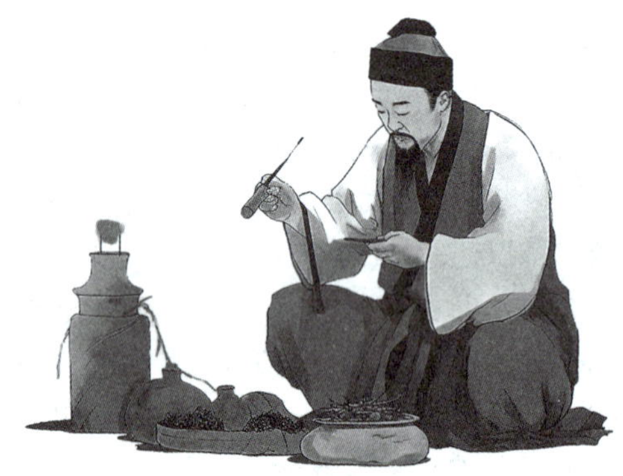

图 2-1　刻苦钻研草药的古代医者

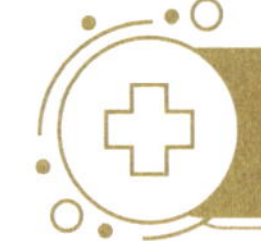

进德修业

为传承和弘扬我国医学道德的优良传统，增强民族自信心和凝聚力，请以小组为单位，查阅相关资料，分享我国古代医家治病救人的暖心故事，并谈一谈自己的体会。

妙手仁心孙思邈

第二节　国外医学伦理学的历史发展

一、国外古代医学道德思想的历史发展

国外古代医学道德思想形成于古代和中世纪，起源于文艺复兴以前。这一时期的医学道德与我国古代相似，都属于经验医学阶段的医学道德，其特点是随着医学实践经验的积累而逐渐形成理论体系，是一种以尽义务为宗旨的医学道德。国外古代医学道德思想中，具有代表性的是古希腊、古罗马、古印度和阿拉伯的医学道德思想。

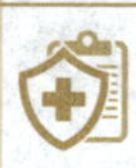

（一）古希腊的医学道德思想

古希腊是西方医学的发源地。古希腊医学在公元前 6 至公元前 4 世纪形成，医学道德思想也伴随着医学的出现而出现。古希腊医学道德思想最早由被称为西方“医学之父”的古希腊名医希波克拉底提出来的，他既是西方医学的创始人，也是西方传统医学道德的奠基人。

希波克拉底（前 460—前 370）生活的那个时期，医巫并存，医学道德思想也带有浓厚的僧侣医学和寺院医学的色彩。他的主要功绩在于他把古希腊元素论思想应用到了医学领域，创立了体液学说，并把机体的生理、病理过程作为统一的整体来认识，使医学逐渐摆脱了宗教迷信的束缚，从而创立了医学和医学道德规范体系。希波克拉底自有的医学观念和道德思想使其成为古希腊医学和医学道德思想的代表人物。以希波克拉底的名字命名的《希波克拉底誓言》是古希腊医学道德思想的经典文献，也是医学伦理学领域最早的文献，长期被医学界推崇。

《希波克拉底誓言》论述了行医的目的，明确了医学实践的基本道德原则，要求医生要尊师重道、传承医学，并提出了为患者保密的道德要求。《希波克拉底誓言》唤起了医生内心的良知和社会责任感，构建了医学道德的基本框架，极大地影响了后世医学和医学道德的发展，成为许多国家制定医学道德规范的标准，以及医务人员和医学生学习医学伦理的重要文献。

进德修业

《希波克拉底誓言》的具体内容是什么？请查阅相关资料进行回答，并有感情地朗读，体会其中所蕴含的医学道德思想。

（二）古罗马的医学道德思想

古罗马医学和医学道德思想是在继承古希腊医学和医学道德思想的基础上发展起来的。公元前 2 世纪，古罗马占领了古希腊后，继承了古希腊的医学和医学道德思想。杰出的医生、哲学家盖伦是古罗马医学和医学道德思想的代表人物。盖伦继承希波克拉底的“体液学说”，发展了机体的解剖结构和器官生理概念，创立了医学和生物学的知识体系，开创了早期实验医学之路，对西方医学的发展产生了重要的影响。

盖伦不仅对医学发展做出了重要贡献，而且在古罗马医学道德思想的发展方面也具有重要的推动作用。盖伦认为医学是一门伟大的艺术，反对医生利用职业谋利，其医学道德思想受到后世敬仰。但由于盖伦的思想体系是唯心主义的，带有目的论和唯心论色彩，例如，他认为人体的每个部分的功能都是上帝精心安排的结果，因而他的学说被基督教神学所推崇和利用，这使得国外古代医学和医学道德思想在中世纪长达一千多年的时间里，被涂上浓厚的宗教色彩，致使国外古代医学和医学道德思想的发展在较长时间内处于停滞状态。

（三）古印度的医学道德思想

古印度是世界文明的发源地之一，医学发展得很早。古印度的医学道德思想主要体现在公元前 5 世纪“印度外科鼻祖”妙闻所著的《妙闻集》和公元前 1 世纪“印度内科鼻祖”阇罗迦所著的《阇罗迦集》中。这两本医学著作对医学本质、医生职业和医学伦理展开了精辟的论述。

《妙闻集》的医学道德思想包括以下内容：① 医者要有四德，即正确的知识、广博的经验、敏锐的知觉及对患者的同情；② 医生要洁身自持，使患者信赖，并尽一切力量为患者服务，甚至不惜牺牲自己的生命；③ 医生要有良好的仪表、习惯和作风；④ 在外科治疗中，医生要和助手密切配合；等等。阇罗迦极力反对医学商业化，鄙视那些医学知识贫乏、只图钱财的医生，在《阇罗迦集》中提出为人类谋幸福的行医目的和一系列医学道德标准，他的思想对后世产生了深远影响。

（四）阿拉伯的医学道德思想

阿拉伯的医学和医学道德思想继承和发展了古希腊的医学和医学道德思想。在阿拉伯医学和医学道德思想领域颇有建树的代表人物是犹太人迈蒙尼提斯，其著作《迈蒙尼提斯祷文》是古代医学道德思想史上一篇具有重要学术价值和广泛社会影响的文献。该文献突出强调了医生在行医动机、态度和作风等方面应具有高尚的医学道德，并指出医生要一切为患者着想，不能因贪欲、虚荣、名利的干扰而忘却为人类谋幸福的高尚目标。

二、国外近代医学伦理学的历史发展

14～16 世纪，文艺复兴运动打破了宗教神学对人们的黑暗统治。资产阶级提出的自由、平等、博爱等思想渗入医学领域，使得人道主义的伦理精神得以确立。国外医学和医学道德思想逐渐摆脱中世纪宗教统治和经院哲学的束缚，为近代医学伦理学的形成和发展奠定了理论基础。随着文艺复兴运动的兴起，近代实验科学也得到迅速发展，医学也逐渐开始从传统医学向实验医学转变，为近代医学伦理学的产生奠定了实践基础。

18 世纪，德国医学家、柏林大学教授胡费兰著成《医学道德十二箴》，对医生的从医目的、如何处理医患关系以及医生与同道之间的关系等提出了更明确的要求。《医学道德十二箴》体现了患者利益高于一切的思想，被认为是《希波克拉底誓言》的发展。

1791 年，英国医学家托马斯·帕茨瓦尔为曼彻斯特医院起草了《医院及医务人员行动守则》。1803 年，帕茨瓦尔在对该守则修订的基础上编写出版了世界上第一部《医学伦理学》。该书阐述了医患关系、医际关系、医院管理等内容，突破了古代医学道德阶段以医生个体形式存在的自我规范，转而走向了系统的群体规范，使医学伦理学在一定的哲学和伦理学理论基础上成为一门独立的学科。1948 年，世界医学会以《希波克拉底誓言》为基础制定了《医学伦理学日内瓦协议法》（又称《日内瓦宣言》），以此作为全世界医务人员共同遵循的行为准则，它标志着现代医学伦理学的诞生。

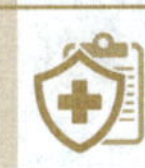

视野纵横

医者之誓——《日内瓦誓言》

2017 年 10 月，在美国芝加哥举行的世界医学会大会上，对《日内瓦宣言》进行了第八次修订。修订后的具体内容如下：

作为一名进入医疗行业的专业成员，

我郑重宣誓，我将终生奉献于为人类服务；

我将患者的健康和完好作为我的第一要务；

我将尊重患者的自主与尊严；

我将保持对人类生命的最高敬意；

我绝不容许有年龄、疾病或残疾、信仰、民族起源、性别、国籍、政治党派、种族、性取向、社会地位或任何其他因素的考虑，干扰我对于患者的责任；

我将保守患者向我吐露的秘密，即便患者已经离世；

我将在医疗实践中保持良知和尊严，遵从良好的医学规范；

我将传承医学专业传统的圣洁和荣誉；

我将给予我的师长、同事和学生以应有的尊重和感激；

我将为患者的利益和医疗卫生事业的进步，分享我的医学知识；

我将关注自身健康、完好和能力，以提供最高标准的照护；

即便受到胁迫，也绝不使用我的医学知识侵犯人权和公民自由；

在此，以我的人格，我自愿和庄严地做出这些承诺。

资料来源：丛亚丽、赵伟立译，《日内瓦宣言 2017 年 10 月修订·芝加哥》，《医学与哲学》2018 年第 4 期，有改动

三、国外现代医学伦理学的历史发展

（一）医学道德规范日趋国际化、系统化

20 世纪以来，医学的社会化和国际化使得医学担负起越来越多的社会道德责任，医学道德在保障人类健康事业中的重要作用日益凸显，关于医疗行为的国际规范和法律相继产生，生命伦理问题开始受到广泛关注。

1946 年，纽伦堡国际军事法庭通过了著名的《纽伦堡法典》，关于人体医学研究的一些基本原则开始确立。

世界医学会在探讨医生道德行为和道德准则方面也取得一系列重要成果。1948 年，世界医学会颁布了《医学伦理学日内瓦协议法》。1949 年，世界医学会通过了《世界医学会国际医学道德守则》，进一步明确了医生的一般守则、医生对患者的职责和医生对医生的责任。1964 年，第 18 届世界医学会大会通过了《赫尔辛基宣言》，进一步规范了关于人体医学研究的原则。1968 年，第 22 届世界医学会大会通过了《悉尼宣言》，确定了死亡的道德责任和器官移植道德原则。1975 年，第 29 届世界医学会大会通过了《东京宣言》，规

定了医生在对待拘留犯和囚犯时的行为准则。1981 年，第 34 届世界医学会大会通过了《里斯本患者权利宣言》，对患者的权利作了系统规定。

此外，1953 年 7 月，国际护士协会颁布了《护士伦理学国际法》；1972 年，世界齿科医学会议通过了《齿科医学伦理的国际原则》；1977 年，世界精神病学大会通过了关于精神病医生道德原则的《夏威夷宣言》；2000 年，世界生命伦理学大会通过了《生命伦理学吉汉宣言》。这些国际宣言和准则，从不同方面明确了国际性医学道德原则，推动了医学伦理学原则的完善。

（二）医学伦理学教育和研究进一步深化

随着各国对医学伦理学教育的重视，医学伦理学逐渐成为医学工作者和生命科学研究者的一门必修课程。例如，美国、英国、日本、加拿大等国家均在医学院校开设了医学伦理学课程，对医学生进行医学伦理学教育，以提高医学生对医学伦理学的认识和思考能力。

20 世纪以来，医学伦理学的研究范围不断扩展和深化，产生了以生命伦理学为中心的现代医学伦理学，并不断开拓新的研究领域，产生了生态伦理、健康伦理、社会医学伦理、卫生经济伦理、卫生事业管理伦理等新的研究领域。

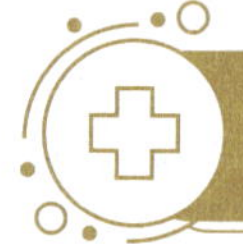

第三节　当代生命伦理学的兴起和发展

生命伦理学是 20 世纪 60 年代兴起于美国的一门新兴学科，旨在应对生命科学和生物技术的发展，以及医疗保健的演变给人类带来的种种问题和难题，是世界上影响最为广泛、最有生命力的交叉学科之一。

传统医学伦理学以道义论和美德论作为理论基础，虽然对医学道德发展产生了重要影响，但存在轻社会利益、重个人利益，只对个人利益负责的思想缺陷。随着医学科学的发展，环境污染、医疗资源短缺、人口老龄化、新生物技术广泛应用等现实问题带来诸多伦理挑战，使得功利论、公益论、人道论等医学伦理理论得以发展，并成为现代医学伦理学的重要理论来源（详见第三章）。20 世纪 60 年代以来，现代医学伦理学跨入了一个新阶段，即生命伦理学阶段。

一、生命伦理学的兴起背景

（一）生命科学技术的发展

随着医学高新技术的迅猛发展及当代文化的演变，医学除传统意义上的防病治病外，逐渐兼容了人类完善和发展自我的需求，从而激发了医学技术的潜能，使得医学逐渐向社会生活的各方面延伸。器官移植、克隆和胚胎干细胞技术、基因工程技术、人工辅助生殖技术、生命支持技术等的研究和应用应运而生，这些层出不穷的医学高新技术既开启了人类医学的新阶段，也带来了复杂而深刻的伦理问题。

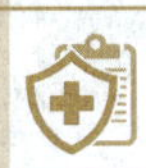

（二）社会与文化变革的推动

社会与文化变革的推动

20 世纪 60～70 年代是美国历史上重要的文化和社会变革时期，公民权利运动接连不断，矛头直指社会不公平和不平等。20 世纪 70 年代，“患者权利运动”广泛成为民事权利的一部分，最终促成 1973 年美国医院联合会通过了《患者权利法案》，使患者“医疗、护理、康复、转院、知情、同意、资料、保密、试验、查账”的十大权利得到确认和保证。

在这样的社会和文化变革背景下，人们从只注重对道德语言和道德判断进行批判和分析的元伦理学转向规范伦理学和应用伦理学，道德哲学家重新回归现实生活，开始对现实的伦理命题进行研究和分析，生命伦理学由此获得了发展的内在动力。

（三）卫生资源分配问题的关注

随着社会经济的快速发展，医学高新技术研究不断获得资金支持，医疗卫生机构不断扩大规模提升服务层次。与此同时，社会贫富差距增大、社会分配不公的问题日益突出。在器官移植、肾透析、生命支持技术等稀有卫生资源的分配中，为谁治疗成为伦理选择的难题。此外，复杂的医学技术与其人道的使用之间的平衡问题、城市化的迅速增长和人口分布不均导致的医疗实践获取问题、奢侈医疗（提供高端、昂贵且非必需的医疗服务的医疗模式）和社会普通人群的基本医疗在卫生资源分配上的冲突问题等一系列伦理问题，均引发了社会各界对生命伦理学的高度关注。

（四）死亡标准和死亡方式的变革

高技术生命支撑疗法在延续人的生命的同时，生命质量的低水平存活成为客观的现实问题，这引发了关于“死亡标准”的讨论。1968 年，美国哈佛大学医学院首先提出了脑死亡的标准，引起了医学界、法学界、伦理学界的普遍重视。此后，关于“死亡方式”的讨论也成为人们关注的焦点。人们开始反思传统的死亡方式是否符合个体的尊严和自主权。有人主张在符合法律和伦理的前提下，允许患者在特定情况下实施安乐死，以使病痛折磨的患者能够选择有尊严地结束生命。这一议题引发了关于生命伦理的广泛讨论。

（五）医学模式的转变

随着社会经济的发展，人们对医疗保健提出了更高的要求，即人不但要有良好的身体素质，还要有良好的心理状态、社会活动能力和较高的生活质量。越来越多的人开始对自己的生存状态进行反思和审视，把医学作为人的文化哲学看待并加以研究成为当时社会发展的必然趋势。医学模式作为人们观察、处理疾病和健康的基本思维方法和行为方式，以及一种医务职业活动方式，必然随之改变。原来的生物医学模式开始转向生物-心理-社会医学模式。新的医学模式更加强调关心患者、关注社会、注重技术与服务的共同提高。人类健康保护和疾病防治，不再只是个人的活动，而开始成为整个社会的活动。

总之，生命伦理学的兴起是多种因素融合的结果，也是人类文明与文化进步的必然需要，在把公众引入医学伦理文化和社会运动中起到了重要作用。

大医精诚

邱仁宗：为我国打开“生命伦理学之门”

上小学时，语文老师把一个“仁”字放进了他的名字里，希望他将这蕴含了我国文化精髓的字，永久地铭刻在心中。在此后的人生中，他以独特的方式，努力地将这个巨大的“仁”字融进了我国现代医学、生命科学的研究、开发和应用中。他就是我国生命伦理学界泰斗、国际哲学院院士——邱仁宗。

为在我国医学与生命科学领域建立伦理规范，邱仁宗奋斗了几十年。1979 年，邱仁宗将西方生命伦理学概念引进中国，让我国医生第一次听说“安乐死”“脑死亡”。1987 年，邱仁宗出版了我国第一部系统阐述生命伦理学的著作《生命伦理学》。1988 年，我国首例试管婴儿诞生，邱仁宗和中南大学卢光琇教授向国家提交了人工授精管理办法的建议；1993 年，我国艾滋病防治计划开始起步，邱仁宗动手为国家起草了艾滋病防治政策的伦理框架；1999 年，干细胞研究进入公众视野，邱仁宗组织起草了《人类胚胎干细胞研究的伦理原则和管理建议》；2004 年，邱仁宗又开始协助国家起草《涉及人的生物医学研究伦理审查管理办法（试行）》……邱仁宗的伦理研究触角紧紧跟随着医学和生命科学的发展，延伸到医学和生命科学前沿的各个角落。此外，邱仁宗还培养出我国生命伦理学的第一批博士生，他们后来都成为我国研究生命伦理学的重要骨干力量。

2010 年 12 月 18 日，在法国巴黎，邱仁宗从联合国教科文组织（以下简称“教科文组织”）副总干事手中，接过了“阿维森纳科学伦理奖”的金质奖章和奖状。由此，邱仁宗成为获得这一殊荣的第一位中国人。教科文组织在为邱仁宗编写的授奖词中这样写道：“邱仁宗是生命伦理学领域的一位先驱，他在科学伦理学方面的研究，以及在与科学有关的伦理问题上，坚毅地维护公众权益，成为中国和世界学术界一位主要代表人物。”

资料来源：许琦敏，《邱仁宗：为我国打开“生命伦理学之门”》，《文汇报》2010 年 1 月 11 日，有改动

二、生命伦理学的含义与基本问题

（一）生命伦理学的含义

1971 年，美国威斯康星大学教授波特在其所著的《生命伦理学：通向未来的桥梁》一书中创造性地使用了“生命伦理学”一词，希望建立一门把生物学知识和人类价值体系知识结合起来的科学，作为自然科学与人文科学之间的桥梁，帮助人类提升生存质量，维持并促进世界文明。波特指出：“生命伦理学是利用生物科学以改善人们生命质量的事业，同时有助于我们确定目标，更好地理解人和世界的本质，因此，它是生存科学，有助于人们对幸福与创造性的生命开具处方。”

目前，生命伦理学的定义尚未完全统一，学术界普遍认为：生命伦理学是对生命诸

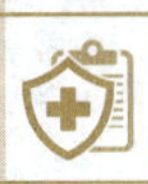

问题的道德哲学注释，是对人类生存过程中生命科学技术和卫生保健政策以及医疗实践中医学道德问题的伦理学研究，是有关人及其他生命体生存状态和生命终极问题的交叉学科，它包括理论生命伦理学和应用生命伦理学两部分。

（二）生命伦理学的基本问题

1. 基本理论问题

生命伦理学的基本问题就是围绕人类的生死和健康问题而展开的有关生命神圣性与生命质量的关系问题、生命价值与社会价值的关系问题、人道主义与社会公益的关系问题。在对待这一基本问题的处理上，传统的医学道德观念和生命伦理学存在着不同价值观念的冲突。这种冲突主要表现在以下方面：

（1）在对待人的生死观念方面

传统的医学道德观念认为人的生命是神圣的，只有无条件地保护生命才是道德的；而生命伦理学认为，当代医学技术对生命的保护是有条件的，医学技术既可以有条件地维持生命，也可以有条件地结束生命。

（2）在道德价值观念方面

传统的医学道德观念认为，医学伦理学的价值目标是生命的生理价值；而生命伦理学追求的价值目标则是以人的价值和社会的价值为前提的生理价值和医学价值的统一，要求把生命的神圣性与生命的质量和生命的价值结合起来。

（3）在医学道德观念方面

传统的医学道德观念认为，医学与患者之间只有义务的关系，医务人员的高尚道德全部表现在对患者的尽职尽责上，而且仅对患者负责；而生命伦理学不仅要求医务人员对患者负责，而且同时也要求对整个社会乃至全人类负责。

生命伦理学的实践就是要不断地把生命神圣论、生命质量论、生命价值论、道义论、公益论等理论统一起来，并使之在符合一定的国情和文化背景以及大多数人的心理承受能力的基础上，发展人们的观念，规范人们的行为，提升全人类的生活质量。

2. 基本应用问题

生命伦理学研究的基本应用问题，不仅存在于科研、临床及医药领域中，而且存在于卫生决策领域中。当前生命伦理学研究的基本应用问题大致可概括为以下几个方面：

（1）生命控制方面

生命控制方面的问题包括生殖方面的避孕、流产、人工授精、体外受精、无性繁殖问题，遗传和优生方面的产前诊断、遗传咨询、基因治疗、DNA 重组、优生优育问题，以及人体器官移植问题，等等。

（2）死亡控制方面

死亡控制方面的问题包括脑死亡和心肺死亡标准问题，主动安乐死、被动安乐死问题，植物人的处理问题，有严重缺陷新生儿的处理问题，等等。

（3）行为控制方面

行为控制方面的问题主要指对精神疾病患者的行为干预问题，包括药物控制问题、器械控制问题、手术控制问题，等等。

（4）医疗资源分配方面

医疗资源分配方面的问题包括稀有卫生资源的宏观和微观分配问题，卫生政策和医疗保障的公正问题，等等。

三、生命伦理学的研究范围与研究内容

（一）生命伦理学的研究范围

生命伦理学的研究范围不仅包括生物科学研究中的伦理问题，还包括环境伦理问题，也包括性、生殖、遗传、人口中的伦理问题，以及各种与卫生事业相关的社会政治道德问题，如贫困、失业、歧视、暴力与迫害、犯罪与战争等对人类健康的影响。涉及该学科的人员除医生、护士、生命科学工作者、患者、受试人员外，还有政策专家、管理者和政府官员。生命伦理学的学术领域涉及哲学、道德神学、法学、经济学、心理学、人类学、社会学、历史学等。

（二）生命伦理学的研究内容

生命伦理学的研究内容可以归结为以下六个方面。

1．理论层面

理论层面研究生命伦理学的道德哲学基础及其学术思想渊源、发展史、基本原则与科学本质、规律、评价体系、语言和逻辑、思想动力、研究方法、教育策略等。

2．临床层面

临床层面着重研究临床医学实践中存在的种种伦理问题，如人体器官移植问题、辅助生殖问题、人工流产问题、产前诊断问题、临终关怀问题等。

3．受试者的临床研究层面

受试者的临床研究层面着重探讨如何尊重受试者及其相关群体的自主性、如何保护受试者权益等问题。

4．公共卫生层面

公共卫生层面探讨如何维护和促进人类健康、如何处理个人权利与公众健康之间的关系等。例如，探讨公共卫生防控与个体隐私权、知情同意权等个人权利之间的关系等伦理问题。

5．政策层面

政策层面探究在医疗领域的利益冲突管理，高新医学科学技术的临床应用所涉及的政策制定、行政和行业管理及法律法规等问题，如卫生经济伦理问题、医疗改革问题、保险与医院工作问题、医院伦理委员会建设问题、卫生政策与法治建设问题等。

6．文化层面

文化层面探究文化、宗教、风俗、社会经济形态、教育水平等因素对生命伦理学的影响，同时研究由文化偏好的不同而形成的医学选择与生命伦理学的关系等。

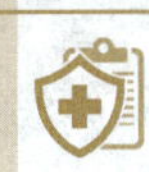

四、生命伦理学的发展趋势

（一）生命伦理学的普遍发展趋势

生命伦理学作为一门涉及医学、伦理学、哲学、社会学等多个学科的交叉学科，具有广阔的发展前景，其发展趋势主要表现在以下几个方面：

（1）随着全球化的加速和跨国交流的增多，生命伦理学国际化发展的趋势越来越明显。各国在面对共同的伦理问题时，需要加强国际合作和交流，共同制定国际伦理准则和规范，以应对全球性的伦理挑战。

（2）随着生命科学技术的快速发展，生命伦理学将更加注重对这些技术及其应用前景的伦理评估，以确保科技进步不会带来不必要的伦理风险。例如，基因编辑、辅助生殖等技术的应用，都涉及生命伦理问题，这些问题的解决需要生命伦理学的理论和方法。

（3）随着生命伦理学的不断发展，其教育普及程度将会逐渐提高。未来，更多的教育机构将开设生命伦理学的相关课程，为更多人提供生命伦理学的教育和培训。

（4）随着生命伦理学理论的不断完善和应用，其实践应用的范围和深度将会逐渐拓展。例如，在医疗保健领域，生命伦理学的理论和方法将被广泛应用于医疗决策、患者权益保护等方面。

（5）生命伦理学的研究方法将会不断创新和丰富。例如，定性研究、定量研究、案例分析等研究方法将会在生命伦理学研究中得到更广泛的应用，为生命伦理学的发展提供更加科学和全面的方法支持。

（二）我国生命伦理学的发展趋势

我国的生命伦理学在马克思辩证唯物主义理论的指导下，坚持从符合我国国情、社会思想和中华民族传统文化的实际出发，坚持从生物医学技术发展的实际出发，构建了具有中国特色的生命伦理学学科体系。目前，我国生命伦理学的发展趋势主要表现在以下几个方面。

1．国际化与本土化相结合

随着我国生命科学领域与国际接轨的步伐加快，国际生命伦理学相关的研究成果和规范、标准逐步引入我国，为我国生命伦理学的发展提供了全球视野和借鉴经验。同时，我国生命伦理学也在积极探索适应本土文化和实际情况的理论框架和解决方案，正努力实现国际化与本土化的结合。

2．学科交叉与融合

在我国，生命伦理学作为一门交叉学科，正与其他学科如医学、哲学、法学、社会学等进行深度交叉和融合。这种交叉融合有助于拓展我国生命伦理学的理论视野和实践领域，推动多学科共同解决生命伦理问题。

3．以实践与应用为导向

我国生命伦理学注重将理论应用于实践，解决现实中的伦理问题。例如，在医学研究、医疗实践、公共卫生等领域，生命伦理学通过提供伦理指导原则和政策建议，为解决实际问题提供理论支撑和实践指导。

4．关注新兴技术与伦理挑战

随着新兴生物技术（如基因编辑、人工智能等）的发展，我国生命伦理学面临着一系列新的伦理挑战。这些技术可能引发关于人类尊严、隐私、安全等方面的伦理问题，需要生命伦理学进行深入研究并提出应对策略。

5．关注卫生资源分配与公平性

在我国卫生资源有限的情况下，如何实现资源的公平分配是一个重要的伦理问题。生命伦理学在探讨卫生资源分配的伦理原则、标准和机制方面发挥着日益重要的作用，不断促进卫生资源的合理配置和利用。

6．加强生命伦理教育

随着我国生命科学领域的发展，越来越多的人认识到生命伦理学的重要性。我国生命伦理学界正加强教育和培训工作，提高公众的伦理意识和素养，培养更多具备生命伦理素养的专业人才。

以测促学

一、单项选择题

1．“医家五戒十要”出自（　　）。

A．《本草纲目》　B．《黄帝内经》　C．《外科正宗》

D．《万兵回春》　E．《省心录》

2．医学伦理学作为一门独立的学科，首先形成于（　　）。

A．中国　B．英国　C．美国

D．德国　E．日本

3．《希波克拉底誓言》出自（　　）。

A．中国　B．古印度　C．古罗马

D．古希腊　E．阿拉伯

4．“天覆地载，万物悉备，莫贵于人”出自（　　）。

A．《备急千金要方》　B．《黄帝内经》　C．《劝医论》

D．《本草纲目》　E．《伤寒杂病论》

5．确定了死亡的道德责任和器官移植道德原则的医学道德文献是（　　）。

A．《希波克拉底誓言》　B．《赫尔辛基宣言》　C．《悉尼宣言》

D．《东京宣言》　E．《夏威夷宣言》

6．既是西方医学的创始人，又是西方传统医学道德的奠基人的是（　　）。

A．迈蒙尼提斯　B．希波克拉底　C．阇罗迦

D．盖伦　E．胡费兰

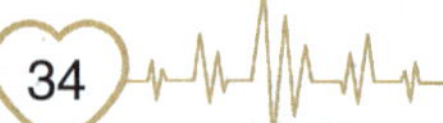

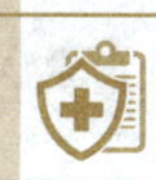

7. 我国第一本系统的医学伦理学专著《医业伦理学》的作者是（　　）。

A. 孔子　　B. 老子　　C. 宋国宾
D. 鲁迅　　E. 孙中山

二、判断题

1. 德国胡费兰编写出版了世界上第一部《医学伦理学》。（　　）
2.《东京宣言》规定了医师在对待拘留犯和囚犯时的行为准则。（　　）
3. 生命伦理学的研究内容会涉及公共卫生层面。（　　）

三、简答题

1. 我国医学道德的优良传统有哪些？
2. 生命伦理学的研究内容有哪些？

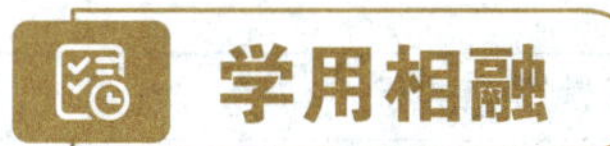

厚德为医，书锦绘绣

【活动背景】

我国医学道德的优良传统是历代医家逐渐积累并沉淀下来的医学道德意识和行为规范，具有鲜明的历史意蕴、精神特质和时代价值。新时代新征程，医务人员必须坚定历史自信、文化自信，坚持古为今用、推陈出新，进一步研究整理、深刻把握中华优秀传统文化中的医学道德观念。

【活动内容】

为弘扬我国医学道德的优良传统，深刻把握中华优秀传统文化中的医学道德观念，请在班内举办以“厚德为医，书锦绘绣”为主题的医学道德文化活动。具体实施步骤如下：

（1）全班同学分成若干小组，每组 6～8 人。

（2）通过绘画、文稿、书法、视频等形式展示对我国医学道德优良传统的认识。例如，可绘制杏林满园图，可歌颂医德贞朴，可挥写“医者仁心”。

（3）各小组选出 1 位代表，在班内展示并讲解本小组的作品。

学识评价

结合自身的学习情况，按照表 2-1 中的评价标准对本章的学习成果进行自评，并请老师进行评价。

表 2-1　学习成果评价表

评价项目	评价标准	分值	评价得分	
			自评分	师评分
知识	了解中外医学伦理学的发展历史	5		
	熟悉中外医学伦理学发展过程中的代表人物及其重要著作或文献	10		
	理解和掌握我国医学道德的优良传统	15		
	了解生命伦理学的兴起背景和发展趋势	5		
	熟悉生命伦理学的含义和基本问题	10		
	掌握生命伦理学的研究范围和研究内容	15		
能力	能够鉴古知今，学会辩证地分析和评价医学伦理问题	5		
	能够端正学习态度，课前预习相关知识，课中积极参与课堂互动，课后认真完成“以测促学”和“学用相融”	5		
素质	能够遵循我国医学道德的优良传统，坚守医者仁心，弘扬科学精神和专业精神，更好地守护人民群众生命安全和身体健康	15		
	能够坚定文化自信、担当使命、奋发有为，努力为创造属于新时代的新医学文化、建设中华民族现代医学文明贡献自己的力量	15		
合计		100		
总分（自评分×40%＋师评分×60%）				
自我评价				
教师评价				

第三章

医学伦理学的基本理论

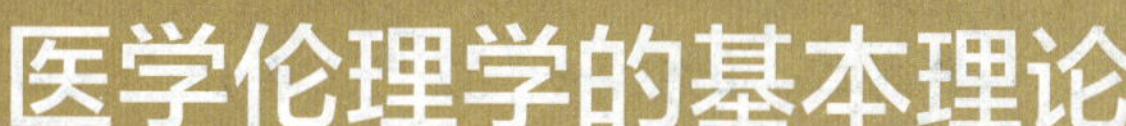

学习目标

知识目标

- 了解生命论的发展历程，道义论的类型。
- 熟悉生命神圣论、生命质量论、生命价值论、医学道义论、医学美德论、医学功利论、医学公益论的意义与局限性，医学人道论与医学人本论的意义。
- 掌握生命神圣论、生命质量论、生命价值论、道义论与医学道义论、美德论与医学美德论、功利论与医学功利论、公益论与医学公益论、医学人道论与医学人本论的含义，医学美德论、医学人道论、医学人本论的主要内容。

能力目标

- 通过学习本章知识，能够综合运用生命论、道义论、美德论、效果论、人道论的观点分析、评价医疗实践中的伦理问题。

素质目标

- 树立正确的生命价值观，具有尊重和敬畏生命的意识。
- 树立以患者为本的意识，能够关爱患者、全心全意为患者服务。

情景导入

案例一：张某，女，29岁，孕7周。曾因患有妄想型精神分裂症入院治疗一年。张某母亲和丈夫担心怀孕与分娩的痛苦会对张某的精神状态产生不良影响，于是都劝张某到医院做流产手术，但张某坚决要求继续妊娠。

案例二：田某，女，32岁，孕16周。由于田某的弟弟被诊断出患有急性淋巴细胞白血病，为了给弟弟做配型和骨髓移植，田某决定终止妊娠，但是田某的丈夫坚决反对。

以上两个案例都涉及一个问题——孕妇是否应该继续妊娠？面对这样的伦理难题，医务人员只能借助医学伦理学的基本理论来寻找答案。

思　考：

医学伦理学的基本理论有哪些？应如何运用医学伦理学的基本理论解决上述案例中的伦理难题？

医学伦理学是在生命论、道义论、美德论、效果论、人道论等基本理论的指导下建立起来的。上述理论为医学伦理学基本原则和基本规范的形成及医学实践提供了强大的理论支撑。

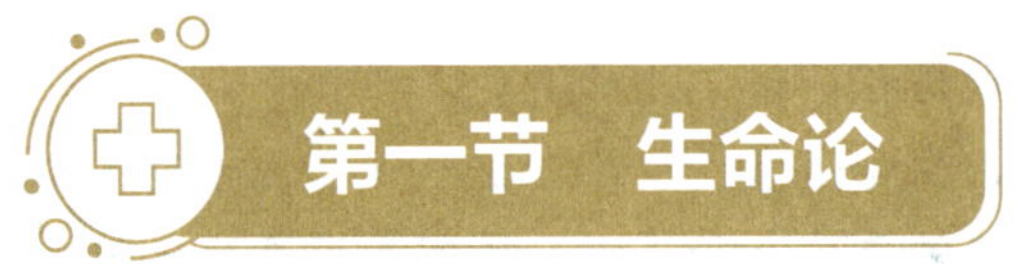

第一节　生命论

生命论又称生命观，是指关于人们对生命所持价值观念的医学伦理学理论，它以人的生命为研究对象，旨在引导人们善待人的生命。医学是人学，是为人的生命和健康服务的，其性质决定了它必须以维护人的生命作为重要使命，而围绕如何认识和对待生命形成的生命论，不仅是医学也是医学伦理学的基石和出发点。随着社会的进步和医学的发展，人们在对自身生命认识的历史长河中曾有过多种多样的观点，按照历史发展的逻辑和生命理论的发展，生命论历经了生命神圣论、生命质量论、生命价值论三个发展阶段。其中，生命神圣论是传统生命论，也是一种最为永恒的生命论；生命质量论和生命价值论是现代生命论，是对传统的生命神圣论的完善和发展。

一、生命神圣论

（一）生命神圣论的含义

生命神圣论是一种强调人的生命至高无上、人的生命神圣不可侵犯的生命伦理观，是传统医学伦理学的思想基础。在医学领域，它一般包含三个方面的内容，即必须无条件地保持生命、不惜任何代价地维护和延长生命、一切人为终止生命的行为都是不道德的。

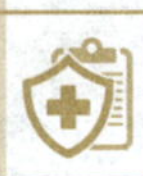

（二）生命神圣论产生的历史背景

生命神圣论是人类社会发展到一定阶段，特别是生产力发展到一定水平，人类自身生存及发展的基本需要得到基本满足和自身价值得到实现后的产物。在远古时期，由于对大自然和生命现象的敬畏与知识贫乏，以及生产力水平低下，人类在疾病、饥荒、灾害、战争等侵害面前几乎无能为力，加之宗教思想使然，生命被理解为超自然的概念，被认为富有神圣性，珍惜生命、重视生命的生命神圣论观念得以产生。在中世纪末欧洲文艺复兴运动掀起的反对封建主义及宗教黑暗统治的活动中，生命神圣论得到进一步强化和发展，并一直持续到现代医学出现之前。

（三）生命神圣论的意义

1. 对医学目的进行了明确的界定

生命神圣论是传统医学的出发点，它规定了传统医学的目的是治疗疾病、延长生命。它强调尊重和维护人的生命、促进患者健康是医务人员的重要责任，激励医务人员热爱和珍惜生命、努力钻研和掌握医学知识与技术、竭尽全力救死扶伤。

2. 有利于人类的生存与发展

生命神圣论使人们认识到，生命对于人是第一重要的，人的生命与世界上的其他事物相比具有至高无上性，从而使人们树立珍惜生命、爱护生命的道德观点，进而促进人类的生存、繁衍、发展和壮大。

3. 为生命伦理学的形成与发展奠定了思想基础

生命神圣论的许多思想观点，为生命伦理学的形成和发展奠定了思想基础。例如，生命神圣论中要求人们热爱和珍惜生命，要求医务人员遵循尊重患者人格、平等待患、济世救人等思想观念，这些观念至今仍是当代生命伦理学的基本观点，在现代医学伦理体系中仍占有很重要的地位。

4. 促进了医学的产生与发展

生命神圣论主张人的生命是最宝贵的。在这一主张的前提下，如何保持和延续生命、如何减轻或消除生命所受到的伤害、如何解除疾病对生命的折磨，会激励着人们不断探索生命的奥秘，不断发展诊治疾病、促进健康的手段和方法，不断建立维护人类健康的医疗卫生制度，从而大大促进医学的产生和发展。

（四）生命神圣论的局限性

生命神圣论对人类认识生命具有重要意义，但其也具有一定的局限性，具体表现在以下几个方面：

（1）生命神圣论缺乏成熟的理论基础，它以宗教等神秘主义为基础，这类基础在科技发达的今天已经逐步瓦解。

（2）生命神圣论片面强调生命的数量和生物属性，忽视了生命的质量和社会属性，即人的社会学生命，最终发展为生命绝对神圣观，这种绝对化的生命观不利于合理分配社会卫生资源和控制人口数量。

（3）生命神圣论分裂了生命神圣、生命价值及生命质量。事实上并非一切状态下的生命都是有意义的、神圣的，生命的神圣与否应当取决于生命质量和生命价值的统一。

（4）生命神圣论只重视个体生命的意义，却忽视了人类的整体利益，从而造成医学实践标准的模糊和矛盾，导致在医学实践中出现了大量的医学伦理难题。

二、生命质量论

（一）生命质量论的含义

生命质量在社会学领域多被称（译）为生活质量，在医学领域多被称（译）为生命质量、生存质量。世界卫生组织（WHO）生命质量研究组将“生命质量”定义为不同文化和价值体系中的个体对与他们的目标、期望、标准及所关心的事情有关的生活状况的体验。这是一个很宽泛的概念，根据这一概念，生命质量受个人的生理状况、心理状况、独立能力、个人信念、社会关系及环境等诸多因素的影响。由于地域、文化、价值观等的差异，生命质量目前还没有统一的概念。一般认为，生命质量主要指生命的自然素质（体力和智力）。在临床医疗实践中，它通常指患者的健康程度、治愈希望、预期寿命、智力状况等。

从医学伦理学角度来说，生命质量论就是根据人的生命质量的优劣来决定是否采取干预生命的医疗措施的一种生命伦理观。与生命神圣论不同，生命质量论强调人的生命价值不在于生命存在本身，而在于生命存在的质量，对于生命质量极其低下的患者，医务人员没有义务维持治疗，可放弃治疗。

视野纵横

生命质量的级别

在临床医疗实践中，以个体的生物学状态、个体的社会效应（对社会产生的影响和作用）、个体幸福感的获得为标准，生命质量论把人的生命质量分为以下 4 个不同的等级。

1. 1 级生命质量

1 级生命质量是指个体的生物学状态良好，可产生良好的社会正向效应，能获得相当程度的幸福感。这是一种较为完善的高层次的生命质量。大多数社会成员都具有 1 级生命质量。这些人是社会发展的主要动力，体现着人的生命的最完整性。

2. 2 级生命质量

2 级生命质量是指个体的生物学状态不良（如先天性畸形或患有严重疾病等），但可产生社会正向效应，能获得幸福感。部分 2 级生命质量可通过治疗转变为 1 级生命质量。例如，由疾病导致的 2 级生命质量，如果疾病能被治愈，即可转为 1 级生命质量。少数社会成员具有 2 级生命质量。

3. 3 级生命质量

3 级生命质量是指个体的生物学状态可以是良好或不良，可产生社会正向效应，但无法获得幸福感。这可能是因为一些不利因素妨碍其幸福感的获得，如心理疾病

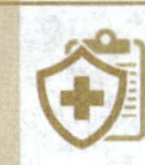

因素、时间管理因素（不能合理利用时间）、人际关系因素等。3 级生命质量是暂时的，可以通过消除影响因素而转变为 1 级生命质量或 2 级生命质量。多数社会成员具有 3 级生命质量。

4. 4 级生命质量

4 级生命质量是指个体的生物学状态不良，可产生社会负向效应，无法获得幸福感。这种生命质量的社会成员一般是指需要依靠大量的药物、昂贵的医疗器械及人力来维持的植物人，或毫无治疗希望的重症患者。

如何提高生命质量

生命质量级别的划分具有积极的医疗指导价值。医务人员在医疗工作中，对 1 级生命质量者，应大力宣传和鼓励；对 2 级生命质量者，应认真扶助和关心；对 3 级生命质量者，应设法尽快解决影响其获得幸福感的不利因素，促使其转变为 1 级生命质量或 2 级生命质量；对 4 级生命质量者，应尽最大努力提高其生命质量等级，尽快消除其社会负向效应，使其产生社会正向效应。

（二）生命质量论产生的历史背景

生命质量论的产生始于生命质量的研究。生命质量研究最初开始于 20 世纪 30 年代美国的社会学领域。当时美国处于经济复苏时期，虽然经济发展较快，但社会并不和谐，单纯的经济发展指标已不足以反映社会的发展水平和人们的生活状况，更综合、全面、科学、人性化的社会学指标成为迫切需要，关注人们生活质量的研究随之日益增多。第二次世界大战以后，随着社会、经济的发展，人口迅速增长，日益增加的人口逐渐成为制约社会发展的突出问题，控制人口数量、提高人口素质成为社会发展的需要。生命神圣论中注重人口数量的观念已无法适应社会的发展，且越来越凸显出它的局限性，人们对生命质量的探讨和研究逐渐发展起来，新的生命观的出现成为一种必然。

与此同时，医学高新技术迅猛发展。20 世纪 50 年代，人类遗传学、分子生物学等新学科迅速兴起，改变了人的生与死的自然过程，打破了传统的生与死的医学伦理观念，使得生命质量概念越来越深入人心，人们不再只追求延年益寿，而同时追求活得幸福快乐。同时，现代医学高新技术的日益增多，也引发了许多关于生命的维持、生命质量的保证及医疗资源分配等伦理问题的讨论。例如，当医疗技术可以维持低生命质量、保证生命数量，但有限的医疗资源不足以使所有人达到上述条件时，是否应将有限的资源优先提供给具有更高生命质量的个体？由此，强烈的社会发展需求和医学高新技术的迅猛发展促使了生命质量论的诞生，使其成为人们对不同生命采取不同救治态度的伦理尺度。

（三）生命质量论的意义

1. 生命质量论是人类思想观念的巨大进步

生命质量论的提出是人类思想观念的一次巨大进步，是人类对自身生命认识的一次飞跃。生命质量论着眼于生命质量的提高，这对推动医学和社会的进步具有积极的、重要的意义。

生命质量论是对生命神圣论的发展和超越，也是生命价值论的前提和基础，它引导医学伦理学由单一地关注生存走向对生存与质量的双重关注，是对生命神圣论的辩证否定，也是对整个生命论的发展和完善。

2．生命质量论为医学实践抉择提供了理论指南

生命质量论为高新医疗技术的使用和推广、医疗资源的合理配置、医务人员的临床医疗决策等提供了理论指南。生命质量论促使医务人员努力追求高质量的生命，引导医务人员在救死扶伤、防病治病中把追求生命质量作为重要的医学目标，为医务人员对不同生命质量的患者采取延续、维持、缩短、结束生命的方式提供了舍取标准，有利于减轻患者的痛苦以及患者家属和社会的负担；同时也为避孕、流产、节育、遗传咨询等行为提供了道德支持。可见，生命质量论维护了患者和社会的整体利益，有利于改善医患关系，促进社会和谐。

3．生命质量论为政府制定民生政策提供重要的理论依据

生命质量论使人们认识到人口素质事关国家前途、民族兴衰和人类命运，促使人们理性追求生命质量，从而促使政府为提高人口素质，制定了一系列有关人口、环境、生态等的民生政策。

（四）生命质量论的局限性

生命质量论的局限性包括以下两方面：

（1）生命质量论与生命神圣论一样，只把患者个体当作“自然人”，而忽视了患者的社会属性。生命质量论单纯强调高质量的生命对个体自身存在的意义，却忽略了某些以低生命质量形式存在的患者对其家人和社会所发挥的精神激励价值。

（2）依据生命质量论采用的生物医学判断标准而做出的某些决策，在实践中会遇到道德和法律的阻碍。例如，对生命质量极低的绝症患者放弃治疗义务，这明显失之偏颇。因为随着医学的发展，许多所谓的“绝症”将变为可治之症，并且要攻克绝症就必须有绝症患者的参与。单纯凭生命质量决定个体生命是否延长、维持、缩短或结束，是缺乏道德依据的。

三、生命价值论

（一）生命价值论的含义

生命价值论是指根据生命对自身、他人和社会的效用，采取不同对待方式的生命伦理观。生命价值论认为人的生命价值包括两部分：一是生命的内在价值，即生命本身的质量（体力和智力），这是生命价值的前提和基础；二是生命的外在价值，即某一生命对他人和社会的贡献，这是生命价值的目的和归宿。

（二）生命价值论的内容

生命价值论的内容包括以下三个方面。

1．尊重人的生命

生命价值论认为人的生命既包括生物学意义上的生命即自然生命，也包括社会学意

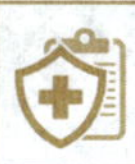

义上的生命，即随着社会活动逐渐形成的生命。其中，生物学意义上的生命是人生命的基础和前提，社会学意义上的生命是人生命的核心和本质。尊重人的生命即关注人的生命存在，维护人的生命健康，捍卫人的生命价值，也就是说尊重人的生物学与社会学统一的生命。

2．尊重生命的价值

尊重生命的价值就是要尊重人生命内在价值和外在价值的统一，既要重视其内在价值的存在，也要重视其外在价值的意义。

3．人的生命是有价的

人的生命是有价的，其价值根据其生命质量及对他人、对社会的意义来衡量。

（三）生命价值论的意义

1．推动医学生命理论更完善、更合理

生命价值论的产生，是人类要求改善自身素质以求更大发展的反映，是人类自我意识的新突破。生命价值论和生命质量论弥补了生命神圣论的不足，促使医学生命理论趋于完善、合理，为人类全面认识人的生命提供了科学依据，为医学实践提供了更加科学的行为指南。

2．促使医学伦理学的研究方向更进步、更完善、更科学

生命价值论把个体生命利益与群体及人类的生命利益联系起来，把动机与后果联系起来，把珍惜生命与尊重生命质量和价值联系起来，使得医学伦理学的研究方向更进步、更完善、更科学。

3．具有重要的现实意义

生命价值论使医学道德从传统的维护生命本身上升到维护生命的质量和价值，使医学道德从关注人的生理价值和医学价值扩展到关注人的社会价值，具有以下重要的现实意义：① 为政府制定人口政策提供了伦理依据；② 为人类的生育控制措施提供了伦理依据；③ 为医务人员处理医学实践中的一系列医学伦理难题（如不可逆转患者的抢救、严重缺陷新生儿的处置、人体器官移植等）提供了伦理依据；④ 为医学人员进行生命研究提供了伦理依据。

（四）生命价值论的局限性

生命价值论的局限性在于它只强调了生命的生物学意义和社会贡献，尤其强调了物质财富的创造，而忽略了人类社会的复杂性和有机统一性，具体表现在以下几个方面：① 如何评价生命价值本身就是一件极为困难和复杂的事情，不同的个体或同一个体在不同的情景下，对生命价值会有着不同的观点和看法，由此产生不同的评价标准；② 个体的生命价值具有发展性、可变性，其会随着时间、环境等各种因素的变化而变化，而这种变化是难以准确预测和评估的；③ 在实际医疗实践中，无论是单纯地依靠对社会贡献的大小来决定对施救对象的取舍，还是单纯地以生命价值标准来决定是否救治及选择救治对象，都容易引发对待生命是否存在漠视、歧视的问题和争议。

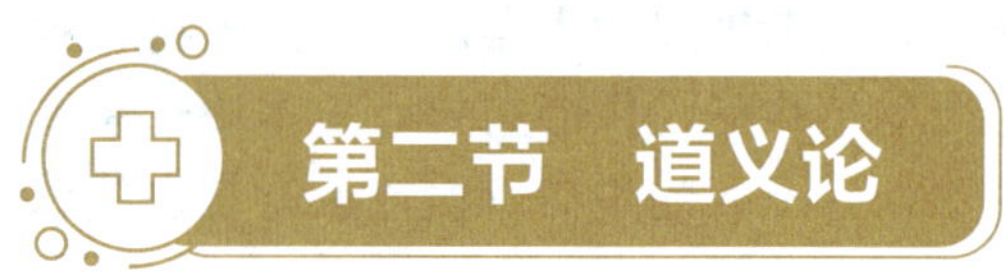

第二节 道义论

一、概述

（一）道义论的含义

道义论又称义务论、务本论或非结果论，是以道德理性为基础、以道德义务为核心的伦理学理论。道义论的具体表达形式是“人应该做什么，不应该做什么，如何做才是道德的”。道义论认为人的行为正确与否，并不是由这个行为的后果决定，而是由行为的动机或行为所遵循的道德原则决定的。德国哲学家康德是道义论的典型代表人物。

道义论是规范伦理学的一种主要理论，有着深远的理论渊源和广泛的现实影响，其在某种程度上体现了人类精神世界的终极追求，并且有力地维护了现实社会秩序的稳定。

（二）道义论的类型

1. 行为道义论

行为道义论是指依据个体的直觉、良心、信念来判定行为是否符合道德的理论。行为道义论认为，现实世界中不存在普遍适用的道德原则，人在某一特殊情况下所做出的决定完全取决于当时的感觉和认识。行为道义论强调直觉的重要性，它主张人们无须遵循道德原则，仅凭自身的直觉、良心、信念就可以做出合乎道德的行为。

2. 规则道义论

规则道义论是指必须根据道德原则来确定个体的行为是否合乎道德的理论。规则道义论认为，现实世界中存在具有普遍性、绝对正确性的道德原则，人们的行为只有遵循这些原则，才是道德的和正当的。

二、医学道义论

（一）医学道义论的含义

医学道义论是道义论在医学领域的体现和运用，它以医学道德义务（强调医务人员要维护患者的生命与健康利益，对患者负责）为中心内容，研究和探讨医务人员应该做什么、不应该做什么，以及医务人员的行为动机，以保证医务人员的行为合乎道德。

（二）医学道义论的意义

医学道义论是最早形成的医学伦理学基本理论，在相当长的历史时期内，医学道义论都是指导医务人员认识并履行自己的医学道德义务的理论依据。它强调医务人员应保持对患者的医学道德责任感，可帮助医务人员加强道德修养、养成良好的行为动机和行为习惯，对改善医患关系和医际关系、促进医学科学的发展具有重要作用。

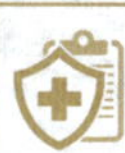

进德修业

患者赵某，男，43岁，因肾贯通伤急诊入院。该患者的病情极其复杂，主治医生面临着进行左肾切除术还是左肾修补术的艰难选择。若选择左肾切除术，对医生而言，省时、省力，且风险小，但是会影响患者未来的生活质量；若选择左肾修补术，对医生而言，手术难度及风险极高，但如果能够成功，患者今后的生活质量必定会有保障。

请在小组内讨论：如果你是赵某的主治医生，你会选择哪种手术方案？为什么？

（三）医学道义论的局限性

医学道义论也存在一些局限性。首先，医学道义论单纯强调医务人员以对患者个体负责为中心，忽视了对患者尽责任与对他人、社会尽责任的辩证统一性；其次，医学道义论强调医务人员对患者尽义务的绝对性和无条件性，忽视了患者在医疗实践中的主动性和积极性，以及尽义务的相对性；最后，医学道义论强调医务人员的主观动机，不重视医疗行为本身的价值及其导致的后果，忽视了动机与效果的辩证统一性。

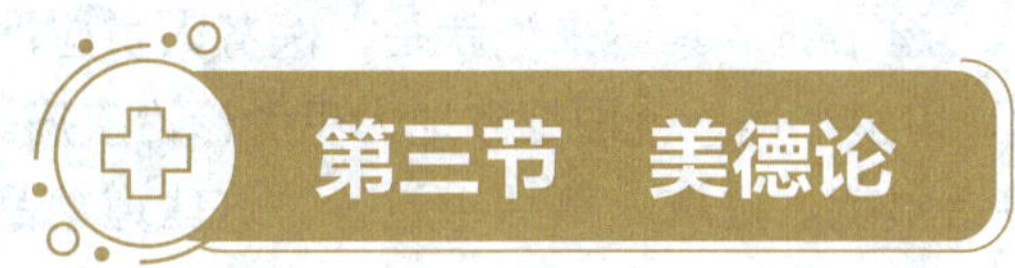

第三节　美德论

一、美德论与医学美德论的含义

美德是指人应当具有的完美道德品质。美德论又称德行论或品德论，是指研究和探讨人应当具有什么样的完美道德品质，以及如何培养和形成完美道德品质的伦理学理论。具体而言，就是探讨什么是道德上的完人，以及如何成为道德上的完人的理论。

医学美德论是美德论在医学领域的具体体现，它以医学美德（医务人员应当具备的完美道德品质）为中心内容，研究和探讨医务人员应该具有什么样的道德品质，以及如何成为一个医德高尚的医务人员等问题。

二、医学美德论的核心内容

医学美德论以医学美德为核心内容，医学美德的范围非常广泛，在扬弃古今中外医学美德论的基础上，主要体现在以下几方面。

（一）仁爱

仁爱是指宽仁慈爱，具体来说就是，医务人员应具有人道主义精神，同情、关心、爱护和尊重患者。仁爱要求医务人员在医学实践中应努力做到与人为善，关怀、帮助、体贴和理解患者。医务人员的仁爱不仅是医德的体现，而且还会对患者的治疗效果产生积极的影响。

（二）诚挚

诚挚是指诚恳真挚，具体来说就是，医务人员应勇于坚持医学真理、忠诚于医学科学、诚心诚意对待患者、实事求是对待病情。诚挚要求医务人员在医学实践中要讲真话、办实事，避免“大病小治”“小病大治”等错误的医疗方式，对差错、事故则要敢于承认、主动纠正，并认真积极吸取教训。

（三）公正

公正是指公平合理，具体来说就是，医务人员应公平、公道地对待患者。公正要求医务人员在医学实践中，要一视同仁、公平公正地对待患者；要尊重患者的人格和权利；要公平合理地分配医疗资源；要公正无私地处理医患纠纷。

（四）廉洁

廉洁是指清廉正派、光明磊落，具体来说就是，医务人员应有正确的利益观。廉洁要求医务人员在医学实践中要正确处理个人利益与患者利益的关系，正确处理医学道德与金钱、名誉、地位的关系，以患者的利益为重，不谋私利。

（五）严谨

严谨是指严肃谨慎、一丝不苟，具体来说就是，医务人员应严格、严肃、严密、精益求精地对待医学和医术，审慎严谨、全面细致地为患者诊治疾病。

此外，医学美德还包括奉献、进取、尊师重道等。这些道德品质都是一个合格的医务人员所必须具备的。

三、医学美德论的意义

医学美德论丰富了医学伦理学理论体系的构成，是医学伦理学的重要组成部分，在医学伦理学中占有重要地位。优良医学道德的实现，即医务人员养成良好的医学美德，是医学伦理学发展的目的。同时，医学美德论为医务人员的行为提供了实施标准和发展方向，有助于医务人员完美人格的塑造，是医学伦理学发展的归宿。

四、医学美德论的局限性

缺乏具体规范性是医学美德论的局限所在。医学美德论往往易从直观的、理性的层面上着眼，提出医学职业本身对医务人员“应具备何种美德”的抽象要求，但缺乏医务人员在遭遇特定情景时“应如何开展具体行动”的建设性意见。此外，医学美德论是个体经验性的自律标准，存在一些理想化缺陷，在实际应用中会遇到社会医学道德问题的挑战。

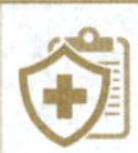

大医精诚

裘法祖：治病救人，春风育人

裘法祖，我国普通外科学的奠基人和开拓者，器官移植外科创始人之一，被誉为“中国外科之父”。

“一名患者愿意在全身麻醉的情况下，让医生在他肚子上划一刀，这对医生是多大的信任啊！这种以生命相托的信任，理应赢得医生亲人般的赤诚。”这是裘法祖常挂在嘴边的话。他还常常教育自己的学生：“德不近佛者不可以为医，才不近仙者不可以为医。医生在技术上有高低之分，但在医德上必须是高尚的。一个好的医生就应该做到急患者之所急，想患者之所想，把患者当作自己的亲人。对待患者就像大人背小孩过河一样，从河的这一岸背到对岸才安全。”本着这种对患者高度负责的精神，裘法祖从医60余年，施行手术无数，未错一刀。2001年，87岁的裘法祖荣获了中国医学基金会颁发的“全国医德风范终身奖”。

在近一个世纪的人生岁月里，裘法祖致力于祖国的医疗卫生、教育、科研事业，为中国现代外科学做出了杰出的贡献。他率先在国内提出把大外科分为普通外科、骨科、胸心外科等，奠定了今天医学里的专科概念；他主持创建了我国最早的器官移植机构——原同济医科大学器官移植研究所，并组建了中华医学会器官移植分会，为我国器官移植事业的发展做出了杰出贡献；同时，他还是我国晚期血吸虫病外科治疗的开创者。此外，裘法祖“稳、准、轻、细、快”的高超技术被公誉为“裘氏手术”，其改进的新术式有数十种，挽救了无数患者的生命。“他要划破两张纸，下面的第三张纸一定完好无损”，这套“裘氏手术规范”也影响了我国许多外科医生。

裘法祖一生桃李满天下，他向学生强调医生要做到“三会”“三知”，即“手术要会做、经验要会写、上课要会讲”“做人要知足、做事要知不足、做学问要不知足”，主张对青年医师要“大胆放手、具体指导、严格要求”。他提携后辈，甘当人梯，桃李满天下，培养了大批优秀外科人才，其中不少已成为国内外知名学者。他以培育新秀为人生乐事，2004年，他拿出毕生奖金设立了“裘法祖普通外科医学青年基金”。

裘法祖的一生是救死扶伤、无私奉献的一生；是探索创新、硕果累累的一生；是诲人不倦、教书育人的一生。他用高尚的医德、高超的医术，为我国医学树立了不朽的丰碑，他是外科医生敬仰的榜样，更是老百姓口中的“人民医学家”。

资料来源：童萱，《裘法祖：中国外科大师的三会三知》，《医学科学报》2022年11月4日，有改动

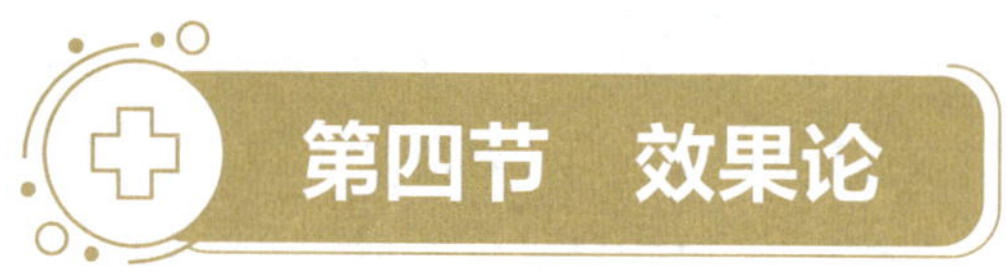

第四节 效果论

效果论又称目的论或后果论，是指以行为的效果作为确定道德规范最终依据的伦理学理论。它强调行为的结果而不重视行为的动机，判断行为是否善主要看这个行为带来的结果的好坏，只要行为能够产生更大的快乐和幸福就是善的，就应该被鼓励和赞赏，它以个体经验为基础，以经验生活中的苦乐感受为标准，通过计算利弊得失来决定采取何种行动。

根据行为结果指向的主体不同，效果论发展到今天，主要包括利己主义、功利论和公益论，其中对医学伦理学影响较大且具有代表性的理论是功利论和公益论。

一、功利论

在医学伦理学中，功利论是与道义论相对立的另一种理论体系。这一理论在社会生活中影响深远，随着医学科学技术的发展，其在医学领域也引发了一系列新的伦理思考。

（一）概述

1. 功利论的含义

功利论又称功利主义、功用主义，是一种以行为或规则所产生的结果能否带来最大效益，来判断该行为或规则的道德价值（善与恶、正当与不正当）的伦理学理论。

2. 功利论的发展历程

功利论思想的发展经历了古典功利论思想和现代功利论思想两个阶段。

（1）古典功利论思想

功利论的理论渊源最早可追溯至古希腊时期伊壁鸠鲁的快乐主义伦理学，其形成和发展从近代的英国思想家培根、霍布斯开始，而它的集大成者则是 18 世纪末、19 世纪初的英国伦理学家边沁和密尔。

边沁和密尔继承与发展了幸福论和快乐主义伦理思想传统，从自然人性论出发，认为人是自然的产物，人的本性是追求感官的快乐、逃避感官的痛苦，因而人都处于苦和乐这两个最高主宰的控制之下。同时，边沁和密尔认为，人的行为在伦理上是否道德，要看它产生的结果是什么，以及结果的好坏如何。只要行为产生的结果是好的，那么这个行为就是道德的，而判断结果好坏的标准是能否为人带来快乐（或幸福），即道德的行为就是能够为最大多数人带来最大快乐（或幸福）的行为。因此，边沁和密尔得出了功利论的最基本原则——“最大多数人的最大幸福”。

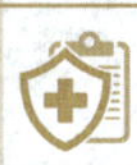

稽古振今

南丁格尔对“最大多数人的最大幸福”的生动诠释

她终身未嫁，只为服务他人；她是世界上第一个真正的女护士，“白衣天使”由她而来；她被尊称为“提灯女神”，被誉为“英国历史上最伟大的女人”。她就是弗洛伦斯·南丁格尔。

南丁格尔从小就充满爱心、乐于助人，并对护理工作深感兴趣。乡间度假时，她常常跑去看护生病的村民。在青年时期，她决心从事一项值得为之奋斗终生的事业，做一名护士的愿望日趋成熟。最终，南丁格尔不顾世俗的偏见和父母的反对，毅然投身于当时只有最低层女性和教会修女才担任的护理工作。

1853年，克里米亚战争爆发后，南丁格尔以极大的魄力和勇气奔赴战场，不顾一切地投入到对伤病员的护理工作中。她细致入微地分析了导致伤病员死亡率高的各种原因，积极改造医院环境、建立医院管理制度、改善医院膳食，并对伤病员进行精心护理，她亲自给伤病员换药、清洗伤口，不厌其烦地替伤病员给其家人写信，每天的工作时间经常长达20多个小时。夜幕降临时，她总是提着一盏油灯巡视病床上的每一个伤病员。士兵们亲切地称她为“提灯女神”“克里米亚的天使”。在不到6个月的时间里，南丁格尔克服了种种困难，终于使战地医院的面貌发生了巨大的改变，使伤病员的死亡率从42%下降到了2.2%，创造了一个令人震撼的奇迹。

战争结束之后，南丁格尔回到英国，用政府颁发的奖金创建了世界上第一所正规的护士学校，还提出了一整套科学的护理理论和护理制度，以极大的热情培养了大批护理人才。

在南丁格尔90年的生命历程中，她用自己全部的精力，忠诚地践行了对护理工作的全部责任——终身纯洁，忠于职守，全身心为患者谋福利。为了纪念南丁格尔，人们将她的诞辰日设为国际护士节，并设置南丁格尔奖表达对她无私奉献精神的永久铭记。

资料来源：朱雪娇，《真·女神南丁格尔：原来你是这样的白衣天使》，新华网，2017年5月12日，有改动

（2）现代功利论思想

行为功利论和规则功利论是现代功利论中具有代表性的两大派别。

- 行为功利论：强调根据行为所产生的效果来判断其正当性，而不应以其是否符合某种道德准则来判断。行为功利论认为，如果一个行为在此时、此地、此种情况下比任何另外的行为能为自己及与此相关的人带来最大的好处，并能把坏结果减小到最低限度，那么这一行为就是善的、道德的。行为功利论反对规则功利论，认为规则功利论评价行为仅仅依据其是否符合社会上通行的道德准则，而没有考虑个体的主要利益和福利，这种形式上的准则会使人做出与个人利益完全对立的行为。

◆ 规则功利论：也称准则功利论，主张人类行为是具有某种共同特性和共同规则的行为，其道德价值应以与相关的共同规则是否一致来判断，即行为的道德价值的判断不应以行为产生的效果为标准，而应以相关规则产生的效果为标准。规则功利论把功利论的效用原则和行为的道德准则结合起来，在坚持效用原则的同时，强调道德准则对指导人类行为的重要性。规则功利论认为，判定行为的道德价值高低要根据这一行为是否符合具有普遍意义的规则，这种规则是否带有正效用或者正效用大于负效用，人们按照这些规则行动，能否产生最大的利益和幸福。根据对行为规定或限定的形式，规则可分为指导性规则（或称要求），如诚实守信等，和劝诫性规则（或称禁令），如不许偷盗、不许撒谎等。

（二）医学功利论

1．医学功利论的含义

医学功利论是功利论在医学领域的实践与运用，它主张医疗行为的正当性取决于它能否为患者和社会大多数人带来最大的利益。医务人员做出医疗行为选择时，不仅要考虑患者和相关者（患者家属、其他患者）的利益，还要考虑医学领域所涉及的群体利益、社会利益和人类长远利益。

2．医学功利论的意义

医学功利论的意义包括以下几方面：

（1）医学功利论是医学伦理学的重要组成部分，是制定和检验医学道德规范的重要依据，是医学伦理学的基本理论。

（2）医学功利论可以协调、解决医学道德实践中的伦理困惑和难题。例如，医务人员在面临挽救孕妇生命就不得不牺牲胎儿生命的难题时，通常选择保障孕妇而舍弃胎儿，其实任何一种选择都有一定的消极后果，但医务人员只能“两害相权取其轻”，这是医学功利论指导医务人员做出的一种选择。

（3）医学功利论以能否为患者带来最大利益作为医疗行为的评价标准，有利于推动医学的快速发展和医疗新技术、新方法的发明创新与广泛应用，有利于提高医疗实践的服务质量，有利于提升患者的生命质量和生命价值。

（4）医学功利论注重医疗行为产生利益的最大化，有利于优化配置卫生资源。

3．医学功利论的局限性

医学功利论作为一定历史阶段的理论和资产阶级的学说，具有一定的历史局限性和阶级局限性，具体表现如下：

（1）医学功利论从抽象的人性论出发，把道德建筑在人的本性之上，忽视了人的历史性和社会性。医学功利论强调医疗行为产生的后果对医疗行为的道德评价作用，易导致医务人员过度关注医疗技术的研发、过度依赖医疗技术的使用，而忽视对患者人格的尊重、对患者情感需要的满足。

（2）医学功利论主张效益最大化，极易导致整个医学领域形成重经济效益而轻社会效益的局面。例如，一些医疗卫生机构会以实现经济效益为目标，这不仅会造成医疗资源的浪费，更会加重患者的医疗负担。

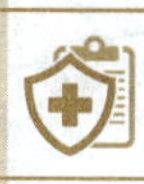

（3）医学功利论以患者和社会大多数人能否获得最大效益为标准，这一标准难以定量、计算和预测，这就容易导致医疗行为决策以偏概全、过于主观，从而侵犯患者自主选择和知情同意的权利。

（4）医学功利论所强调的利益和幸福停留在物质与肉体层面，而忽视精神利益。这容易使功利论的“最大多数人的最大幸福”原则在医学科研与人体实验中被滥用，成为那些以维护多数人的利益为名侵犯少数人的利益的行为的不当辩护理由。

二、公益论

（一）公益论与医学公益论的含义

公益论是关于公共利益的理论，它从整体和长远的角度来评价人们的行为，只有符合社会与人类的整体利益和长远利益的行为才是道德的。

医学公益论是公益论在医学领域的实践与运用。它主张医务人员和医疗卫生机构应从整体和长远的角度出发，公正、合理地分配医疗资源，合理解决医疗实践中出现的各种利益矛盾，使医学技术和医疗实践不仅能最大限度地有利于患者，而且有利于社会和人类发展。

（二）医学公益论产生的历史背景

医学公益论是20世纪以来，现代社会、现代医学及医患关系发生的深刻变化在医学伦理基础上表现出的必然结果，其产生的历史背景包括以下几个方面。

1. 医学公益论是当今社会发展的需要

20世纪以来，工业化在世界范围内迅速推进，科学技术迅猛发展，这给人类的生活带来了极大的方便，但同时也使人类面临更多的现实问题，如环境污染、资源短缺、资源分配不均衡、人口猛增、贫富差距日益加大等。这些问题能否得到有效解决，关系到整个人类社会的生存与发展。但这些问题不仅仅是某个国家和地区的问题，只依靠个别国家和地区的努力不可能解决问题，必须依靠整个人类社会的共同努力。公益论思想便在这种背景下形成和发展起来。

2. 医学公益论是医学社会化趋势的必然结果

20世纪以来，医疗体系逐渐壮大，医学越来越社会化，医学的服务对象也由个体扩展到群体，医德关系也从单纯的医患关系、医际关系扩展到包括医务人员在内的医疗部门与社会之间的关系。传统的医学伦理学理论已不足以用于调整这种变化后的医德关系，特别是涉及社会整体利益和长远利益时。符合医学社会化发展趋势的新医学伦理学理论呼之欲出。

3. 医学公益论是解决现代医学道德冲突的必然结果

虽然生命质量论和生命价值论的产生以及两者与道义论的互补，为解决现代医学道德冲突提供了理论武器，但当医学日益社会化、医学社会价值日益提升、医学涉及的群体利益及社会利益日益增多和深刻时，公益、公正的问题日益凸显出来，而这是生命质量论、生命价值论和道义论解决不了的。此外，在现代医学活动中，生命质量论与生命价值论的贯彻和实施，同样需要解决社会公益与个人利益之间的问题，以及两者与社会公正的关系问题，同时还需要解决公共卫生抉择、公共卫生资源的宏观与微观分配、临床价值与预防价值的平衡、人类当前利益与长远利益的关系等问题。因此，医学公益论的出现成为必然。

4. 医学公益论是应对医疗资源合理分配的必然产物

随着医疗费用的迅速攀升和医疗资源的相对匮乏，有限的医疗资源的公平、公正、合理应用，成为社会、政府和医疗管理部门需要解决的首要问题。医学公益论应运而生，其顺应医学的发展提出了如何在制度层面上对医疗资源进行分配。

（三）医学公益论的主要观点

1. 兼顾观

社会利益、集体利益与个人利益除具有同一性外，还存在着许多矛盾和冲突，如患者需要与有限医疗资源的矛盾、满足患者要求与社会不良后果的矛盾、放弃治疗与医生义务的矛盾、医学科学中维护患者利益与发展医学科学的矛盾等。兼顾观认为，任何医疗行为都应兼顾社会、集体和个人的利益，并以社会利益为主，即当三者发生冲突时，如果冲突不是“非此即彼”的排斥性利益冲突，那么社会和集体无权做出否定个人正当利益的抉择，而应尽量满足和实现个人利益；当冲突是排斥性利益冲突时，则应当从整体利益出发，依据社会优先的原则，个人无权损害社会和集体的利益。

2. 社会效益观

医学的公益性是通过医疗卫生服务实现的，医疗卫生服务的社会效益体现在为其他所有事业提供健康的人力资源，促进社会生产力的发展。医疗卫生服务与其他服务相比，最根本的特点在于它是一种社会公益性福利事业，追求的目标是预防与消除疾病、保护生命、增进人类健康，而绝不是经济效益。大多数著名的经济学家认为，医疗卫生事业是非营利性的，不能靠它为国家提供财富积累，其发展的支出不应依靠向患者收费，而是应依靠国家支持。

3. 全局观

医学公益论把医学伦理关系扩展到整个人类社会，并提示人们不仅要关注人类的现在，更要关注人类的未来。例如，既要注重医疗资源的合理分配与有效利用，也要注重保护和优化人类赖以生存的自然资源环境，做到可持续发展；不仅要注重眼前的问题，而且要考虑长远的社会道德责任，如避免试管婴儿、无性生殖技术等可能引起的人类血缘关系的混乱及人伦关系的破坏。

（四）医学公益论的意义与局限性

1. 医学公益论的意义

医学公益论更好地贴合了医学社会化的趋势，有助于解决医疗工作中患者的个人利益与社会利益、卫生资源有效利用与公平合理分配等矛盾，有助于加强医务人员及医疗卫生机构的社会责任感。此外，对环境改善、人类及医学科学的长远发展也有积极意义。

2. 医学公益论的局限性

首先，医学公益论的核心仍是利益，对医疗行为进行道德评价的标准仍是医疗行为产生的后果；其次，医学公益论的道德评价标准是较难确定的，人们取得的医学进步是

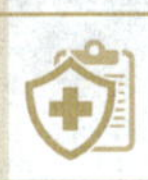

否对后代有意义、现代社会坚持的公益是否等同于后代所认同的公益等一系列问题，很难有确定的答案。

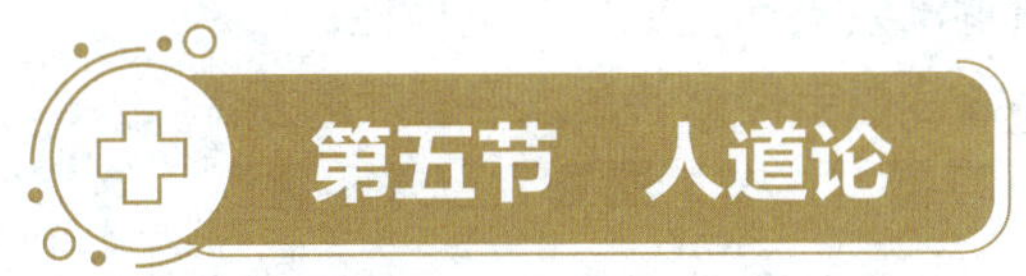

第五节　人道论

一、人道论的含义

人道论又称人道主义论，它主张维护人的尊严、权利和自由，重视人的价值，要求人能得到充分的自由发展。

二、医学人道论

（一）医学人道论的含义

医学人道论又称医学人道主义论，是人道论在医学领域的具体应用。它要求医务人员以人道论的态度对待患者，即尊重患者的生命、人格和平等的医疗保健权，同情和关心患者，维护患者的利益，珍视人的生命价值和生命质量。

（二）医学人道论的发展历程

中外各个时期的医家所倡导的医学道德，无不渗透着人道论的思想和精神。但是，由于受到社会历史文化环境及医学自身活动的限制，医学人道论在不同时代具有不同的特点及表现形式。医学人道论大致经历了古代朴素医学人道论、近代医学人道论和现代医学人道论几个发展阶段。

1．古代朴素医学人道论

医学人道论在中外医学界都有着悠久的历史。在我国，受儒家“仁爱”思想的影响，历代医家把“仁爱救人”“赤诚济世”作为医疗实践的准则，认为“医乃仁术”；古希腊的医学奠基人希波克拉底在其著名的《希波克拉底誓言》中庄严承诺，“我愿尽余之能力与判断所及，遵守为病家谋利益之信条”。古代医学人道论具有朴素的道德情感和明显的反抗等级制度的进步意义，其理论基础是个体患者的义务论和宗教的因果报应说，受古代社会自然经济和小生产意识的影响较深。

仁德丹心华佗

2．近代医学人道论

近代医学人道论是指资本主义历史时期的医学人道论，它是在反对封建专制主义的医疗等级制度的斗争中形成的，体现了反封建等级制度、反神学的科学精神，具有明显的进步意义。近代医学人道论的理论基础是生命神圣论、个体疾病义务论、资产阶级人性论和人权论，已被打上了资产阶级的烙印。

3．现代医学人道论

现代医学人道论是指20世纪以来的医学人道论，其特点如下：强调把医学看成全人类的事业，坚决反对利用医学残害人类或将医学作为政治斗争的工具；医学人道、人权的思想内容更加全面而具体。现代医学人道论是身心统一的患者义务论、公益公正论、生命质量价值论，并随着逐渐发展而更成熟、更理性。

（三）医学人道论的核心内容

1．尊重患者的生命

尊重患者的生命是医学人道论最基本的思想。尊重患者的生命质量与生命价值，尽全力挽救患者的生命是医务人员的天职。《黄帝内经（上）：素问》中说到的“万物悉备，莫贵于人”；孙思邈所著《备急千金要方》中提到的“人命至重，有贵千金”，都是在说人是天地万物间最有价值的东西，且人的生命不可逆转，因此医务人员应当珍视生命，尊重人的价值和权利，尽力救治患者。

2．尊重患者的人格

医务人员绝不能有任何的冷漠、歧视，应尊重和维护患者的人格，同情、关心、爱护患者，应具有孙思邈所著《备急千金要方》中提到的“大慈恻隐之心”，时时刻刻设身处地为患者着想，特别是对待特殊患者（如精神疾病患者、传染病患者、残疾患者和急重症患者等）时，更应如此。

3．尊重患者平等的医疗保健权

人人享有平等的医疗保健权是医学人道论的基本主张和理想目标。医务人员应尊重患者平等享受医疗保健服务的权利，无论患者的政治、经济、文化背景有什么差别，都平等对待，积极实施有效的医疗救助。例如，我国传统的医学道德崇尚“普同一等”“不分贵贱，一视同仁”，阿拉伯医学家迈蒙尼提斯在《迈蒙尼提斯祷文》中提出“无分爱与憎，不问富与贫，凡诸疾病者，一视如同仁”，2017 年修订的《日内瓦宣言》提出“我将不容许年龄、疾病或残疾、信仰、民族、性别、国籍、政治立场、种族、性取向、社会地位或其他任何因素干预我的职责和我的患者”。

4．尊重患者的生命价值

医学是以挽救人的生命为己任的神圣而崇高的职业，生命对于每个人来说只有一次，医务人员应当尊重患者的生命价值。尊重患者的生命价值，不只是尊重患者的个体生命，而应将生命的内在价值和外在价值相统一，既要尽全力挽救患者的生命，也要尊重患者的生命质量。

（四）医学人道论的意义

1．有利于推动医学为人类健康服务

医学人道论认为人的生命是最神圣的，医务人员最基本的责任就是关心患者的生命和健康，竭尽全力挽救患者的生命、增进患者的健康。它体现了医学的道德价值，规定了医学界的基本道德要求，对于保证和推动医学为人类健康服务起到了重大作用。

2．有利于医务人员高尚人格的塑造

医学人道论所提倡的尊重、同情、关心、爱护理念，在医疗实践中能够潜移默化地影响和提升医务人员的道德品质，使医务人员具备强烈的同情感和责任感，积极塑造高尚的医学道德人格。

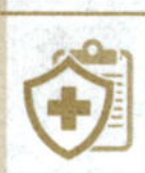

3. 有利于医患关系的和谐稳定

在医学人道论的引导和要求下，医务人员严格履行自己的职业义务，切实尊重患者的生命、人格和权利，有利于医患关系的和谐稳定。

三、医学人本论

随着社会的进步和医学技术的不断发展，“以人为本”的思想逐渐得到关注，传统的医学人道主义向医学人本主义转化。21 世纪以后，医学人本论已成为我国当代医学伦理学理论体系的基本理论之一。

（一）医学人本论的含义

医学人本论是以人为本的理论在医学领域的具体体现。该理论研究和回答的是为什么应将患者的生命和健康放在首位，为什么要同情、关心患者并尊重其人格和权利等问题。

（二）医学人本论的主要内容

1. 以患者为本

“以患者为本”是医学人本论的核心与本质。以患者为本即以患者为中心，强调以患者的生命为本、以患者的健康为本、以患者的整体为本。其中，“以患者的生命为本”是首要的，强调患者生命权利的至高性，反对将患者的其他权益或其他人的权益置于患者的生命权利之上；“以患者的健康为本”是指人的良好健康状态是医学服务的根本目的，一切为了医学发展或其他利益而违背患者的健康利益，或给患者健康带来伤害的行为都是违背医学道德的；“以患者的整体为本”是指一切医疗实践应综合考虑患者的整体状况及需求，考虑患者的整体生活和生命质量。

2. 以医务人员为本

“以医务人员为本”是医学人本论的重要内容，是现代医疗管理和药事服务的重要伦理考量。医务人员特别是一线医务人员是医疗实践的主体，无论是医疗卫生机构的管理，还是医疗卫生机构的服务都需要依靠医务人员，只有奉行以医务人员为本的理念，才有可能最大限度地解放医务人员的生产力，充分激发医务人员的创造力，使之在医学实践中体现自身价值。

（三）医学人本论的意义

医学人本论是医学伦理学理论在新的时代发展需求中的自我完善与提升。以患者为本是坚持“医乃仁术”和医疗保健服务公益性质的理论渊源，是将传统生物医学模式转变为现代医学模式的前提条件，也是判断医疗行为善恶、优劣的根本依据。

现代医学在社会变革的转型期容易陷入对多元价值的追求与多元主体利益的满足，医学人本论强调以患者为本、把患者的健康利益放在第一位，可减少或消除医院重经营指标、医疗实践重病理参数等市场化和技术化的弊端。

以测促学

一、单项选择题

1．下列关于生命质量论的表述，错误的是（　　）。

A．生命质量论是人类对自身生命认识的一次飞跃

B．生命质量论强调人的生命价值在于生命存在的质量

C．生命质量论是对生命神圣论和生命价值论的彻底否定

D．生命质量论为医务人员的临床医疗决策提供了理论指导

E．生命质量论为制定人口、环境、生态政策提供了重要的理论依据

2．以“人应该做什么、不应该做什么、如何做才是道德的”为具体形式的医学伦理学理论是（　　）。

A．道义论　　B．美德论　　C．功利论

D．人道论　　E．生命论

3．以“最大多数人的最大幸福”为最基本原则的伦理学理论是（　　）。

A．道义论　　B．美德论　　C．功利论

D．人道论　　E．生命论

4．下列选项中，不属于医学人道论的核心内容的是（　　）。

A．尊重患者的生命

B．尊重患者的生命价值

C．尊重患者的人格

D．尊重患者平等的医疗保健权

E．尊重医务人员的人格和尊严

5．下列医学伦理学理论中，忽视了医疗行为动机与效果的辩证统一关系的是（　　）。

A．医学道义论　　B．医学美德论　　C．医学功利论

D．医学公益论　　E．医学人道论

6．患者，男，79 岁，肝癌晚期，已发生全身多处转移，无手术指征，故行姑息疗法。但剧烈的疼痛使患者非常痛苦，且一般的止痛针剂无效，患者多次提出放弃治疗的要求。患者有三子一女，三个儿子同意放弃治疗，但女儿反对放弃治疗。下列医生的做法中，最合乎医学道德要求的是（　　）。

A．按家属多数人的意见处理

B．等家属意见一致时再按家属的意见处理

C．为了节约卫生资源，劝说患者家属同意患者终止治疗

D．根据生命价值论，劝说家属一致同意后为患者终止治疗

E．不管家属的意见如何，让患者立下字据，然后按照患者的意见办理

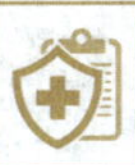

二、判断题

1. 生命价值论为严重缺陷新生儿的处置问题提供了理论基础。（　）
2. 医学道德权利是医学道义论的中心内容。（　）
3. 医学美德论的核心内容为仁爱、诚挚、公正、廉洁、严谨。（　）

三、简答题

1. 生命神圣论的含义是什么？简述其意义和局限性。
2. 医学道义论的含义是什么？简述其意义和局限性。
3. 美德论的含义是什么？

学用相融

生命之重，爱之抉择
——医学伦理实践案例讨论

【活动背景】

患儿王某，男，6岁，因患肾炎继发肾衰竭住院，在等候肾移植的过程中，一直靠肾透析维持生命。因寻找肾源困难，经患儿父母同意，医院对患儿的家人进行了配型检测。患儿的妹妹因年仅3岁，不符合做供者的条件而被排除在检测范围之外。经检测，患儿的母亲因组织类型不符被排除，患儿的父亲组织类型符合，且动脉血流图显示其具有对肾移植有利的血液循环。

医生与患儿的父亲商量能否做肾移植供者，并说明肾移植的预后难测。患儿的父亲经过一番思考后决定不做供者，但又怕家人的指责会影响父子、夫妻感情，于是恳请医生告诉自己的家人自己不适合做供者。医生对此表示理解，并按照患儿父亲的意思做了。

【活动内容】

请认真阅读上述案例后分组讨论以下问题：

（1）根据道义论和功利论的观点，医生或家人期望患儿父亲做供者的理由是什么？患儿父亲拒绝做供者的理由可能是什么？

（2）医生应患儿父亲的要求“说谎”，此做法是否得当？

各小组讨论后，分别选派一名代表上台回答。各小组要认真聆听并记录，待全部小组回答结束后，共同讨论、评价各小组的回答情况。

学识评价

每 5 人一组，各组成员结合自身的学习情况，按照表 3-1 的评价标准对本章的学习成果进行自评和互评，并请老师进行评价。

表 3-1　学习成果评价表

<table>
<tr><th rowspan="2">评价项目</th><th rowspan="2">评价标准</th><th rowspan="2">分值</th><th colspan="2">评价得分</th></tr>
<tr><th>自评分</th><th>师评分</th></tr>
<tr><td rowspan="6">知识</td><td>了解生命论的发展历程</td><td>5</td><td></td><td></td></tr>
<tr><td>了解道义论的类型</td><td>5</td><td></td><td></td></tr>
<tr><td>掌握生命神圣论、生命质量论、生命价值论、道义论与医学道义论、美德论与医学美德论、功利论与医学功利论、公益论与医学公益论、医学人道论与医学人本论的含义</td><td>15</td><td></td><td></td></tr>
<tr><td>熟悉生命神圣论、生命质量论、生命价值论、医学道义论、医学美德论、医学功利论、医学公益论的意义与局限性</td><td>15</td><td></td><td></td></tr>
<tr><td>掌握医学美德论、医学人道论、医学人本论的主要内容</td><td>15</td><td></td><td></td></tr>
<tr><td>熟悉医学人道论与医学人本论的意义</td><td>10</td><td></td><td></td></tr>
<tr><td rowspan="2">能力</td><td>能够将所学知识融会贯通，不断提高自己的道德价值判断能力</td><td>10</td><td></td><td></td></tr>
<tr><td>能够端正学习态度，课前预习相关知识，课中积极参与课堂互动，课后认真完成“以测促学”和“学用相融”</td><td>5</td><td></td><td></td></tr>
<tr><td rowspan="2">素质</td><td>能够以患者利益为中心，尽职尽责维护患者的权益和利益</td><td>10</td><td></td><td></td></tr>
<tr><td>能够追求大医精诚的高尚境界，培养仁爱、诚挚、严谨、正直的医学道德品质</td><td>10</td><td></td><td></td></tr>
<tr><td colspan="2">合计</td><td>100</td><td></td><td></td></tr>
<tr><td colspan="2">总分（自评分×40%+师评分×60%）</td><td colspan="3"></td></tr>
<tr><td>自我评价</td><td colspan="4"></td></tr>
<tr><td>教师评价</td><td colspan="4"></td></tr>
</table>

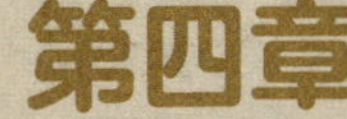

第四章

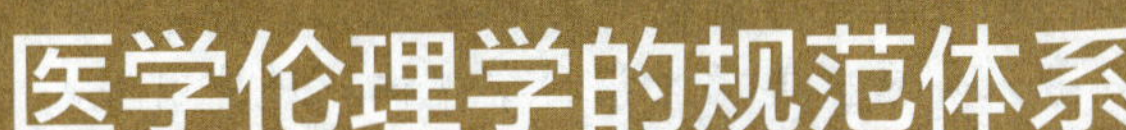

医学伦理学的规范体系

学习目标

知识目标

- 了解医学伦理学具体原则、医学伦理学基本规范和医学伦理学基本范畴的含义。
- 熟悉医疗伤害的类型、有利原则的层次。
- 掌握医学伦理学指导原则的内容、四条具体原则对医务人员的要求、医学伦理学基本规范的内容、医学伦理学基本范畴的内容。

能力目标

- 通过学习本章知识，能够运用医学伦理学基本原则、基本规范和基本范畴，辩证地分析临床医疗工作中的实际问题，并做出最优选择。

素质目标

- 培养医学道德责任，提升医学道德素养，树立全心全意为人民身心健康服务的意识。
- 大力弘扬“敬佑生命、救死扶伤、甘于奉献、大爱无疆”的新时代卫生与健康职业精神，勇担使命、仁心济世，努力为人民提供更加优质高效的医疗实践。

情景导入

2020年，为进一步规范医疗行为、促进合理检查、提高医疗资源利用率、降低医疗费用、改善人民群众就医体验，我国多部门联合印发《关于进一步规范医疗行为促进合理医疗检查的指导意见》（以下简称《指导意见》）。《指导意见》指出，医务人员应当遵循医学科学规律，遵守有关临床诊疗技术规范、各项操作规范及医学伦理规范，使用适宜的技术和药物，合理诊疗，因病施治。

资料来源：《关于印发进一步规范医疗行为促进合理医疗检查的指导意见的通知》，医政医管局网站，2020年12月31日，有改动

思考：

医务人员应当遵守的医学伦理规范有哪些？

医学伦理学的规范体系主要由医学伦理学基本原则、医学伦理学基本规范与医学伦理学基本范畴三方面内容构成。医学伦理学基本原则是基本规范与基本范畴的总纲和精髓，医学伦理学的基本规范与基本范畴是医学伦理学基本原则的具体要求和细化。医学伦理学的规范体系既源于医疗实践，又指导医疗实践。正确理解和实践医学伦理学基本原则、基本规范和基本范畴，是全面培养合格医学生和医务人员伦理素质的重要内容和根本要求之一，也是指导与评价医学生和医务人员言行的伦理标准。

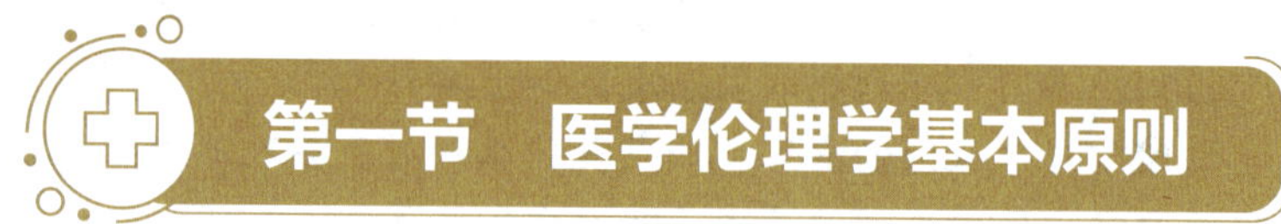

第一节　医学伦理学基本原则

医学伦理学基本原则是指导医务人员执业行为的最高道德标准，是构建医学道德规范最根本的依据，并贯穿于整个医学道德体系。

医学伦理学最终表达的是人类爱的意志与人道主义精神，而医学伦理学基本原则正是这种意志和精神的体现。医学伦理学吸纳和运用许多伦理学理论来推导和说明这些基本原则，道义论、美德论、价值哲学、功利论、实用主义和后现代主义伦理学中的许多主张，都是这些基本原则的思想来源，可见，医学伦理学基本原则有着深厚的伦理文化或道德哲学支持，是构成医学伦理学的基本理论构架。医务人员领悟与践行医学伦理学基本原则，有助于建立良好的医患关系，更好地为人民的身心健康服务。

医学伦理学基本原则主要包括医学伦理学指导原则和医学伦理学具体原则。

一、医学伦理学指导原则

医学伦理学指导原则是指反映某一医学发展阶段及特定社会背景中的医学道德的基本精神，它是调节各种医学道德关系时都必须遵循的根本准则和最高要求。1981年，在上海举行的“全国第一届医德学术讨论会”中，首次明确提出了我国的社会主义医德基本原

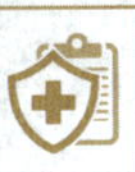

则——防病治病，救死扶伤，实行革命的人道主义，全心全意为人民服务。后来这一原则修改为“防病治病，救死扶伤，实行社会主义人道主义，全心全意为人民身心健康服务”，并成为医学伦理学的指导原则。

（一）防病治病，救死扶伤

“防病治病，救死扶伤”是医务人员的基本职业与道德责任，是医务人员实现为人民身心健康服务的有效途径与基本手段，也是医务人员开展医疗实践与实施医学道德行为的基本出发点。

“防病治病”体现了预防为主、防治结合的医学原则。在现代医学发展中，预防和保健职能已经成为医学不可分割的一部分，对健康人群和亚健康人群进行疾病预防和健康宣教，既有利于提高人口素质，又有利于节约医疗资源。任何医疗卫生机构和全体医务人员都应承担起防病与治病的责任，正确地认识和处理好与患者、健康人群、社会、生态环境等的多重义务关系，以促进全民健康目标的实现。

“救死扶伤”要求医务人员把患者的生命与健康放在第一位，为患者谋利益；要求医务人员关爱、同情、尊重患者，以高度负责的态度及严谨科学的作风认真对待每一位患者；要求医务人员加强道德修养，刻苦钻研医学技术，不断提高医疗实践的质量和水平。

（二）实行社会主义人道主义

“实行社会主义人道主义”是对医务人员提出的最现实和最普遍的要求，也是医学道德的基本要求。人道主义的核心是以人为本，在医务工作中体现如下：以患者为中心，尊重患者的价值、人格和正当要求，谴责和反对不人道的行为，尊重、关心、平等救助患者，珍惜患者的生命与健康。

（三）全心全意为人民身心健康服务

“全心全意为人民的身心健康服务”既是医学道德的最高境界和价值目标，也是对医务人员行为的最高要求。它是社会主义医学道德的根本要求、根本宗旨和核心内容，集中体现了社会主义医学道德的崇高境界。

“全心全意为人民的身心健康服务”要求医务人员在医疗实践中要热爱和关心人民，把人民的健康利益放在首位，不仅要满足人民的生理健康需求，还要满足人民的心理健康需求；要求医务人员要正确处理个人利益与患者利益、集体利益与社会利益之间的关系，当这些关系发生矛盾时，要顾全大局，识大体，勇于奉献和牺牲，恪尽职守，把维护患者、集体、社会的利益放在首位。

综上所述，“防病治病，救死扶伤，实行社会主义人道主义，全心全意为人民身心健康服务”是构成医学伦理学指导原则有机整体的三个部分，三者相互作用、相互支撑，共同传承与优化我国“医乃仁术”的传统美德，是社会主义核心价值观在医疗卫生领域的具体体现。

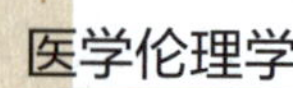

患者，女，39岁，孕38周，因胎膜破裂住院。经检查发现，该孕妇羊水中带有胎粪，胎儿疑似出现窒息状态，需尽快进行剖宫产手术。该患者及其家属都犹豫不决，担心剖宫产手术会给患者的腹部留下疤痕，从而影响今后的生活。医生耐心、主动地与患者及其家属进行了沟通，并充分告知："根据患者目前的情况，如果不尽快手术可能会危及胎儿的生命，也会给患者带来不利的影响。请你们认真考虑后做出选择。"经过医生的劝说，患者家属最终在手术知情同意书上签了字。

认真阅读上述案例，思考案例中医生的做法是否符合医学伦理学指导原则的要求。

视野纵横

勇担健康使命，铸就时代新功

《中华人民共和国医师法》（以下简称《医师法》）规定：医师应当坚持人民至上、生命至上，发扬人道主义精神，弘扬敬佑生命、救死扶伤、甘于奉献、大爱无疆的崇高职业精神，恪守职业道德，遵守执业规范，提高执业水平，履行防病治病、保护人民健康的神圣职责。《医师法》强调的医学职业精神，既是医务人员治病救人的天职要求，也是医务人员应具有的无私奉献的大爱精神与崇高情怀；既是医务人员的医学道德态度，也是医务人员对医学事业的信念、信仰与价值取向。

新时代，新使命，广大医学生应从自身做起，努力学习，勇担使命，仁心济世，用实际行动培养与践行医学职业精神，全心全意为人民提供更加优质高效的医疗实践。

二、医学伦理学具体原则

医学伦理学具体原则是上述指导原则的具体表现与细化，是医疗实践中调节医疗人际关系的基本出发点，也是衡量医务人员职业道德水平的基本尺度。目前，我国比较通用的医学伦理学具体原则来源于美国的生命伦理四原则，同时兼具与中国文化相适应的内涵和特质，具体内容包括尊重原则、不伤害原则、有利原则和公正原则。

（一）尊重原则

1. 尊重原则的含义

尊重原则是指医患双方在交往时应当真诚地相互尊重的伦理原则。需要注意的是，尊重原则实现的关键是医方对患方的尊重，但同时也要有患方对医方的尊重。如果患方对医方缺少应有的尊重，良好的医患关系和医疗秩序就难以建立，并可能给医疗过程及效果带来严重影响。

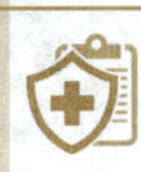

2. 尊重原则对医务人员的要求

尊重原则要求医务人员尊重患者的人格，尊重患者的自主权，尊重患者的隐私权。

（1）尊重患者的人格

尊重患者享有的人格权，是尊重原则具有道德合理性并能够成立的前提和基础。在医疗实践中，尊重原则要求医务人员应当绝对地、无条件地尊重患者（包括去世的患者）及其家属的人格，避免因服务态度不当和服务质量不高而造成医患矛盾，引发医疗纠纷，但同时也要求患者及其家属尊重医务人员及其劳动，这是医患双方交往的前提和基础，是建立和谐医患关系的保障，有利于医患沟通和协调。

（2）尊重患者的自主权

自主权是指具有行为能力并处于医疗关系中的患者，在与医务人员交流之后，经过深思熟虑，就自己疾病和健康的有关问题所做出的符合情理和自身价值观的决定，并对此决定负责。

医务人员尊重患者的自主权，首先要重视患者的自主权意识，意识是行为的先导，有什么样的意识就会有什么样的行为；其次要努力让患者获取更多的医疗信息，这是患者做出决定的前提，也是尊重患者自主权的关键环节；再次要帮助患者理解医疗信息，理解有关医疗信息是自主决定的基础，离开这个基础就无自主可言；最后要给患者更多自主的机会，注意到医患关系的不对称性和不对等性，变患者的被动为主动，坚持与患者协调商议，主动向患者提供有关的疾病治疗信息，给患者提供更多的自主机会，鼓励患者自主做出选择。此外，患者有拒绝治疗的权利，这也是尊重患者自主权的具体体现。

具体来说，在医疗实践中，医务人员尊重患者的自主权应做到以下几点：① 要向患者提供病情资料，向患者说明并让其理解自己的身体状况、适用的诊疗措施，以及各项诊疗措施的益处、负效应、危险性和可能发生的意外情况，然后让患者依据自己的判断自主进行诊疗决策；② 对需要实施手术、特殊检查、特殊治疗的患者，应当及时向其说明医疗风险、替代医疗方案等情况，并取得其书面同意，不宜向患者说明的，应当向患者的近亲属说明，并取得其书面同意；③ 因患者生命垂危需紧急抢救等特殊情况，不能取得患者或者其近亲属意见时，经医疗卫生机构负责人或者授权的负责人批准，可以立即实施相应的医疗措施；④ 当患者的自主决定明显不利于患者的健康和利益，或对他人、社会利益有危害时，可以按照相关规定实施必要的特殊医疗干预，适当采取必要的医疗措施或进行必要的劝导、纠正，以切实保障尊重原则的有效实施。

患者为本，自主为先

（3）尊重患者的隐私权

隐私是指个体与社会公共生活无关的，不愿为他人知悉或者受他人干扰的私人事项，如个人的心理活动、梦境、日记、信件、交谈及身体的某些状况等。患者在临床诊疗过程中的隐私，通常包括一些特殊性疾病、生理缺陷、病史等不愿向他人透露的信息。隐私权是自主权的一部分，是指个人隐私不受他人侵犯的权利。

尊重患者的隐私权，即尊重患者就有关个人信息做出自主决定的权利，它要求医务人员不得泄露患者的隐私，如未经患者同意就公开其病历资料。由于职业性质的原因，医务人员在诊疗过程中能够获知患者生活、生理、心理等方面的隐私。患者之所以让医务人员获知这些隐私，既是为了得到医务人员的帮助，某种程度上也是基于对医务人员的信任。医务人员获知这些隐私的唯一目的应该是对患者的病情做出更准确的判断，以便制订最适当的治疗方案，及时解除患者的病痛，使患者早日康复，除此之外，不应有其他目的。

虽然隐私权是患者的重要权利，但是患者的隐私保护也不能绝对化，尊重患者的隐私权需要注意以下几点：① 不是所有的个人隐私都应受到保护，只有不违反法律、不损害他人利益和社会利益的隐私才是受保护的；② 现代医学的发展是建立在临床治疗与经验积累上的，医学人才的培养离不开对患者病情和病因的研讨，因此，基于医学发展的要求，应允许医学实习生通过了解患者的病情来积累临床经验，以促进其成长。

（二）不伤害原则

1．不伤害原则的含义

不伤害原则又称无伤原则，是指在诊疗过程中，医务人员实施医疗行为的动机与结果均应避免对患者造成伤害，即在诊疗过程中，医务人员不应使患者受到不应有的伤害的伦理原则。不伤害原则是对医务人员职业道德的基本要求，也是一条底线原则，即医务人员实施的医疗行为即使不能有利于患者，也至少不应伤害患者。

不伤害原则不是绝对的，“不伤害”不等于“无损伤”，那些临床医疗上必须的、属于适应证范围内的医疗损伤行为是符合不伤害原则的。医疗伤害在医疗实践中是客观存在的，带有一定的必然性，即绝大多数医疗行为在客观上都会给患者带来生理上或心理上的损伤，因而“不伤害”不在于消除一切医疗伤害，而在于培养医务人员的医学伦理理念和作风，促使医务人员能够在临床工作中努力将对患者的伤害降低到最低，尽量做到以最小的伤害换取患者最大的利益。需要注意的是，“不伤害”不仅指不能伤害患者本人，也包括不能伤害患者的利益关系人，如患者的亲属及其他与患者有利害关系的人等。

2．医疗伤害的类型

医疗伤害是指由医疗卫生机构及其医务人员的故意或过失（即医疗过错）对患者造成的身体或精神上的损害。一般来说，医疗伤害可分为医疗技术伤害、医疗行为伤害和医疗经济伤害。

（1）医疗技术伤害

医疗技术伤害是指医疗卫生机构及医务人员对疾病检验、诊断、治疗方法的选择，治疗措施的执行，病情发展过程的追踪以及术后照护等，不符合当时既存的医疗专业知识或技术水准，导致患者躯体疼痛、功能损伤、肢体伤残或生命丧失等。概括地说，医疗技术伤害是指由医务人员医疗技术使用不当对患者造成的伤害，主要包括诊疗、药物、手术等原因造成的伤害。

- 诊疗伤害：指常见的辅助诊疗技术对患者身体造成的不同程度的伤害。它是导致医源性疾病的重要原因。例如，放射诊断中的X线透视、造影有可能伤害生殖细胞而致畸，光学内镜（如肠镜、支气管镜等）有可能造成管壁的机械性损伤，等等。

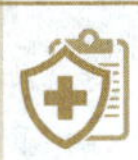

◆ 药物伤害：指违背医学科学原理或不符合患者病情及生理病理状况的用药给患者造成的伤害。它包含两层含义，一是与治疗目的不一致的用药给患者造成的伤害，二是不合常规的超量用药给患者造成的伤害。在临床上主要表现为不对症下药、违反用药禁忌、剂量过大或不足、疗程过长或过短、合并用药过多等。药物所造成的医疗伤害包括药源性疾病增多、药物依赖增多及医药资源浪费等。

◆ 手术伤害：指手术治疗给患者造成的伤害。手术治疗以其见效快、不容易复发的优势成为根除某些疾病最常用的方法，但是其具有一定的创伤性、破坏性，会给患者的身体带来一定程度的伤害，使患者遭受一定的痛苦。在日常医疗实践中，手术治疗造成的伤害概括起来主要有计划性伤害、意外性伤害和过失性伤害三种。其中，过失性伤害必须追究医务人员的道德责任和法律责任。

（2）医疗行为伤害

在医疗实践中，依据伤害发生与医务人员主观意志的关系，医疗行为伤害可分为故意伤害与无意伤害、可知伤害与不可知伤害、可控伤害与不可控伤害、责任伤害与非责任伤害等类型，各类型的具体含义如下：

◆ 有意伤害与无意伤害：有意伤害是指医务人员极不负责或出于打击报复心理，拒绝给患者以必要的临床诊治或急诊抢救等造成的对患者的故意伤害；无意伤害是指医务人员非故意，而是在正常的诊治过程中对患者造成的间接伤害。

◆ 可知伤害与不可知伤害：可知伤害是指医务人员可以预先知晓或应该知晓的对患者造成的伤害；不可知伤害是指医务人员无法预先知晓的对患者造成的意外伤害。

◆ 可控伤害与不可控伤害：可控伤害是指医务人员经过努力可以减轻甚至杜绝的对患者造成的伤害，不可控伤害是指医务人员不能控制的对患者造成的伤害。

◆ 责任伤害与非责任伤害：责任伤害是指医务人员的有意伤害，以及虽然无意但属于可知、可控而未加认真预测与控制、任其发生的对患者造成的伤害；非责任伤害是指意外伤害或医务人员可知但不可控的对患者造成的伤害。

（3）医疗经济伤害

医疗经济伤害是指医务人员出于个人或集体原因致使患者过度医疗消费而造成的患者的经济损失。例如，某些医务人员为了增加收入，故意让患者选择效果相同但价格更高的药物。

3．不伤害原则对医务人员的要求

不伤害原则对医务人员提出的具体要求如下：

（1）医务人员要树立以患者为中心的观念。医务人员应树立为患者健康和利益着想的意识，把维护患者的健康利益放在首位，杜绝有意伤害和责任伤害，把可控伤害降到最低限度，做到以最小的损伤获取最大的利益。

（2）医务人员要树立生命至上的观念。本着对患者生命高度负责的精神，医务人员应对医疗措施进行“伤害受益比”的权衡，按照“两害相权取其轻”的原则，选择利益大于危险或伤害的措施。当不伤害原则与其他原则发生冲突时，在利害并存的情况下应做好权衡，尽力减轻对患者的伤害程度，不给患者造成不必要的伤害和损失。

（3）医务人员要不断精进医疗水平。医务人员应尽力为患者选择最佳的诊治方案，不滥做辅助检查、不滥用药物、不滥施手术，并在诊疗过程中尽最大努力不给患者造成本可避免的，身体上、精神上的伤害和经济上的损失。

（4）医务人员要加强学习、培养严谨的工作作风。医务人员应在刻苦学习、钻研技术的同时，在临床工作中培养细心谨慎的工作作风，坚决杜绝有意伤害和责任伤害，加强防范无意但可知伤害及意外伤害的发生，把不可避免但可控的伤害控制在最低限度内。

（三）有利原则

1．有利原则的含义

有利原则又称行善原则，是指医务人员在医疗实践中把患者健康放在首位，并积极采取行动来努力维护与促进患者利益最大化的伦理原则。该原则是尊重原则和不伤害原则在临床工作中的具体应用。有利原则把追求疗效和避免伤害、减少痛苦和避免过度医疗有机地结合为一个整体，指导和调控着治疗的全过程，体现了对每一位患者高度重视、高度负责和高度关爱的人道主义精神。

在医疗实践中，有利原则可分为狭义的有利原则和广义的有利原则。狭义的有利原则是指医务人员履行对患者有利的职责，即医务人员的医疗行为对患者确有助益，能够减轻患者痛苦，促进其身心康复；广义的有利原则是指医务人员的医疗行为不仅要对患者有利，还要对医学事业与医学科学的发展及人类的健康促进（促使人类提高、维护和改善自身健康的过程）有利。

2．有利原则的层次

（1）低层次的有利原则

低层次的有利原则是指医务人员在医疗实践中自觉维护患者的利益，坚持不伤害患者，即不伤害原则。低层次的有利原则是有利原则的基本要求和体现。

（2）高层次的有利原则

高层次的有利原则是指医务人员在医疗实践中坚持最大可能地为患者谋利益，追求最优化决策，即疗效最佳、损伤最小、痛苦最轻、耗费最少。具体含义如下：

第一，疗效最佳是指医疗实践活动中的诊疗效果在当时的医学技术水平条件下应是最好的，或从当时的医学科学发展水平来看是最好的，或在当时当地的客观条件下是最好的。疗效最佳必须注意以下问题：① 选用的诊疗措施所产生的效果应该是目前医学界普遍认可的；② 选用的诊疗措施应是根据患者具体情况最有效的；③ 选用的诊疗措施应是医院现有条件能够提供且患者也能接受的。

第二，损伤最小是指在疗效相当的情况下，以安全度最高、副作用最小、风险最低和伤害最小作为选择诊疗方案的标准。在临床工作中，任何诊疗技术都存在利弊两重性，或多或少会给患者带来一定的损伤。为了减少这种损伤，在疗效相当的情况下，医务人员应仔细权衡诊疗方案的利弊，坚持有利原则，始终选择利大于弊的诊疗方案。

第三，痛苦最轻是指在保证疗效的前提下，诊疗措施应尽量减少患者的痛苦。对患者来说，在诊疗过程中，痛苦是难以避免的，这些痛苦既包括疾病本身造成的痛苦、诊疗技术副作用造成的痛苦等躯体层面的痛苦，也包括精神和心理层面的痛苦。医务人员应在确

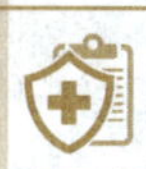

保疗效的前提下，精心选择诊疗方案，尽最大努力减轻患者躯体、精神和心理上的痛苦。尤其是对一些特殊患者，如晚期癌症患者、临终患者等，选择诊疗方案时常以减轻患者痛苦为第一考虑要素。

第四，耗费最少是指在保证疗效的前提下，选择耗费医疗资源最少的诊疗方案，尽最大可能减轻社会、集体、患者及其家属的经济负担。随着市场经济的发展、医院经营模式的转变，医疗费用越来越成为影响医患关系的重要因素，防止“过度医疗消费”成为医务人员面临的重要职业难题，耗费最少成为医疗实践中最优选择的职业伦理要求之一。

3．有利原则对医务人员的要求

有利原则对医务人员提出的具体要求如下：

（1）医务人员应树立全面的利益观，真诚地关心、关注以患者健康利益为核心的一切客观利益和主观利益。在为患者诊疗的过程中，医务人员不仅应满足患者的客观利益，如病痛缓解、疾病治愈、身体康复、时间节约、费用节约等，还应满足患者的主观利益，如得到尊重、获得鼓励和安慰、获得因恢复健康而恢复社会角色带来的心理满足感与愉悦感等，如图 4-1 所示。

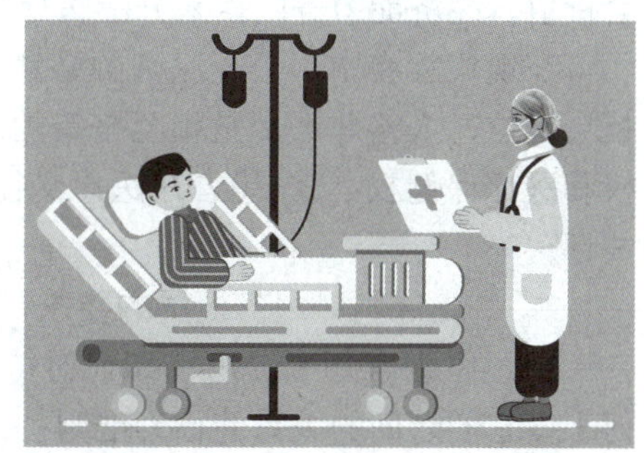

图 4-1　医务人员鼓励、安慰患者

（2）医务人员要积极为患者提供最优化的服务，努力使患者受益。医务人员应努力遵循高层次的有利原则，为患者全面权衡利弊得失，努力预防或减少可以避免的伤害，把患者的生命利益与健康利益放在首位。

（3）医务人员应以追求人人健康为目的，努力预防和减轻难以避免的伤害，全面权衡利害得失，选择受益最大、伤害最小的医疗决策。

（4）医务人员要坚持公益原则，以社会公益为基础，把有利于患者健康与有利于社会公益统一起来，把满足患者个体康复的利益与满足人人享有卫生保健的利益统一起来。

进德修业

林医生是某医院的妇产科医生，曾经为患者小丽先后做了三次手术，送给了她一个完美的人生。小丽 23 岁时查出患有子宫肌瘤，找到林医生为其诊治。虽然肌瘤很大，但林医生考虑到小丽还未婚未育，就仅为其做了肌瘤剔除术。术后两年多，小丽怀孕了，又找到林医生为其接生。林医生考虑到小丽的子宫在剔除肌瘤后留有瘢痕，于是为其做了剖宫产手术。产后五年，小丽的子宫肌瘤复发，且比较多、比较大，她再次找到林医生为其诊治。林医生考虑到小丽的子宫已经完成生育任务，在与小丽沟通后，为其做了子宫全切术。

请仔细阅读上述案例，结合有利原则的要求，对案例中林医生的做法做出评价。

（四）公正原则

1. 公正原则的含义

公正原则是指公平、正直地对待每一位患者，以及社会上每个人都平等享受医疗资源的伦理原则。公正一般由形式公正与内容公正组成。形式公正是指将类似的个案以同样的准则加以处理，即同样的人给予同样的医疗待遇，不同的人给予不同的医疗待遇；内容公正是指依据个人的地位、能力、贡献、需要等给予相应的医疗待遇。医学服务中的公正应该是形式公正与内容公正的有机统一，即在基本医疗保健上做到绝对公正，人人都公平公正地享有基本医疗；在特殊医疗保健上做到相对公正，根据患者的需要、社会价值、经济能力等因素来分配医疗资源，允许存在一定的差异。

在现代社会中，公正原则的必然性和合理性取决于以下几点：① 患者与医务人员在社会地位、人格尊严上是相互平等的；② 患者虽千差万别，但人人享有平等的生命健康权和医疗保健权；③ 患者在医患交往中处于弱势地位，理应得到医务人员公平、正义的关怀。

2. 公正原则对医务人员的要求

公正原则实际上提出了如何对待患者权益、自身权益、医患之外第三方权益以及如何平衡它们之间的关系的行为准则：

（1）公平地对待患者。平等待患自古以来是医家提倡和遵循的医德准则。孙思邈在其所著的《备急千金要方》开卷第一篇《大医精诚》一文中提出："若有疾厄来求救者，不得问其贵贱贫富，长幼妍媸，怨亲善友，华夷愚智，普同一等，皆如至亲之想。"在医患交往中，医务人员对每一位患者的人格、权利和正当的健康需求应给予一致的、普遍的尊重和关心，对老年患者、年幼患者、残疾患者、精神病患者等弱势群体，应给予更多的医学关怀，如图 4-2 所示。这种医疗公平的必然性与合理性，内在地要求医务人员以平等的态度对待患者，不可因年龄、性别、社会地位、经济状况、宗教信仰等而有所区别。

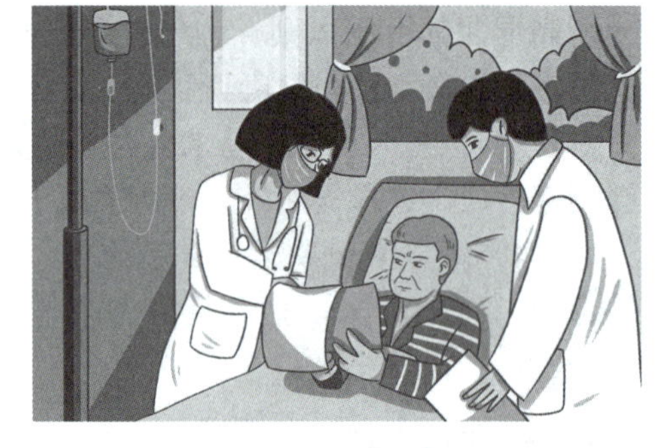

图 4-2　医务人员对老年患者的特殊关怀

（2）公正地对待医患双方各自的权利与义务。公共医疗卫生服务的主体是医患双方，医务人员行医的公正有赖于医患双方各自权利的享有与义务的履行。

（3）树立现代医患平等观。医患双方虽然在社会地位、人格尊严上是平等的，但由于医务人员具有专业优势，患者不可避免地处于医患关系中的弱势地位，理应得到医务人员给予的平等对待。

（4）公正地对待第三方利益，即公平地分配医疗资源。医疗资源是指能够满足人们健康需要的、现可用的人力、物力、财力的总和，其分配包括宏观分配和微观分配两种形式，并以公平优先、兼顾效率为基本原则。

医疗资源的宏观分配是指各级立法和行政机构对医疗资源所进行的分配。这一分配解决的是确定卫生保健投入占国民总支出的合理比例，以及此项总投入在预防医学与临

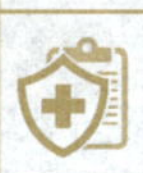

床医学、基础研究与应用研究、高新技术与适宜技术、基本医疗与特需医疗等各层次、各领域的合理分配问题。其目标是实现现有医疗资源的优化配置，以充分保证人人享有基本医疗保健，并在此基础上满足人们多层次的医疗保健需求。

医疗资源的微观分配是指由医院和医务人员针对特定患者进行的分配。在我国，目前主要指住院床位、手术机会及贵重稀缺医疗资源（如人体器官等）的分配。医院及医务人员应依次按医学标准（主要考虑患者病情需要及治疗价值）、社会价值标准（主要考虑患者既往和预期对社会的贡献）、家庭角色标准（主要考虑患者在家庭中的地位和作用）、科研价值标准（主要考虑患者的诊治对该学科医学发展的意义）和余年寿命标准（主要考虑患者治疗后的可能生存年限）等综合权衡，在比较中进行优化筛选，以确定贵重、稀缺医疗资源优先享用的资格，尽力实现患者基本医疗和护理的平等。在这些标准中，医学标准是必须优先保证的首要标准。

进德修业

某县医院仅有一台呼吸机，正用于一名患有严重颅脑外伤的老年昏迷患者。该患者经医生会诊已没有希望获得康复，只能依靠呼吸机勉强维持生命。一天，该医院急诊室来了一个有望康复的年轻患者，因病情危重也需要使用呼吸机。此时，该医院的医务人员应如何决策？请以小组为单位进行讨论。

（5）医务人员应公正地处理医患纠纷或医患矛盾。在医患纠纷或医患矛盾的处理中，医务人员应站在公正的立场上，坚持实事求是，避免受自身利益所左右。

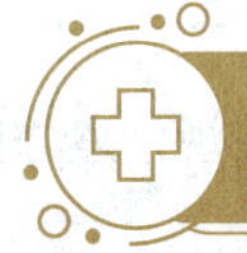

第二节　医学伦理学基本规范

一、医学伦理学基本规范的含义

医学伦理学基本规范是指依据一定的医学道德理论和原则制定的，用于协调医学活动中各种人际关系、评价医务人员行为善恶的准则。

视野纵横

医学伦理学基本规范的形式

医学伦理学基本规范将医学伦理学的理论、原则以“哪些应该做，哪些不应该做”的表述，以“戒律”“宣言”“誓言”“誓词”“法典”“法规”“守则”等形式，转换为医务人员在医疗实践中所应遵循的具体标准，其由国家医疗行政管理部门颁布执行。

医学伦理学基本规范通常采用条文和誓言（誓词）两种形式。其中，条文的形式简明扼要，易于理解、记忆和接受，便于指导医务人员的医疗实践；誓言（誓词）的形式庄严、神圣，可以激发医务人员内心中医学职业神圣感和使命感，使医务人员忠实地履行自己的职责。

二、医学伦理学基本规范的内容

我国颁布的《医疗卫生机构从业人员行为规范》对医务人员的基本行为规范进行了明确的规定，具体内容包括以下八个方面。

（一）以人为本，践行宗旨

以人为本、践行宗旨，就是要求医务人员坚持救死扶伤、防病治病的宗旨，发扬大医精诚理念和人道主义精神，以患者为中心，全心全意为人民身心健康服务。

“以人为本”既是目的，也是医学道德践行的途径，医务人员只有以人为本、以患者为中心，才能为人民服务、满足人民的健康需求，成为人民健康的忠诚守护者。同时，“以人为本”也要求社会各方面要尊重医务人员的辛勤付出，给予医务人员更多的理解、尊重、关怀和支持。

“救死扶伤、防病治病”是医务人员的最高宗旨，也是维护医疗卫生事业和人民健康利益的根本要求。它要求医务人员把保障患者的生命、维护人民的身心健康看作自己最崇高的职责；同时也要求医务人员热爱本职工作，具有强烈的职业责任心、责任感和敬业精神，做到医心赤诚。

（二）遵纪守法，依法执业

遵纪守法、依法执业，就是要求医务人员自觉遵守国家法律法规，遵守医疗卫生行业规章制度和纪律，严格执行所在医疗卫生机构的各项规章制度。

遵纪守法、依法执业是医务人员不可突破的医学道德底线。这既是对医疗工作秩序的规范，也是对医疗职业严肃性的维护；既是对医务人员工作的要求，更是对其权利的保护。

进德修业

近年来，我国颁布了不少医疗卫生行业的法律、法规，使医疗卫生行业从业人员的行为能够更全面、更完善地有法可依。请查阅相关资料，了解医疗卫生行业的相关法律、法规，并简单了解一下具体内容，以提升自己的法纪意识。

医疗卫生行业的相关法律法规

（三）尊重患者，关爱生命

尊重患者、关爱生命，就是要求医务人员遵守医学伦理道德，尊重患者的知情同意权和隐私权，为患者保守医疗秘密和健康隐私，维护患者的合法权利；尊重患者被救治

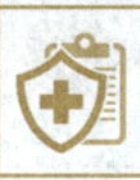

的权利，不因种族、宗教、地域、贫富、地位、残疾、疾病等歧视患者。

（四）优质服务，医患和谐

医务人员既需要具备精湛的专业技术，更需要具备良好的服务意识和服务技巧，把“以患者为中心”的理念贯穿于医疗实践的每一个环节，努力做到以下三点：

（1）希波克拉底曾提出，世界上有三种东西能够治病，一是对症的药物，二是外科的手术刀，三是良好的语言。因此，医务人员应在规范使用礼貌用语的同时，突出语言的医学特点和艺术性，恰如其分地向患者表达自己良好的愿望、热情的态度和诚挚的关心。

（2）医务人员的肢体语言会直接影响患者的情绪及求医行为，因此医务人员应做到着装整洁规范，举止稳重大方，态度和蔼可亲，动作轻盈敏捷，遇到紧急情况沉着冷静、有条不紊。

（3）王孟英所著的《王孟英医学全书》里说“医以活人为心，视人之病，犹己之病”，医务人员应以饱满的工作热情及时、主动地服务患者，并使之贯穿于医疗实践的每一个环节，让患者在就诊过程中遇事有人管、遇问有人答。

（五）廉洁自律，恪守医德

廉洁自律、恪守医德，就是要求医务人员弘扬高尚医德，严格自律，不利用职业之便谋取不正当的利益，时时处处严格要求自己，努力做到以下几点：① 不索取和非法收受患者财物；② 不利用执业之便谋取不正当的利益；③ 不收受医疗器械、药品、试剂等生产、经营企业或人员以各种名义、形式给予的回扣、提成，不参加上述企业或人员安排、组织或支付费用的营业性娱乐活动；④ 不骗取、套取基本医疗保障资金或为他人骗取、套取提供便利；⑤ 不违规参与医疗广告宣传和药品医疗器械促销，不倒卖号源。

（六）严谨求实，精益求精

严谨求实、精益求精，就是要求医务人员热爱学习、刻苦钻研、创新进取，努力提高专业素养，诚实守信，严格抵制学术不端行为。

严谨求实、精益求精是医疗卫生职业的内在要求，正如我国古代大医家孙思邈在其所著的《备急千金要方》中所说的医学“乃至精至微之事”，医者应“博极医源，精勤不倦”。特别是随着时代进步与社会发展，人民群众对医疗卫生服务的范围与质量都提出了更高的要求，因此，医务人员应尊重科学、尊重规律，不断学习、提升素养，钻研技术、臻于完美，诚信行事、谨慎执业，防范浮躁心态、克服功利思想，抵制学术不端行为、反对不良学术风气，以科学的态度、精益求精的医术、严谨的医风造福患者。

（七）爱岗敬业，团结协作

爱岗敬业、团结协作，就是要求医务人员忠于职守，尽职尽责，正确处理与同行、同事之间的关系，做到互相尊重、互相配合、和谐共事。

爱岗是指热爱自己的工作岗位，热爱本职工作；敬业是指以恭敬严肃的态度对待自己的工作；团结是指不同的个体围绕一个共同的目标形成一个整体；协作是指在目标达成过程中，不同医疗卫生机构、部门、科室、个人之间的协调与配合。从古至今，爱岗敬业一直是医务人员最基本的道德规范，医学的综合性、多层次、多因素发展，使得团结协作成为医务人员必须遵循的基本原则。

医疗行业的每一个岗位、每一位医务人员都与人的生命健康息息相关，视职业为生命，爱岗敬业、忠于职守是每一位医务人员都应具备的职业品质，更是应自觉遵循的基本职业操守和行为准则。现代医学工作涉及的医学科研、教学、临床诊断都是多学科融合与应用的整体性工作，医生之间、医护之间、各科室之间、各医院之间只有在以患者为中心的前提下，互相尊重、相互学习，团结友爱、密切配合，同心协力、取长补短，才能为患者提供更优质的服务，实现以人为本的服务理念。

（八）乐于奉献，热心公益

乐于奉献、热心公益，就是要求医务人员积极参加上级安排的指令性医疗任务和社会公益性的扶贫、义诊、助残、援外等活动，主动开展公众健康教育，提高社会公众的健康水平。

乐于奉献对医务人员而言，就是把本职工作当成事业来热爱与完成，善待每一位患者，努力做好每件事情，将医术与医德紧密完善地结合起来，全心全意为医疗事业服务。在做好常规医疗工作的同时，医务人员还应积极参加社会公益活动，积极参加政府安排的抗灾救灾、应对突发公共卫生事件等医疗任务和扶贫、义诊、助残、援外等社会公益性医疗实践，主动开展公众健康教育及社区卫生保健服务，改善及促进公众的健康意识和健康状况，承担起更多的社会责任，以医者的仁爱之心助推社会文明的健康发展。

大医精诚

华益慰：值得患者托付生命的人

华益慰出身医学世家，毕业于北京协和医学院，曾任原北京军区总医院（现为解放军总医院第七医学中心）外一科主任。华益慰一直从事的是普通外科临床工作，在胃肠道、肝胆、甲状腺、乳腺等疾病的外科治疗方面有很深的造诣，曾两次荣获三等功，多次被评为全军“优秀共产党员”“岗位学雷锋标兵”“优质服务标兵”“医德医风先进个人”“全国道德模范”，并被授予“白求恩奖章”，在军内外普通外科界享有很高的声誉。

华益慰行医始终以患者的利益为重。他从不为患者开大处方、用名贵药、做意义不大的昂贵检查，本着能为患者省一分就省一分的原则，尽自己的最大努力为患者减轻经济负担。在每次大手术缝合时，他都尽量不用价钱高的吻合器，坚持用一针一线仔细缝合。

华益慰行医始终坚持尊重患者、一视同仁。在他眼里，患者只有病情轻重之分，没有地位高低之别。不管是农民还是高级干部，不管是战士还是将军，他都平等对待、用心诊疗。因许多患者从外地慕名而来，常常在下班和节假日时间登门就医，他就在家中挤出一间 9 平方米的小屋作为家庭义务诊所，房间中最醒目的是一幅白求恩弯腰为八路军伤员做手术的照片。

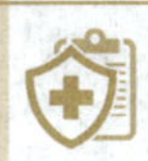

华益慰行医始终坚持廉洁自律、两袖清风。他是军内外有名的“华一刀”，但他一辈子没有拿过患者一个红包。他说：“廉洁行医是医生的本分，贪财图利、收受红包的人根本不配当医生。”

华益慰行医始终坚持严谨求实、精益求精。在外科界，他以手术精巧细腻而著称，无论是多么复杂疑难的手术，他都能做到沉稳操作、层次分明、科学处置。据统计，在他经手的上万台手术中，无一例事故和差错。查阅他的手术记录，绝大多数都是患者的点名手术。“把命交给您，我放心！”经常有患者这样对他说。

华益慰行医始终坚持爱岗敬业、乐于奉献。他退休后，仍始终战斗在临床一线，每年亲自做手术百余例。73 岁时，他忍着胃癌病痛为一位患者成功做了甲状腺瘤手术，累倒在手术台前。他留下遗嘱：“死后尸体解剖，对医学研究有价值的标本可以保留，不搞遗体告别，不留骨灰。”

华益慰从医 56 年来，始终遵循党和军队的根本宗旨，自觉恪守人民军医的行为准则，以高超的医术救治了众多患者，以高尚的医德温暖了千万人的心，书写了全心全意为人民服务的壮丽篇章，为医生这个神圣的职业树起了一座道德丰碑。

资料来源：靳建朋，《华益慰：值得患者托付生命的人》，
新华网，2020 年 2 月 27 日，有改动

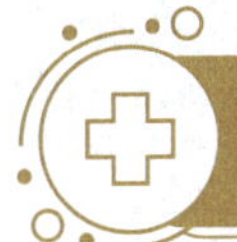

第三节　医学伦理学基本范畴

医学伦理学基本范畴是医学伦理学规范体系的重要组成部分，是以医学伦理学基本原则与基本规范为基础和指导，对医学伦理学基本原则和基本规范的必要补充和具体化，是指导医疗实践、进行医学道德教育与培养的基础内容。医学伦理学基本范畴把医学伦理学的基本原则和基本规范从外在的他律约束转化为内在的自觉行为，有助于医务人员在医疗实践中把握医学道德要求，开展医学道德教育，不断提高自身的医学道德修养。

一、医学伦理学基本范畴的含义

范畴是指在实践基础上，人们的思维对客观事物的本质属性及其关系的最一般的概括和反映。医学伦理学基本范畴又称医学道德范畴，是指人们对医德现象的总结和概括。

医学伦理学基本范畴可分为广义和狭义两种类型。从广义上说，医学伦理学这门学科所使用的基本概念，都可以看作医学伦理学基本范畴；从狭义上说，医学伦理学基本范畴主要指现代医学伦理学涉及的医学伦理学基本范畴，是指构成医学伦理准则体系的一些基本概念，主要包括医学道德权利与义务、医学道德良心与荣誉、医学道德情感与理智、医学道德胆识与审慎。本节主要讲述狭义的医学伦理学基本范畴。

二、医学伦理学基本范畴的特点

（一）抽象性

医学伦理学基本范畴是从医学科学中抽象和概括出来的，通常是由一组词语、一个词语或一个字表述的，从字面上看不出其对医务人员提出的具体要求。只有从理论上揭示其本质，才能在医疗实践中学会如何使用善恶进行医学道德评价，遵从内在良心的选择，厘清应该承担的义务。

（二）内在性

相较于医学伦理学基本原则和基本规范而言，医学伦理学基本范畴是针对医务人员的内在心理品质提出的道德要求，而不是针对医务人员的具体行为，其主要体现医学道德是主体自我的内在诉求，将原则、准则等外在的社会医德要求转化为主体自我修养。

（三）基础性

从理论上讲，医学伦理学基本范畴贯穿于医学领域的各个方面；从实践上讲，在医学道德评价、医学道德教育中，其使用频率较高。此外，医学伦理学基本范畴能与其他词语搭配，构成下一层次的范畴和概念，如通过“医学道德义务”延伸出“医务人员的义务”“患者的义务”等。

三、医学伦理学基本范畴的意义

（一）医学伦理学基本范畴是确立医学伦理学基本原则和基本规范的前提

医学伦理学基本范畴是医学伦理学规范体系不可缺少的组成部分。在这个体系中，医学伦理学基本原则对基本规范和基本范畴具有指导作用，居于核心地位。在医疗实践中，人们首先提出并需要解决的是涉及医学伦理学基本范畴的问题，如医疗实践中的“善恶”“公正”等问题，而要找到解决问题的对策，就必须要提出反映当时社会、经济及医疗技术发展状况的、与问题相对应的医学伦理学基本范畴，进而统一医务人员的行为及其评价标准，形成具体的医学伦理学基本原则和基本规范，最终形成医学伦理学规范体系。因此，没有医学伦理学基本范畴，医学伦理学基本原则、基本规范乃至医学伦理学规范体系就难以确立。

（二）医学伦理学基本范畴是医学伦理学基本原则和基本规范发挥作用的必要条件

医学伦理学基本范畴具有能动性，与医务人员的个体医学道德行为联系最为密切。医学伦理学基本范畴的能动性主要体现在其能够将客观、外在的医学道德要求转化为主观、内在的医学道德要求，实现外在医学伦理学基本原则和基本规范的内化，变社会医学道德要求为个体医学道德行为品质。因此，医学伦理学基本范畴是医务人员把握医学道德要求的关键环节，以及检验医学伦理学基本原则和基本规范是否贯彻落实的依据。

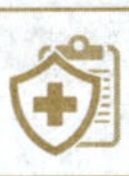

（三）医学伦理学基本范畴是实现医学道德调节功能的根本途径

医学道德是依靠医务人员的内心信念来维持并实现调解的，而在医疗实践中，内心信念又是通过对善恶、权利、义务、良心、荣誉等诸多医学伦理学基本范畴的理解和运用来实现的。内心信念首先引导医务人员在内心选择一种符合医学伦理学基本范畴的“善”的行为，若能切实履行，内心就会感到满足，进而产生自豪感和荣誉感，并激励自己持之以恒；反之，若不能履行，内心就会受到谴责，并转换自己的行为。可见，内心信念的确立及其在医学道德调节中的作用，离不开医学伦理学基本范畴。

四、医学伦理学基本范畴的内容

（一）医学道德权利与义务

1．医学道德权利

医学道德权利（或医学伦理权利）是指医患双方在医学道德允许的范围内可以行使的权力和应享受的利益。医学道德权利主要包括两个方面的内容：一是患者在医学关系中所享有的权利；二是医务人员在医学关系中所享有的权利（内容详见第五章第二节）。

2．医学道德义务

医学道德义务（或医学伦理义务）是指在医疗实践中，医务人员对患者、他人、社会所负有的道德责任，以及患者所负有的道德责任，它是道德义务在医疗实践中的具体体现。医学道德义务包括医务人员的义务和患者的义务两个方面（内容详见第五章第二节）。

（二）医学道德良心与荣誉

1．医学道德良心

（1）医学道德良心的含义

医学道德良心（或医学伦理良心）是指医务人员在履行医学道德义务的过程中形成的一种道德意识，是医务人员医学道德观念、情感、意志和信念的有机统一，主要表现为对自己所负道德责任的主观认识能力和对道德行为的自我评价能力，其实质是自律。

（2）医学道德良心的作用

医学道德良心是医务人员在医疗实践中坚持道德行为的精神支柱，对医务人员在医疗实践中的行为具有重要作用，主要表现在以下三个方面：

- 选择作用：当医务人员开展医疗实践时，医学道德良心对其动机具有支配作用。医学道德良心会依据道德责任与道德价值要求，对医务人员的行为动机进行检查，对符合道德要求的行为动机予以肯定，对不符合道德要求的则予以抑制或否定，从而促使医务人员遵循职业道德原则，做出正确的医疗决策。
- 监督作用：当医务人员在医疗实践中产生不符合医学道德要求的情感、欲念时，医学道德良心会使其通过“内在良心”“良心发现”等及时发现问题，克制异常情感、私欲，抑恶扬善，进而调整自己的行为，即医务人员在医疗实践中，医学道德良心会对符合医学道德要求的情感、意志及行为予以肯定、激励和强化，对不符合道德要求的则予以制止、克服和纠正，从而促使医务人员调整自己的行为，进行自我约束，改变自己的行为方向，避免不良行为的发生或继续。

- 评价作用：医务人员在医疗实践结束后，医学道德良心会对其医疗行为进行审视与评价。如果自己的行为符合道德要求，给患者和社会带来了利益，给他人带来了幸福，那么医务人员就会感到满意，并产生“问心无愧”的成就感，同时给予自己鼓励；如果自己的行为不符合道德要求，违背社会利益或给患者造成痛苦和不幸，那么医务人员就会感到内疚和惭愧，受到“良心谴责”，并要求自己在以后的医疗实践中选择合乎道德要求的行为，使医疗行为经得起医学道德要求的检验。

2. 医学道德荣誉

（1）医学道德荣誉的含义

医学道德荣誉（或医学伦理荣誉）是指医务人员履行了对社会和患者的义务后，社会对医务人员道德行为及社会价值的肯定和褒奖。医学道德荣誉包括两个方面：一是社会对医务人员高尚行为的肯定和褒奖；二是医务人员个人对自己的肯定性评价及对社会评价的自我认同，表现为因履行道德职责受到褒奖而产生自我赞赏，进而获得满足感和幸福感。这两个方面相互联系、相互影响。

（2）医学道德荣誉的作用

医学道德荣誉对医务人员的作用包括以下三个方面：

- 激励作用：医学道德荣誉既可满足医务人员的精神需要，激发医务人员的工作热情，增强医务人员的争先创优意识，也可成为鞭策医务人员保持与提高成绩的力量。
- 评价作用：医学道德荣誉可通过社会舆论的力量表明集体、社会赞成或反对什么，以促使医务人员关心自己的言行所造成的社会效果，对自己的言行高度负责。
- 培养知耻心和自尊心：医学道德荣誉可以使医务人员在实践中培养维护集体荣誉光荣、损害集体荣誉可耻的思想观念，并树立起以诚实劳动和奉献获得荣誉为荣，以弄虚作假和骗取个人荣誉为耻的思想，促使医务人员在实践中努力争取和维护荣誉。

（3）医学道德荣誉中的矛盾

在医疗实践中，医学道德荣誉也存在一些矛盾，主要体现以下三个方面：

- 荣誉感与虚荣心的矛盾：荣誉感以集体主义为基础，由知耻心、自尊心与进取意识、竞争意识等整合而成，表现为对自我追求的价值肯定、对自我行为的正确评价，具有浓厚的科学和理性色彩。虚荣心则是一种扭曲的荣誉感，它以个人主义为基础，把追求荣誉作为个人奋斗的最高甚至唯一目标，为荣誉而求荣誉，常以投机取巧、弄虚作假、阿谀奉承等恶劣手段骗取荣誉，满足个人的虚荣心，具有强烈的情绪色彩。医务人员的荣誉感是不可缺少的，但虚荣心是必须要克服的。
- 职业荣誉与个人荣誉的矛盾：一般来说，职业荣誉与个人荣誉相辅相成，但两者并非完全统一。由于医疗实践关系着患者的生命健康，所以医务人员应特别珍惜职业荣誉，绝不能靠牺牲职业荣誉捞取个人资本、沽名钓誉。
- 社会评价与自我评价的矛盾：一般来说，社会评价是构成荣誉的直接客观基础，自我评价是对社会褒奖的认同或纯粹的自我评价，而真实的荣誉应是这两种评价的统一。但在现实生活中，社会评价与自我评价有时也会出现不一致。如果

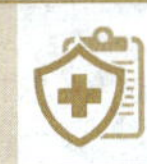

两种评价不一致，就要看哪一个评价更有利于患者的健康利益。

(4) 医学道德荣誉对医务人员的要求

医务人员要正确处理矛盾、正确对待荣誉，并做到以下三点：

- 重视荣誉：医务人员应重视和追求荣誉，这既能体现个人的职业荣誉感和自尊心，也符合社会要求。
- 不唯荣誉：医务人员的荣誉是建立在医学事业基础上的，并永远同医术、医德相伴随。医务人员一定要将追求荣誉与履行医德义务、为医学事业做出贡献紧密相连，否则，如果只是片面地追求个人荣誉，荣誉就会显得毫无价值。
- 求名有道：医务人员追求荣誉应该确立正确的目标，以维护患者健康利益、促进医疗事业发展为本，并选择和运用正当的手段。

总之，医务人员要树立正确的荣誉观，克服虚荣心理，不断提高专业知识水平和业务能力，以高超的医术和高尚的医德为自己赢得名副其实的荣誉。

进德修业

请以小组为单位，思考并讨论：如何正确处理荣誉感与虚荣心、个人荣誉与集体荣誉之间的关系？

(三) 医学道德情感与理智

1. 医学道德情感

(1) 医学道德情感的含义

医学道德情感（或医学伦理情感）是指医务人员在医疗实践中对自己和他人行为之间关系的内心体验，即医务人员对医学事业和患者所持的态度和内心体验，以及根据社会道德行为规范和准则评价他人和自己的言行时所产生的感觉。

(2) 医学道德情感的内容

医学道德情感的内容包括以下三个方面：

- 同情感：作为医务人员最基本的医学道德情感，同情感主要表现为理解患者的痛苦和不幸，并在情感上产生共鸣。同情感是促使医务人员为患者服务的原始动力，它要求医务人员关怀、体贴患者，并对处于病痛危难之际的患者竭尽全力进行抢救。同时，同情感也可促使患者产生良好的心理效应，有利于患者的早日康复。
- 责任感：是同情感的升华，主要表现为把挽救患者的生命、促进患者的康复视为自己义不容辞的责任，甚至达到忘我的境界。责任感可弥补同情感随时间推移而逐渐淡化的不足，使医务人员的行为具有稳定性，能够真正履行对患者的道德责任。
- 事业感：是责任感的升华，是最高层次的医学道德情感，主要表现为热爱医学事业，把医学事业看得高于一切，将医学事业作为终身追求。强烈的事业感能够激励医务人员为医学事业奋发图强，不计较个人得失，为患者的利益承担风险，真正遵循“全心全意为人民身心健康服务”的医学伦理学基本原则，为医学事业做出更大的贡献。

（3）医学道德情感的作用

医学道德情感的作用主要体现在以下四个方面：

- 有利于患者的康复：良好的医学道德情感可以促进医务人员努力做好本职工作，从而有利于患者的康复。现代医学心理学研究及临床实践证明，良好的医学道德情感能使患者减少顾虑、振奋精神，增强战胜疾病的信心和力量，从而促进患者早日康复。同时，良好的医学道德情感还有助于建立良好的医患关系，实现医患间的良好配合，这也有利于患者的康复。
- 有利于医务人员整体素质的提高：基于对患者和医学事业的良好情感，医务人员能够主动激励自己刻苦钻研、努力工作，在实践中不断提高自己的道德修养和医术水平，从而实现整体素质的提高。
- 有利于医学事业的发展：强烈的责任感和事业感是激励医务人员投身医学科学研究和实践的原动力，正是广大医务人员的不懈努力，推动着医学事业不断向前发展。
- 有利于医学人文精神的进步：医务人员的医学道德情感是医学人文精神的重要支撑，只有让医务人员的道德情感发挥其应有的作用，才能为医学创造良好的人文环境，才能有利于医学人文关怀的回归和生物-心理-社会医学模式的临床应用。

2. 医学道德理智

（1）医学道德理智的含义

医学道德理智（或医学伦理理智）是指医务人员在医疗实践中以医学科学理论为基础，分析与判断自己所做的行为选择是否符合医学伦理学基本原则与基本规范的要求，并据此实施医疗行为的能力。

（2）医学道德理智的层次

医学道德理智包括以下两个层次：

- 较低层次：指医学道德认知素质和自制能力，具有感知、辨识情感优劣，控制、平衡自我情绪的作用。
- 较高层次：指医学道德智慧素质和决断能力，可通过优化情感并整合医学服务中的多元素质，为患者提供更好的服务。

（3）医学道德理智的作用

在医疗实践中，医务人员的努力和患者的希望是一致的，都是为了治疗患者疾病，使其身体康复，但由于医患双方所处的地位不同，难免会因情感差异做出不同的行为选择。此时，需要医学道德理智发挥其作用，即把握、调控、驾驭、优化情感。

在医疗实践中，医学道德理智要求医务人员的医学道德情感要建立在医学科学的基础上，以道德理性全面整合自我情感世界；要求医务人员正确认识和对待患者的情感，既能做到急患者之所急、痛患者之所痛，又能在医学科学允许的范围内去满足患者及其家属的要求。一位合格的医务人员应集情感和理智于一身，做到“同情而不用情”，从而为患者提供最佳的服务。

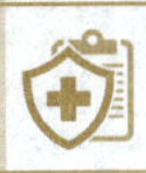

3．医学道德情感与理智的关系

医学道德情感与理智都是医务人员应必备的道德修养，两者是辩证统一的关系，既相互影响，又相互渗透。一位合格的医务人员应该集两者于一身，这既是治疗疾病的需要，也是建立和谐医患关系的需要。医务人员必须正确认识和对待患者的情感，在患者痛苦不堪、心态不平，家属情绪化、不冷静时，不以无意的、廉价的情感去应付、迁就、讨好，而应坚持科学精神，保持理性，认真负责、实事求是地对待患者。同时，要用高度的医学道德理智驾驭自己的医学道德情感，做出正确的、有价值的医疗行为选择。

（四）医学道德胆识与审慎

1．医学道德胆识

（1）医学道德胆识的含义

医学道德胆识（或医学伦理胆识）是指医务人员能为患者预见风险，以及在患者面临风险时敢于承担和化解风险的能力。医学道德胆识的本质是关心患者和尊重科学。

（2）医学道德胆识的作用

在临床工作中，特别是面对某些特殊疾病时，医学道德胆识具有突出的作用，其可以帮助医务人员把握住有效抢救急危重症患者的时机；可以帮助医务人员在患者的损伤不可避免时，做出争取最大善果和最小恶果的合理选择；可以帮助医务人员及时对疑难病症做出正确的诊断和处理。

2．医学道德审慎

（1）医学道德审慎的含义

医学道德审慎（或医学伦理审慎）是指医务人员在为患者服务的过程中，处事慎重、严谨、周密、准确、无误，做到高度负责、谨言慎行。医学道德审慎的本质与医学道德胆识一样，是对患者高度负责的精神和严谨的科学作风的有机结合。

（2）医学道德审慎的作用

医学道德审慎是医务人员各种品质中最为重要的，也是古往今来许多著名医家特别重视的。例如，自古以来，许多名医都以“用药如用兵”“用药如用刑”来告诫和要求自己；当代著名医学家张孝骞教授把“戒、慎、恐、惧”作为自己行医的座右铭。医学道德审慎有助于培养医务人员谨慎扎实的工作作风、严谨务实的工作态度，它的作用主要体现在以下三个方面：

- 保证医务人员做出正确的诊断：及时、正确的诊断依赖于医务人员审慎地对患者检查身体、询问病史、全面分析等一系列环节。
- 保证医务人员选择最优的治疗方案：李中梓在其所著的《医宗必读》里指出“病不辨则无以治，治不辨则无以痊”，在诊断明确后，审慎地对比、筛选、论证、设计、完善治疗方案，避免因疏忽大意、敷衍塞责酿成医疗差错或医疗事故，是使治疗达到最优化、保障患者身心健康和生命安全的关键所在。
- 有利于良好医患关系的建立：医学道德审慎不仅体现在对医疗诊断、治疗方案的审慎处理和选择上，还体现在言语的审慎使用上。言语不慎可能会造成患者的误解，引起其不良的心理反应，甚至恶化医患关系，而审慎有利于医务人员规范自己的语言，避免医患误会，促进医患关系的和谐发展。

3. 医学道德胆识与医学道德审慎的关系

喻岳衡所著的《幼学琼林》中的“胆欲大而心欲小”阐释了一个行医的真理：医学道德胆识与医学道德审慎是辩证统一的关系，两者相辅相成，在医疗实践中缺一不可。医学道德胆识是“不怕”，不怕必然面临风险的选择；医学道德审慎是“怕”，怕就可能失掉最佳的选择。表面上两者相反，但深层上两者相承，都是医务人员所必须具备的品质。医学道德胆识决定敢于救死扶伤，医学道德审慎决定能够实现救死扶伤，只有把医学道德胆识与医学道德审慎相统一，医学服务才能发挥最佳效应。医学道德胆识与医学道德审慎相统一的基础，就是医务人员高度的责任感、严谨的科学精神和认真求实的态度。

以测促学

一、单项选择题

1. 医学伦理学具体原则不包括（　　）。
   A. 尊重原则　　B. 公正原则　　C. 知情原则
   D. 有利原则　　E. 不伤害原则
2. 下列选项中，属于医学伦理学基本范畴的是（　　）。
   A. 医学道德尊重　　B. 医学道德公正　　C. 医学道德自律
   D. 医学道德良心　　E. 医学道德奉献
3. 我国社会主义医学道德原则的内容不包括（　　）。
   A. 救死扶伤
   B. 防病治病
   C. 中西医并重
   D. 实行社会主义人道主义
   E. 全心全意为人民身心健康服务
4. 医学伦理学基本规范不包括（　　）。
   A. 优质服务，医患和谐
   B. 以人为本，践行宗旨
   C. 严谨求实，精益求精
   D. 谨慎保守，廉洁奉公
   E. 乐于奉献，热心公益
5. 下列关于不伤害原则的表述，错误的是（　　）。
   A. 医务人员不应使患者的身心受到任何伤害
   B. 医务人员应尽可能地避免对患者身体上的伤害
   C. 医务人员应尽可能地避免对患者精神上的伤害
   D. 医务人员应努力避免自身的主观过失
   E. 在利害并存的情况下，医务人员应权衡利害大小，尽量减少对患者的伤害

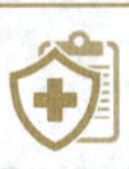

6．患者，男，75 岁，胃癌晚期，已失去了手术治疗价值，生命垂危。患者家属再三恳求医生，希望能满足患者心理上的渴求，收他住院。医生出于“人道”将他破格地收入院。医生收治该患者的理由是（　　）。

A．解除疾病痛苦是医生的基本职责

B．患者有权享有必要的、基本的诊治权利

C．医生应平等对待各种疾病的患者

D．患者享有基本的医疗保健权

E．以上都是

二、判断题

1．在患者充分知情并同意后实施医疗决策，体现了医学伦理原则中有利原则。（　　）

2．责任感是最高层次的医学道德情感。（　　）

3．医务人员应积极参加上级安排的指令性医疗任务和社会公益性的扶贫、义诊、助残、援外等活动。（　　）

三、简答题

1．医学伦理学指导原则包括哪些内容？

2．简述医学伦理学的四条具体原则。

3．医学伦理学基本规范有哪些内容？

学用相融

修医德、行仁术，增进人民健康福祉
——“最美医生”故事分享会

【活动背景】

深耕医学，践行仁心仁术；勇攀高峰，不负生命重托。作为广大医务人员的代表，矢志不渝维护人民健康的“最美医生”，深刻诠释了“敬佑生命、救死扶伤、甘于奉献、大爱无疆”的崇高精神，堪称“新时代最可爱的人”。

【活动内容】

为加强同学们对医学伦理学规范体系的认识，更好地培养医者职业精神和提升医学道德素养，请以小组为单位，以“修医德、行仁术，增进人民健康福祉”为主题举办一场“最美医生”故事分享会。实施步骤如下：

“钥匙医生”严正：
24 年守护百姓健康

（1）全班同学分成若干小组，每组 4～6 人。

（2）结合本章所学知识，查阅相关资料，各小组分别选择一名“最美医生”进行事迹整理。要求：人物故事必须真实，每个人物的故事数量不限。

（3）每组选出1名代表，在班级内讲述小组整理的“最美医生”事迹。要求：可为故事讲述选配合适的背景音乐；可结合PPT、视频等进行讲述；讲述时间不超过3分钟；讲述应富有感情，生动、流畅。

学识评价

请结合自身的学习情况，按照表4-1中的评价标准对本章的学习成果进行自评，并请老师进行评价。

表4-1 学习成果评价表

评价项目	评价标准	分值	评价得分	
			自评分	师评分
知识	掌握医学伦理学指导原则的内容	10		
	了解医学伦理学四条具体原则的含义	5		
	熟悉医疗伤害的类型、有利原则的层次	10		
	掌握四条具体原则对医务人员的要求	10		
	了解医学伦理学基本规范和医学伦理学基本范畴的含义	5		
	掌握医学伦理学基本规范的内容	15		
	掌握医学伦理学基本范畴的内容	15		
能力	能够将所学知识融会贯通，辩证地分析临床医疗工作中的实际问题，并做出最优选择	5		
	能够端正学习态度，课前预习相关知识，课中积极参与课堂互动，课后认真完成“以测促学”和“学用相融”	5		
素质	能够践行社会主义核心价值观，弘扬救死扶伤的人道主义精神，继往开来，再接再厉，不断为增进人民健康做出新贡献	10		
	能够坚守职业信仰，敬佑生命、救死扶伤、精益求精、勇攀高峰，不断提升医疗实践能力和水平，为人民提供更加优质高效的服务	10		
合计		100		
总分（自评分×40%+师评分×60%）				
自我评价				
教师评价				

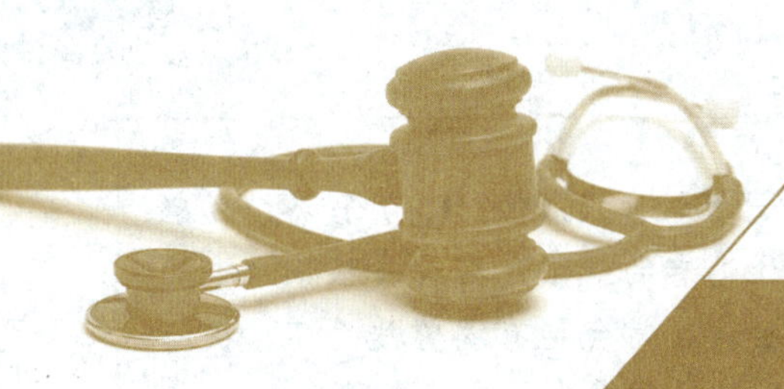

第五章 医疗人际关系伦理

学习目标

知识目标

- 了解医患关系的含义与性质，医际关系的含义、性质与特点。
- 熟悉医患关系的内容与基本模式、医际关系的模式、医患之间权利与义务的关系、维护医患权利与义务的伦理要求，以及建立良好医际关系的意义。
- 掌握构建和谐医患关系的伦理要求、医患双方的权利与义务、建立良好医际关系的伦理要求。

能力目标

- 通过学习本章知识，能够利用相关医学伦理知识正确看待、分析和处理医患关系和医际关系。

素质目标

- 培养人文关怀技能，提高医学职业道德修养，为构建“亲和友好、平等互助、尊重团结、健康稳定”的新型医患关系而努力。

情景导入

现代医学的“温度”缺失问题一直广受诟病，计算机体层成像（CT）设备、核磁共振仪、超声波诊疗仪等先进仪器的出现，往往让患者的就医过程被一张张冰冷的检查单和一串串冰冷的数字所充斥。患者在生病后，常常会抱有渴望被关怀、被治愈的心理期待，如果医生忽略了患者的“温度”，医患之间产生矛盾就在所难免。

医院中治疗的时间是短暂的，药物的效果是有限的，而医务人员的情感抚慰则是宽广无限的。医务人员虽然不能彻底消灭疾病和战胜死亡，但可以通过自己的行为让患者在面对疾病与死亡威胁时依然感受到关爱和温暖。医患之间做到以心交心，医患关系自然就会和谐。

思 考：

医患关系的含义是什么？构建和谐医患关系应遵循怎样的伦理原则与要求？

医疗人际关系是指医疗实践中人与人之间的关系。它包括医患关系、医际关系、医社关系三种，其中医患关系处于核心地位。医疗人际关系是医学伦理学研究的基本内容，医疗人际关系伦理是医学伦理学的重要组成部分。学习、研究和正确处理医疗人际关系，对于提高医务人员的职业道德素养，维护患者的切身利益，建设和谐、文明的医疗秩序等具有重要的现实意义。

本章主要围绕医患关系伦理和医际关系伦理进行阐述。

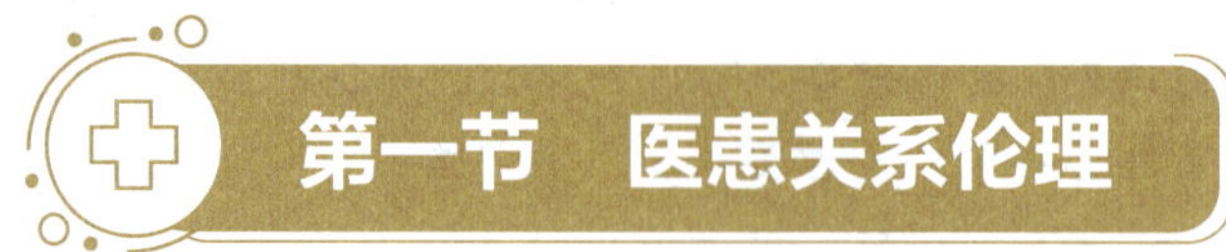

第一节 医患关系伦理

医患关系是医疗实践中最基本、最重要、最活跃的人际关系，它是人类在抵御疾病过程中结成的第一个利益联盟。学习和研究医患关系，探讨医患关系的发展趋势，对提高医疗质量、保障民众的身心健康、构建新型医患关系、促进医疗卫生事业的健康和谐发展都有着重要的意义。

一、医患关系的含义与性质

（一）医患关系的含义

医患关系是指医患双方相互交往而建立的一种双向人际关系。

从理论上说，医患关系有狭义和广义之分。狭义的医患关系是指给予治疗的医务人员与患者之间的相互关系。广义的医患关系是指医方与患方之间的相互关系。其中，“医方”不仅指给予治疗的医务人员，如医生、护士，还包括医技人员、药技人员、医疗管理人员及后勤服务人员等；“患方”不仅指患者，还包括与患者利益相关的亲属或监护人、代理人、单位组织等。由此可见，广义的医患关系是以医生、护士为主体的群

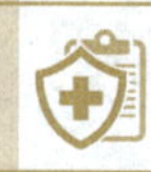

体与以患者为中心的群体的相互关系。

医患关系受社会总体道德水平的制约和医学科学发展的影响，医务人员在医患关系中处于主导地位，决定医患关系的和谐程度。

（二）医患关系的性质

从伦理角度看，医患关系的本质是平等的权利义务关系，是具有信任托付和契约性质的服务与被服务关系。

1．医患关系是平等的权利义务关系

医患关系是建立在医患双方平等基础上的权利义务关系。医患双方在法律地位上是平等的，都具有独立的人格，没有高低、从属之分，不存在命令与被命令、管理与被管理的关系。医患双方平等相待，彼此尊重对方的权利，并自觉遵守自己的义务。

2．医患关系是信任托付关系

信任托付关系是指医方受患方的信任和托付，保障患方在医疗实践中的健康利益不受损害并有所扩大的一种关系。在这种关系中，一方面由于患方相对缺乏医学知识和技能，加之求医时存在弱势心理，所以患方会抱着极大的信任而将自己的健康和生命托付给医方，甚至把自己的隐私披露给医方。另一方面，法律赋予医生为患者提供医疗卫生保健和康复的特殊职权，使之可以获得患者的生理和心理信息及隐私等，医务人员在接受委托后，应以救死扶伤的人道主义精神为准则，尽可能地实现患方的希望和托付，这也是医方的义务和责任。

可见，医患信托关系的建立是双向的，患者应相信医务人员的医学道德修养和医疗水平；医务人员应不断提升医学道德修养和医疗水平，不辜负患者的信任。

3．医患关系是契约关系

从法律的角度来说，医患关系是一种契约关系，它是在患方自愿求医就医、医方主动负责诊治的过程中，双方以挂号、病历、处方、手术协议书等形式形成的一种关系。

医患双方的契约关系具有以下两个特点：一是医患关系是建立在平等基础上的契约关系，即医方尊重患方的医疗权利，一视同仁地提供医疗服务，患方尊重医方的劳动，密切配合诊治，双方共同完成维护与促进患者健康的任务；二是医患关系是服务与被服务的契约关系，即医方以某种执业权利和诊疗技术为保证，为患者提供服务。

二、医患关系的内容与基本模式

（一）医患关系的内容

根据医患双方与诊治技术有无联系，可将医患关系分为医患技术关系和医患非技术关系两种。

1．医患技术关系

医患技术关系是指医患双方在医疗实践中，围绕诊断、治疗、护理，以及预防、保健、康复等医疗行为中的技术因素所构成的行为互动关系。例如，医生与患者讨论治疗方案，医生在实施治疗措施前征求患者意见并取得同意，就是围绕医患技术关系开展的具体活动。

2. 医患非技术关系

医患非技术关系是指医患双方围绕情感、心理、思想、文化等医疗行为中的非技术因素所构成的互动关系。这种关系具体又可分为以下五种。

（1）医患道德关系

医患道德关系是指在医疗实践中，医患双方遵循一定的道德原则和规范而形成的关系，如图 5-1 所示。

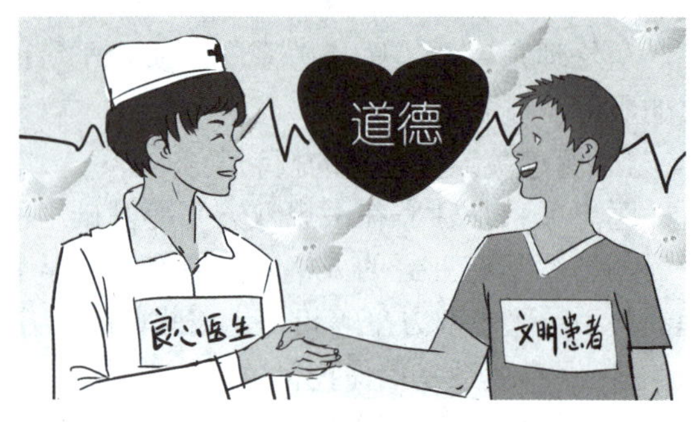

图 5-1　医患双方良好的、双向的道德关系

在这种关系中，医务人员应具有高尚的道德修养，尊重、关爱和维护患者的权利，履行救死扶伤的义务，并具有奉献精神；患者应遵守就医道德，履行道德义务，尊重医务人员的劳动，自觉维护正常的诊疗秩序。由于医务人员在医患关系中处于主导地位，而患者因求医心理和医疗知识与技能的相对匮乏往往处于弱势地位，所以社会对医务人员的道德要求相对较高，医务人员要承担更多的道德责任和具有更高的道德修养水平。因此，医患道德关系强调，在双方平等交往、双向互动的基础上，医务人员应给予患者更多的人文关怀。

（2）医患经济关系

医患经济关系是指在医疗实践中，医患双方为满足各自的需要而产生的利益关系。换言之，医务人员为患者提供医疗服务，付出体力和脑力劳动，应当获得正当的劳动报酬；患者接受医疗救治，解除疼痛，康复机体，重获健康，应为医务人员的劳动支付费用。此外，诊疗活动中的药物应用、理化检查与医用耗材使用在客观上是一种购买行为，也反映了医患双方的经济关系。

（3）医患价值关系

医患价值关系是指在医疗实践中，医患双方为实现或体现各自的价值而形成的关系。医患价值关系是医患道德关系的具体表现，医患道德关系维护着医患价值关系。医务人员通过运用医学知识、技能和爱心为患者提供优质服务，使患者解除病痛、恢复健康，既可完成维护人们健康和生命的社会使命，又可得到患者和社会的尊重，从而获得心理上和精神上的满足，实现自身价值。同样，患者在接受医疗服务后恢复健康，能够重返工作岗位为他人及社会做出贡献，也实现了个人的社会价值。

（4）医患法律关系

医患法律关系是指在医疗实践中，医患双方在一定的法律法规的保护和约束下，形成的一定的权利与义务关系。这种关系建立在以信任为基础的委托关系上，是一种特殊的法律关系。

对患者而言，若医务人员的行为对其造成了不应有的损害，患者及其家属有权追究相关医务人员的法律责任；对医务人员而言，个人的正当权益和诊疗秩序同样受到法律的保护，患者及其家属若扰乱医疗秩序，出现违法行为，医务人员同样有权追究相关患者及其家属的法律责任。因此，加强法制建设，完善卫生法规，对于保护医患双方

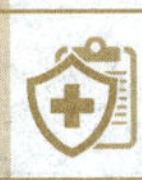

权益、化解医患矛盾、构建和谐医患关系都具有十分重要的意义。

（5）医患文化关系

医患文化关系是指医患双方在医疗实践中，因文化背景、价值观、信仰、生活习惯等方面的差异而产生的相互影响的互动关系。在处理文化关系时，医务人员需要具备一定的跨文化沟通能力，即能够在理解和尊重患者文化背景的同时有效地传递医学信息，以帮助患者做出最适合自己的医疗决策。

在医疗实践中，医患间的技术关系和非技术关系并非相互独立地表现出来，而是相互交织、联系在一起的。在诊疗方案的制订和实施过程中，医务人员除了要从技术方面考虑外，还应从非技术方面，也就是社会、心理、人文等方面去关心、体贴患者。如果医患之间不和谐、不信任，甚至是紧张或发生冲突，那么医患间的技术关系也难以维持，这将会直接影响临床工作的开展，甚至损害患者的健康利益。可见，医患关系中非技术方面的内容是技术顺利实施的保证，从某种意义上显得更为重要。

（二）医患关系的基本模式

医患关系的基本模式是医学模式在医疗人际关系中的具体体现。对医患关系基本模式的划分，国内外学者有不同的看法和提议。其中，在国际上被普遍认同、广泛应用、适用于新医学模式的医患关系基本模式是由美国医生萨斯和荷伦德于 1956 年在发表的题为“医患关系的基本模式”中首次提出的萨斯-荷伦德模式，此模式依据在医疗措施的决定和执行中医患双方地位、主动性的大小，将医患关系的基本模式分为以下三种。

1. 主动-被动型医患关系模式

主动-被动型医患关系模式是一种具有悠久历史的医患关系模式，在这一模式中，医生主动开展医疗服务，患者被动接受治疗，故是一种不平等的医患关系模式。这种医患关系模式在现代医学实践中普遍存在，适用于昏迷、休克、精神病发作期、严重智力低下及婴幼儿等难以表达主观意志的患者，医患双方类似于生活中父母与婴儿之间的关系。

2. 指导-合作型医患关系模式

指导-合作型医患关系模式是现代医患关系的一种基础模式。在这一模式中，患者被看作有意识、有思想的人，在医疗实践中具有一定的主动性，能够主动地述说病情、反映诊治情况、配合检查和治疗，但对医生的诊治措施既不能提出异议，也不能反对，医生仍具有权威性，仍居于主导地位。这种医患关系模式适用于大多数患者，特别是急性病患者，医患双方类似于生活中父母与青少年之间的关系。

3. 共同参与型医患关系模式

共同参与型医患关系模式是现代医患关系模式的一种发展趋势。在这一模式中，医患双方在医疗实践中均充分发挥主动性和积极性，患者不再处于被动的地位，而是主动与医生合作，医患双方相互尊重、共同参与治疗方案的制订和实施。这种医患关系模式适用于有一定医学知识背景的患者或大多数的慢性病患者，医患双方类似于生活中成人与成人之间的关系。

值得注意的是，以上三种模式在它们特定的范围内都是正确的、有效的。但对大多数患者来说，共同参与型医患关系模式是最理想的，其不但可以提高医生的诊治水平，而且有利于建立和谐的医患关系。不过，并不是所有患者都具有自主参与的能力或意愿，即使是具有自主能力的患者，也往往因缺乏必要的医学知识而难以真正参与其中。如何发挥患方的主观能动性，充分尊重患方的权利，是当前医患关系中值得重视的课题。而随着公众受教育程度的提高及医学知识的普及，共同参与型医患关系模式有望逐步成为医患关系模式的主流。

总之，当今医患关系正由以医生为中心向以患者为中心转变，患者的地位不断上升，拥有了更多的自主权利。在这种发展趋势下，医务人员必须充分尊重患者的自主权，让患者有权参与有关自身的医疗选择，同时要切实履行自己的职业义务，在医患互动时充分发挥医患双方的积极性。

进德修业

除了萨斯-荷伦德模式外，医患关系的模式还有哪些？这些模式分别有哪些优势和不足？请以小组为单位，查阅相关资料，分析并讨论。

三、构建和谐医患关系的伦理要求

构建平等、团结、友爱、互助、和谐的医患关系，避免和化解医患纠纷，协调处理好医患关系，除了需要政府调整卫生政策、加快医疗体制改革、加强医疗卫生法治建设和行政管理，以及医务人员不断地提高诊疗技术水平外，医患双方还必须注意互动中的伦理要求，即以道德促进医患关系的和谐。

（一）医患双方应互相尊重

医患之间互相尊重是构建和谐医患关系的伦理要求之一。无论医学如何发展，医患双方都要尊重对方的社会和职业角色，要从对方的权利和义务中综合考量各自的责任，尽可能做到换位思考。医务人员尊重患者是基本的工作态度和行动准则，患者尊重医务人员是实施诊疗、获得健康的基础和前提。

具体来说，医务人员要尊重患者的生命和人格尊严，尊重患者知情同意和知情选择的自主权利，尊重患者的文化背景、信仰、生活习惯等，尽力满足患者在治疗、生活、心理、精神上的合理要求和正当需要，而不能利用自己的医疗知识和经验歧视患者。患者要尊重医务人员的人格和尊严，尊重、体谅医务人员的辛勤劳动，尊重医务人员独立自主的行医权利，遵循医嘱和治疗方案，积极配合医务人员的治疗，不得干扰医务人员的正常工作，不得随意刁难医务人员，不得提出一些不合理、不符合医疗常规的要求。

医患双方在医疗实践中只有互相尊重、积极协作，才会使整个医疗实践在平等、友好、和谐的气氛中进行，才能建立和形成和谐的医患关系。

（二）医患双方应充分沟通与交流

沟通与交流是医患交往的重要内容和必要方式。希波克拉底曾指出，医生的三件法宝第一是语言，第二是药物，第三是手术刀。较强的沟通能力是医务人员应具有的素质，世界医学教育联合会发布的《福冈宣言》指出，所有医生必须学会交流和处理人际关系

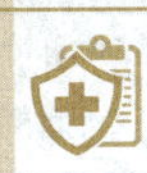

的技能，缺少共鸣（共情）应当看作与技术不过关一样，是无能力的表现。

医患双方进行充分的沟通与交流是建立和谐医患关系的基础。随着医学科技的发展，大量的仪器设备、新材料介入到医疗实践中，使医患关系呈现物化趋势。在这一趋势的影响下，医患之间的沟通与交流逐渐减少，医患之间的情感变得淡漠，使医患之间更加容易产生误解，甚至发生纠纷。因此，为了防范医患之间的误解和纠纷，医务人员必须加强与患者的语言和非语言沟通，正确使用沟通技巧，取得患者的支持、信任与配合，克服彼此之间的心理障碍、文化差异等。同时，医务人员要建立良好的交流氛围，鼓励患者主动沟通、主动提出自己的意见和建议，以避免产生隔阂。

进德修业

医患沟通中的沟通技巧有哪些？请同学们以小组为单位，查阅相关资料，分析并讨论。

不同科室的医患沟通案例

（三）医患双方应加强道德自律并遵守共同的道德规范

医患双方加强道德自律并遵守共同的道德规范是构建和谐医患关系的关键。为加强道德自律，医患双方应分别做到以下几点。

医务人员首先要重视对患者的情感投入，开展人性化服务，视患者为亲人，使患者有一种温暖感和信赖感；其次要认真负责、一丝不苟，提高责任感和事业感；最后要做到廉洁服务，保持医务人员纯洁、救死扶伤的形象，不接受患者的吃请、馈赠等。患者首先要文明就医，理解医务人员的辛苦和医疗条件不足的困难；其次要尊重医务人员的劳动和人格尊严，不恶语伤人，不做违法之事；最后要实事求是地对待疾病，不利用自己的疾病为难他人。

进德修业

有一位坐着轮椅的晚期癌症患者到医院门诊就诊。该患者进门后，医生立刻站起身来，对他说："您别动，我来给您看看。"该患者听后，心中顿时有一种深深的感动，他对医生说："在别的医院就诊时，医生从来都是对我说'过来，哪里不舒服'，只有您是主动过来为我诊病的。今后，我就认准您了。"

请同学们仔细阅读上述案例，就如何构建和谐医患关系谈一谈自己的想法。

稽古振今

明朝嘉靖年间，湖北罗田县有一位名医叫万全，他十分擅长治疗儿科疾病，在当地十分有名。在罗田县城里有一富绅，名叫胡元溪，其4岁的独子患了咳疾，因其与万全在药材生意上有宿怨，所以没有请万全为孩子看病，而是另请了其他大夫。

让胡元溪没想到的是，他请的这些大夫竟全是庸医。孩子在二月患的咳疾，到了九月还没治好，而且病情也变得更加严重，有时还会咳出血来。看着唯一的孩子日日躺在病床上，面色蜡黄，一口饭都吃不进去，胡夫人着急了，她开始苦口婆心地劝说丈夫去找万全。胡元溪也犹豫了，说道：“我与他有宿怨，他肯不肯来给我孩子治病呢？可听说他给人治病来者不拒啊，为了孩子，我去请他试试吧。”

万全收到胡府邀请后，虽然很反感胡元溪的市侩嘴脸，但出于医者的仁德之心，他仍然立即赶到了胡府。经过仔细地诊治，并查看了其他大夫开的药方后，万全的脸色变得难看起来，他站起身愤怒地说：“春季本应抑肝补脾，以滋肺化源，而他们却误用了泻肺的方法；夏季应清心养肺，治以寒凉，这些人却用了温热之药治疗，这样怎能治好病？荒唐！”

听着万全对之前那些大夫的指责，胡元溪表面上点头迎合，心里却觉得万全不过是为了贬低同行来抬高自己，于是对万全便又看低了几分。万全一心治病，并没有多想，思索良久后对胡元溪说：“你孩子的病是肺有虚火，好在现在是秋天，我有一方名曰‘清肺降火茅根汤’，坚持服用一月便能好。”

胡元溪的孩子在喝了万全开的5服药后，便已不再咳血，连咳嗽也少了很多。胡元溪却还不满意，他认为他的孩子就是得了咳疾，不需要很长的治疗时间，因此总觉得万全没有全力以赴地替自己的孩子治病。随着日子一天天过去，胡元溪的猜忌也越来越重，终于有一天他决定辞去万全，另请新的大夫来为孩子诊治。

街里街坊在听说此事后，都替万全道不平，万全却微微一笑：“我再去一趟胡府，看看这位新来的大夫开的药方，若是对症我再离去。”万全在看完新来的大夫开的药方后，耐心地给对方指出药方里不对症的地方，没想到新来的大夫却拒不接受，胡元溪也觉得万全就是在嫉妒同行，于是嘲讽万全：“这可是人家祖传的秘方！”万全听后沉默了片刻，抬起头看着胡元溪，对他说道：“我只是担忧你孩子的病情才会说这么多，你好自为之吧。”说完，便头也不回地离开了。

使用新的方子治疗后没多久，胡元溪的孩子反而咳疾加重，而且复发吐血，日日昏迷。有一天，孩子意识稍稍清醒，哭着对胡元溪说：“父亲请的新大夫是来杀孩儿的吗？”胡元溪的心仿佛被利刃狠狠扎了一下，他跑出家，跪到万全的药房外请万全出手相救。万全外出游玩，直到深夜才回来，看到一直跪着的胡元溪，他长叹一声：“早知今日，何必当初，要我治病也可以，但你必须信任我，不许再猜忌。”胡元溪连忙点头答应。此后，胡元溪果然不再怀疑万全的用药，万全也不负重托，不久便治好了胡家孩子的病。

能摒弃前嫌治病救人，受到质疑后仍心怀患者安危，即便被误解辞退，在患者生命危急时依然选择挺身而出，这就是万全处理医患关系的对策。万全的事迹广为流传，人们都被他的医术和医德所折服。而万全也日日精研医道，被明朝人认为是可与李时珍齐名的大医家。

资料来源：田一笑，《明朝名医万全巧妙处理医患关系》，《中国中医药报》2017年12月6日，有改动

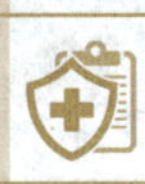

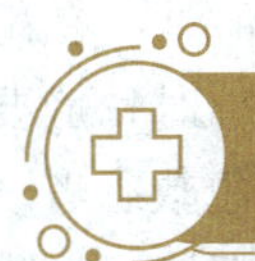

第二节　医患双方的权利与义务

医生和患者作为社会角色，都是权利与义务的统一体，他们都享有一定的权利，也相应地承担一定的社会义务和责任，其权利与义务是对应的。但无论是在法律层面还是在道德层面，医患双方的权利与义务都是为了更好地维护人的健康、维护人的生命。只有当医生和患者都得以完整享有权利，并都能自觉履行各自应尽的义务时，和谐的医患关系才能真正地建立，医疗实践才能成功。

一、患者的权利与义务

患者权利的享有不仅是对患者的尊重，也有利于其充分发挥监督作用，使医务人员更好地履行自己的义务。而患者义务的履行，有助于促进医疗实践的开展和医疗事业的进步，能更好地促进和谐医患关系的构建。

（一）患者的权利

患者的权利是指患者在患病期间所拥有的能够行使的权力和应享受的利益。在医疗实践中，患者的权利主要包括法律权利和道德权利。其中，法律权利反映的是患者的基本健康权利；道德权利反映的则是患者的全面健康权利，它是一种以道德的力量来维持的权利。根据我国法律法规以及相关道德规范，患者的权利主要包括基本医疗权、知情同意权、隐私保护权、医疗监督权、社会免责权和医疗索赔权。

1. 基本医疗权

基本医疗权是指法律保障每一位公民都享有生命健康权，即当生命健康受到疾病的威胁时，患者有权享受基本的医疗服务，以恢复自身健康。医务人员对待所有患者都应一视同仁，不能因患者的性别、年龄、职业、社会地位、经济状况等因素而差别对待，要在当时、当地条件允许的范围内，尽力救治患者，以保证患者基本医疗权的实现。

2. 知情同意权

知情同意权是患者最重要的权利之一，它是一项复合权，包括知情权和同意权两个方面。

（1）知情权

知情权包括以下内容：患者在就医过程中，有权了解和认识自己所患疾病的检查、诊断、治疗及预后等方面的情况，并有权要求医生做出通俗易懂的解释；有权知道所有为其提供医疗服务的医务人员的身份、专业特长、医疗水平等；有权查看医疗费用，并要求医方逐项做出说明和解释；有权查阅医疗记录，知悉病历中的信息，并有权复印病历；等等。

（2）同意权

同意权是指患者及其家属有权接受或拒绝某项治疗方案。患者的同意权更能体现出患者的自主意识，对事关自己的所有决定，不论这些决定对自己有利还是有害，都有自主做出某种决断的权利，如同意手术治疗、拒绝使用某种药物等。但是，在患者履行拒绝治疗权时，医务人员应注意以下问题：① 当患者或其家属拒绝治疗时，应要求患者或其家属在病历上签字，以示其对自己拒绝治疗的行为负责；② 对于急救患者，建议患者家属慎用拒绝治疗权并做好解释说明工作；③ 当患者或其家属的拒绝决定对患者的诊治有较大损害时，应进行充分的告知和劝解，若劝解无效，则应报告有关负责人，经负责人批准后再决定具体的处理措施。

3. 隐私权

隐私权是指患者拥有保护自身的隐私部位、病史、身体缺陷、特殊经历、遭遇等隐私不受任何形式的外来侵犯的权利。

保护患者隐私在医疗领域有着悠久的传统。古希腊《希波克拉底誓言》中写道："凡我所见所闻，无论有无业务关系，我认为应守秘密者，我愿保守秘密。"我国唐代孙思邈在其所著的《备急千金要方》的第一卷《大医精诚》一文中强调："夫为医之法，不得多语调笑，谈谑喧哗，道说是非，议论人物。"在当代，我国也有相关法律及行为规范为患者的隐私权提供依据。例如，我国《医疗机构从业人员行为规范》第六条规定，尊重患者的知情同意权和隐私权，为患者保守医疗秘密和健康隐私。根据《中华人民共和国医师法》第二十三条第三项的规定，医生在执业活动中要尊重、关心、爱护患者，依法保护患者隐私和个人信息。

在临床实践中，不慎或故意泄露患者隐私，都是对患者权利的侵犯，需要承担一定的法律责任。《中华人民共和国民法典》第一千二百二十六条规定："医疗机构及其医务人员应当对患者的隐私和个人信息保密。泄露患者的隐私和个人信息，或者未经患者同意公开其病历资料的，应当承担侵权责任。"

医务人员保护患者隐私，既是对患者权利的尊重，也是建立相互信任、相互尊重的良好医患关系的基础。对于在医疗实践中因医疗需要确需提供的隐私信息，患者享有要求医务人员保密的权利，但如果患者的个人隐私对他人或社会的安全具有一定的危害，医务人员应行使干涉权。例如，当患者患有甲类传染病时，患者的隐私权与社会安全存在冲突，此时，医务人员有疫情报告的义务，应当将这一情况按照相关规定向防疫部门如实上报，但对非直接利益相关人应当做好保密工作。

4. 医疗监督权

在就医过程中，患者及其家属有权对医务人员开展的医疗服务的合理性、公正性等进行监督；有权检举、控告侵害患者权益的医疗卫生机构及其工作人员；有权对保护患者权益的相关工作提出批评和建议。

5. 社会免责权

生老病死是永恒的自然规律，患病不是患者主观意愿或自愿接受的，患者对患病本身不承担责任。同时，任何疾病都将或多或少地影响机体的正常生理功能，使患者承担社会角色的能力有所减弱。因此，患者在获得医疗卫生机构的证明文书后，有权依据所患疾病的性质、程度和对身体功能的影响情况，暂时或长期、主动或被动地免除或减轻一些社会义务和社会责任，如残疾人免除服兵役的义务等。此外，患者在免除或减轻一定的社会责任后，还有权获得休息等有关的福利保障。

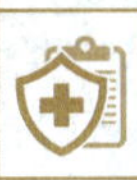

6. 医疗索赔权

在医疗实践中，因医疗卫生机构及其医务人员违反医疗卫生管理法规、行政法规、部门规章、诊疗护理规范和标准，患者人身或财产遭受损害时，患者及其家属有权提出经济赔偿要求，并追究有关人员或单位的法律责任。对此，《中华人民共和国民法典》已做出明确的规定，这也是对道德正义的维护。

以上只是患者的基本权利，而并非全部权利。患者权利的内容是广泛的、多样的。随着社会的发展、法律的进一步完善、公民权利意识的进一步增强，患者权利的内容会越来越广泛，届时不仅仅是医务人员和患者，还会有更多的有识之士乃至全社会来共同关心患者的权利问题。

（二）患者的义务

权利与义务是一对矛盾的统一体，每一个公民在享受社会给予的权利的同时，也承担着对他人、对社会应尽的义务。在医疗过程中，如果只是过多地要求医方尽职尽责，而忽略患方的配合与合作，同样不利于和谐医患关系的维系。构建和维系正常、和谐的医患关系，是医患双方共同的责任，因此，患者在行使权利的同时，也要践行自身的义务。具体来说，在医疗实践中，患者应该履行以下义务。

1. 增进和维护健康的义务

社会中的每一个个体，都有减少社会负担、为维系社会发展做出自己贡献的道德义务。但个体患病后，不但承担社会责任与义务的能力降低，而且需要社会为其健康耗费社会资源。因此，患者保持自身健康、自觉减少疾病的发生、积极恢复健康等就是减轻社会负担的具体表现。

患者患病后应积极主动就医，如实陈述病史、病情，按医嘱进行各项检查，遵医嘱接受治疗等。尤其是患有某些特殊疾病，如传染性疾病、遗传性疾病等时，患者更应积极配合治疗，以免增加危害社会的可能性。同时，患者还有义务更改不良生活习惯、积极锻炼身体，以维护自身健康、减少疾病的复发和其他疾病的发生。

2. 遵守诊疗规范的义务

为提高医疗质量和工作效率，保证医疗实践的有序开展，患者必须自觉遵守医疗卫生机构的各项规章制度，与医务人员共同维护医疗卫生机构正常的工作秩序，以利于医疗卫生机构正常发挥其社会功能。自觉交纳门诊、住院费用，遵守相关制度（如探视制度、卫生制度、陪护制度、隔离制度等），积极配合医务人员的诊治，主动提供病情及其他相关信息，自觉接受检查等，是每个患者应尽的义务。

3. 支持医学科学发展的义务

医学科学事业是造福全人类的事业，每个人都有义务为发展这个事业贡献自己的力量。为了提高医学科学水平，寻找预防及战胜疾病的有效方法，医务人员有时需要对一些未知性、疑难性、罕见性疾病进行专门研究，例如，为探寻疑难杂症的病因，需要在患者死后进行尸体解剖。此外，新药、新诊疗技术的使用和推广，也需要得到患者的理解和支持。而为了培养一代代的医学新人，医学生还需要进行临床实习，在患者身上实践所学习的医学理论、培养技能，这同样需要得到患者的理解、配合和支持。当然，支持医学科学发展的义务并非患者的法定义务，仅仅是患者的道德义务，并不具有强制性，患者有权拒绝履行此义务。当患者履行这种义务会与自身权利发生冲突时，医务人员应首先尊重患者权利而不能强迫患者接受这种义务。

二、医务人员的权利与义务

医务人员的权利与义务是医务人员在履行医疗卫生保健职责过程中特有的职责权限和道德责任。

医生和护士是医务人员的主体，是目前我国医疗卫生机构从业人员中有明文（《中华人民共和国医师法》和《护士条例》）规定的权利和义务的两个群体。医疗卫生机构其他从业人员的权利和义务不再在此赘述。

（一）医务人员的权利

医务人员的权利是一种资格权，我国相关法律法规中规定了医务人员的执业条件，达到此条件的医务人员同时被赋予各项权利。这些权利是法律赋予医务人员的职业特权，其他任何人无权实施，否则将要承担法律责任。

1. 医生的权利

根据《中华人民共和国医师法》第二十二条的规定，医生在执业活动中享有以下权利：

（1）在注册的执业范围内，按照有关规范进行医学诊查、疾病调查、医学处置、出具相应的医学证明文件，选择合理的医疗、预防、保健方案。

（2）获取劳动报酬，享受国家规定的福利待遇，按照规定参加社会保险并享受相应待遇。

（3）获得符合国家规定标准的执业基本条件和职业防护装备。

（4）从事医学教育、研究、学术交流。

（5）参加专业培训，接受继续医学教育。

（6）对所在医疗卫生机构和卫生健康主管部门的工作提出意见和建议，依法参与所在机构的民主管理。

（7）法律、法规规定的其他权利。

医生的以上法律权利，同时也是医生的道德权利。除此之外，医生的道德权利还包括要求患者及其家属配合诊治、对患者的不当行为进行特殊干涉等。医生的特殊干涉权只有在患者的行为涉及自主权与生命健康权、个人利益与社会公益等发生根本冲突时才具有合理性，其目的是确保患者自身、他人和社会更为重要的权益不受到损害。例如，精神病、自杀未遂患者等拒绝治疗时，如果拒绝治疗会带来严重后果或不可挽回的损失，医生在认真解释的前提下有权进行强迫治疗；对于一些高难度、高风险的试验性治疗，即使患者知情同意，医生也可运用特殊干涉权不予进行；当患者了解病情及预后有可能影响治疗过程或效果，甚至可能对患者造成不良后果时，医生可以行使特殊干涉权暂时对患者隐瞒病情。

2. 护士的权利

根据《护士条例》第十二条至第十五条的规定，护士在执业活动中享有以下权利：

（1）护士执业，有按照国家有关规定获取工资报酬、享受福利待遇、参加社会保险

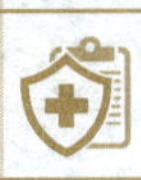

的权利。任何单位或者个人不得克扣护士工资，降低或者取消护士福利等待遇。

（2）护士执业，有获得与其所从事的护理工作相适应的卫生防护、医疗保健服务的权利。从事直接接触有毒有害物质、有感染传染病危险工作的护士，有依照有关法律、行政法规的规定接受职业健康监护的权利；患职业病的，有依照有关法律、行政法规的规定获得赔偿的权利。

（3）护士有按照国家有关规定获得与本人业务能力和学术水平相应的专业技术职务、职称的权利；有参加专业培训、从事学术研究和交流、参加行业协会和专业学术团体的权利。

（4）护士有获得疾病诊疗、护理相关信息的权利和其他与履行护理职责相关的权利，可以对医疗卫生机构和卫生主管部门的工作提出意见和建议。

（二）医务人员的义务

1. 医生的义务

根据《中华人民共和国医师法》第二十三条的规定，医生在执业活动中应履行以下义务：

（1）树立敬业精神，恪守职业道德，履行医师职责，尽职尽责救治患者，执行疫情防控等公共卫生措施。

（2）遵循临床诊疗指南，遵守临床技术操作规范和医学伦理规范等。

（3）尊重、关心、爱护患者，依法保护患者隐私和个人信息。

（4）努力钻研业务，更新知识，提高医学专业技术能力和水平，提升医疗卫生服务质量。

（5）宣传推广与岗位相适应的健康科普知识，对患者及公众进行健康教育和健康指导。

（6）法律、法规规定的其他义务。

2. 护士的义务

根据《护士条例》第十六条至第十九条的规定，护士在执业活动中应履行以下义务：

（1）护士执业，应当遵守法律、法规、规章和诊疗技术规范的规定。

（2）护士在执业活动中，发现患者病情危急，应当立即通知医师；在紧急情况下为抢救垂危患者生命，应当先行实施必要的紧急救护。护士发现医嘱违反法律、法规、规章或者诊疗技术规范规定的，应当及时向开具医嘱的医师提出；必要时，应当向该医师所在科室的负责人或者医疗卫生机构负责医疗服务管理的人员报告。

（3）护士应当尊重、关心、爱护患者，保护患者的隐私。

（4）护士有义务参与公共卫生和疾病预防控制工作。发生自然灾害、公共卫生事件等严重威胁公众生命健康的突发事件，护士应当服从县级以上人民政府卫生主管部门或者所在医疗卫生机构的安排，参加医疗救护。

一般而言，医务人员在职业活动中应履行的义务，既包括对患者的义务，也包括对社会的义务，当满足患者利益会严重损害社会利益时，医务人员要以社会利益为重，努力说服患者，使其个人利益服从社会利益。

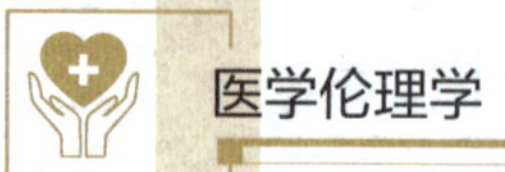

三、医患之间权利与义务的关系

在医患关系中，医患双方既有法律、道德权利，也有法律、道德义务。但是，医患双方都要认识到：法律权利与法律义务是互为条件的，但道德权利与道德义务又并非必然一致，即履行道德义务未必以获得道德权利为前提，甚至在一些特殊的情况下，同一权利主体或不同权利主体之间的权利与义务还会产生冲突和矛盾，这就需要医患双方正确认识和妥善处理权利与义务之间的关系。

（一）医务人员权利与义务的关系

医务人员行使职业权利应以履行义务为前提。如果在行使职业权利的过程中，医务人员的目的、动机偏离了应该履行的义务，其行使权利的行为就是不道德行为，甚至是违法行为。例如，医务人员不能利用诊断权、处方权的行使，收取患者的财物，或作为其他内容的交换条件。

（二）医务人员权利与患者权利的关系

医务人员的权利与患者的权利在目标指向上应保持一致性，而且医务人员的权利应服从于患者的权利，因为医务人员的权利是为了更好地维护患者的健康和生命而确立的，医务人员权利的实施是为了更好地保护患者的各项权利。即使有时医务人员行使权利从表面上看是干涉了患者的权利，但实质上仍然是为了更好地保护患者的利益。

（三）医务人员义务与患者权利的关系

一般来说，患者的基本权利就是医务人员应尽的义务，因为医务人员的义务是保证患者权利得以实现的道德基础。但有时两者并不完全统一，而是表现出矛盾和冲突。例如，患者有拒绝治疗的权利，但如果这种拒绝将对患者造成伤害，甚至危及生命，就与医务人员维护患者健康的义务发生了矛盾。又如，某传染病患者要求医务人员为其绝对保密，而医务人员又担负着疫情报告的义务，该矛盾的解决就需要通过医患之间的博弈：一方面，医务人员应当向患者说明，作为疫情责任报告人，自己承担着疫情报告的义务；另一方面，患者需要认识到，只有当个人隐私对他人或社会不构成任何危害时，才享有绝对保密的权利。如果医务人员仅考虑疫情报告义务而不考虑患者的意愿和要求，患者仅考虑个人隐私权的享有而无视公众和社会利益，医患之间势必发生冲突。总之，医务人员的义务与患者的权利是相对应的，医务人员的义务应服从于患者的权利，但如果满足患者的权利会伤害他人与社会的利益，医务人员可以通过伦理论证行使干涉权。

（四）患者权利与义务的关系

长期以来，作为医患关系中的弱势方，患者的权利备受关注，而其义务相对受到忽视。随着近年来医患矛盾的激化，尤其是暴力伤医事件的发生，促使医学界乃至社会各界开始从社会视角思考患者义务问题。事实上，患者权利的实现应以其义务履行为前提，例如，生命健康权需要以支付医疗费用的义务为前提（特殊情况除外），就医保证权需要以尊重医务人员与遵守医院规则制度为前提。

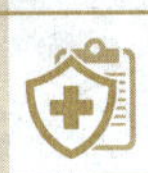

四、维护医患权利与义务的伦理要求

（一）医患双方应自觉维护对方的权利

随着时代的发展和观念的转变，医患双方的权利作为人权的组成部分都应得到尊重，并且大量的事实也证明医患双方中的任何一方不尊重或侵犯对方的权利都会引起医患纠纷。因此，医务人员应保证医疗质量和安全，维护患者的基本权利；而患者应尊重医务人员的人格和人身安全，维护医务人员的权利。

需要注意的是，由于患者医学知识和能力相对不足，且存在求医心理，处于相对弱势的地位，因此在维护医患双方的权利时，医务人员要自觉把维护患者的权利放在优先地位。只有维护了患者权利，才有利于医患双方建立起指导-合作或共同参与的医患关系模式，医务人员的权利才能得到切实维护。

（二）医患双方应自觉履行各自的义务

医患双方在行使自己权利的同时，也应自觉履行各自的义务。医患双方的权利与义务其实是统一的，履行各自的义务有助于保障各自相应的权利。医务人员自觉履行义务能够提高患者的诊疗信心，提升公众的健康认知，加快医疗卫生行业的发展，还可完善自我，获得社会赞誉；患者自觉履行义务能进一步提高诊疗的效率和质量，增进和维护自己的健康，还可促进医疗卫生行业的发展与进步。

需要注意的是，医患双方履行各自义务的关键是“尊医爱患”。“尊医”要求患者尊重医务人员的人格尊严、权利和劳动价值，在任何情况下都不能侮辱医务人员，更不能谩骂、殴打医务人员；“爱患”要求医务人员不仅要为患者诊治疾病，还要关爱患者，不仅要关爱患者的“病”，更要关爱患者的“人”。

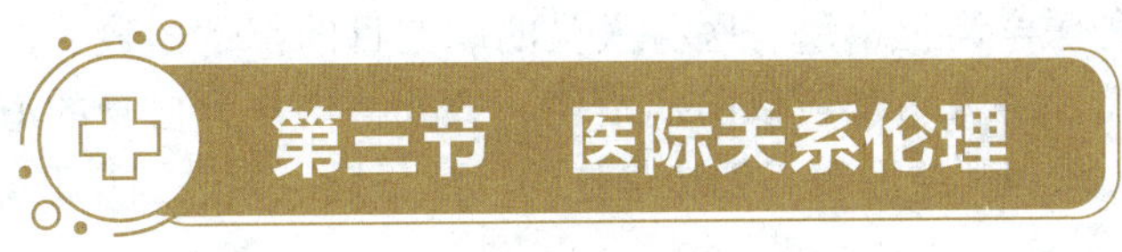

第三节 医际关系伦理

医际关系不是单一的人际关系，而是由从事医疗职业的医务人员在医疗实践过程中形成的多方面人际关系的复合体，是医疗关系的另一个重要内容。在当代医学高度分化与综合的背景下，认真研究医际关系的伦理问题，认清医际关系的道德意义，正确处理好医际关系，对于加强医疗单位内部管理、协调人际关系、履行道德责任、改善医疗服务、提高医疗质量等都有重要的现实意义。

一、医际关系概述

（一）医际关系的含义

医际关系可分为广义的医际关系与狭义的医际关系。广义的医际关系主要指医疗卫生机构与医疗卫生机构之间、医务人员与医务人员之间、医务人员与医疗卫生机构之间、医疗卫生机构与卫生行政主管部门之间的关系。狭义的医际关系主要指医务人员与医务人员之间的关系。本章主要对狭义的医际关系展开阐述。

所谓医务人员，是指依法获得卫生技术人员资格及相应执业证书并从事卫生技术工作的人员。根据业务性质的不同，可将医务人员分为医生、护士、药技人员、医技人员等。具体来说，狭义的医际关系是指在医疗实践中不同医务人员之间所形成的业缘关系，包括医生与医生之间的关系、医生与护士之间的关系、医生与医（药）技人员之间的关系，以及护士与护士之间、护士与医（药）技人员之间的关系等。

（二）医际关系的性质与特点

1. 医际关系的性质

医务人员高度专业的特点，决定了他们之间的关系具有协作性、平等性、同一性和竞争性等性质。

（1）协作性

现代医学技术的发展催生了复杂、多样的医疗技术措施，而这些复杂的医疗技术措施的实施需要全体医务人员的共同努力和多方配合。例如，一台成功的手术，除了需要医生，还需要护士、麻醉师、化验员、药技人员以及医技人员等的共同努力。现代医学形成的系统医学观要求全体医务人员树立密切协作的理念，相互配合，共同完成救治患者的重任。

（2）平等性

在医疗卫生系统中，医学分工不断细化，医学、护理学、药学、麻醉学、病理学、医学影像学、检验学、康复医学等专业快速发展，各负其责，缺一不可。在各专业所对应的工作中，只有工作岗位和权限职责的不同，没有尊卑贵贱的差异。与平等对待患者一样，平等对待每一位同事是所有医务人员都应树立的职业理念。

（3）同一性

无论从事哪一种医学岗位，所有医务人员的职业目的都是一致的，即满足患者的生命健康需求。每一位医务人员都应以防病治病、救死扶伤作为自身的道德准则，顾全大局，协调好彼此的关系和利益冲突，创造最佳的诊疗环境，促进医疗服务质量的提升。

（4）竞争性

在医疗实践中，医务人员在各方面的竞争是客观存在的。同时，卫生事业的管理也引入了竞争机制，这使医务人员在相互学习、合作的基础上存在着竞争关系。这种竞争在带来工作压力的同时也有助于医务人员的不断提升和自我完善。

2. 医际关系的特点

各专业、各岗位医务人员工作的相互联系、相互依赖、密不可分，决定了他们之间的关系具有相应的特殊性，具体体现在以下几个方面。

（1）主导性与平等性相统一

在医疗实践中，由于专业分工与职责的要求，医生对医疗方案具有最终决定权，他们有权根据患者病情的需要决定检查项目、药物配伍、治疗手段等，其他医务人员可以提出自己的意见，但不能擅自变更或修改，即使确实需要更改，也要征求经治医生的同意，这是医生诊治权、自主性与权威性的客观要求，也是要求医生为其治疗方案负责的前提。当然，这并不意味着护士、医技人员等只能处于服从与被支配的地位。事实上，

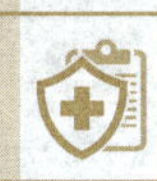

如果其他医务人员发现医生的诊治方案中存在不适当的问题，完全有权建议或要求医生变更或修改。

医生的主导作用，主要是由其职业特点、岗位职责决定的，更多体现的是一种职责而非权利。不同岗位医务人员并不存在高低尊卑之分，只有分工不同。医疗实践中，医生的主导性离不开其他医务人员的平等合作，两者是完全统一的。

（2）竞争性与协作性相统一

医务人员之间具有竞争性，这种竞争的目的在于不断提高医疗技术水平、提升服务质量、强化科研能力、优化服务方式，从而更好地为患者服务。而正当合理的竞争，离不开医务人员之间的相互支持和协作。现代医学高度分化与高度整合的特点，使医务人员之间必须加强协作，才能更好地为患者服务。医际之间的竞争性与协作性是和谐、统一的，其目的相同，都是为了更好地为患者服务。

（3）差异性与同一性相统一

在医疗实践中，医务人员之间的专业不同、分工有异、责任有别，不同专业的医务人员都应严格遵循其相应的职业规范，根据执业内容开展执业活动，而不是相互替代。从这个意义上讲，医务人员的职业具有差异性。但他们之间又有一个共同的目标，即所有的医务人员都以救死扶伤、治病救人为己任。从这个层面上看，差异的背后又有着内在的统一，不存在根本利益的分歧。

二、医际关系的模式

医际关系的模式是指在历史上和现实中具有一定普遍性、代表性的医际关系的样式。根据医务人员在共同的工作中所处地位的不同、医务人员之间关系的平衡性及在不同历史时期所呈现的特征，医际关系可分为以下四种模式。

（一）主导-服从型模式

在主导-服从型模式中，医务人员一方处于主导或绝对权威的指导地位，另一方处于被指导、服从的地位。这是历史上延续下来的一种等级关系，显示着相互间的不平等，主导者容易出现独断专行、主观主义和官僚主义，服从者容易出现消极被动、责任淡化甚至心理逆反等倾向。这是一种落后的医际关系模式，类似于传统医学中“师傅”与“徒弟”之间的关系，具有浓厚的“家长主义”色彩。

在医疗实践中，上下级医生之间、医护之间、医技之间其实很容易形成这种医际关系。但这种关系，既不利于医疗实践的开展，也不利于人才的培养。随着社会的进步和人们医学观念的更新，这种模式正在发生变化，并将被逐渐替代。

（二）指导-被指导型模式

在指导-被指导型模式中，医务人员一方因拥有更多的知识和能力而居于指导地位，另一方因知识、经验、能力不足而处于接受指导的地位。指导的一方尽管有权威，但并不专断，且不限制被指导方的积极性和主动性，虽然双方带有等级关系，但更带有民主成分，接受指导的一方可以发挥自身主动性。这是一种承认权威又不迷信权威的医际关系。

指导-被指导型模式体现了医疗工作和管理上的民主，在医院中最为常见，例如，上下级医师之间、医生与护士之间、医技人员之间，往往都是这种模式。又如，在医院中，医生队伍由医士、医师、主治医师、副主任医师、主任医师等不同层次的医生组成，在这些不同等级的医生间形成指导-被指导型模式，既是医疗管理的需要，也是人才建设的需要。形成指导-被指导型模式的客观条件是上级医生在知识结构、临床经验、技术水平、医德修养等方面优于下级医生。上、下级医生正确对待这种模式，摆正自身的位置，无论对做好工作，还是对自身成长都是有利的。

（三）并列-互补型模式

在并列-互补型模式中，双方医务人员处于完全平等的地位，没有权威和非权威之分。每一位医务人员都存在由学科分工不同导致的长处和不足，但他们之间既保持各自的独立自主性，又相互协作、相互支持，从而可达到互相取长补短的整体优势状态。

一般来说，老、中、青医生之间能够形成并列-互补型模式。老年医生经验丰富、思想深邃、思虑全面，中年医生技艺娴熟、精力充沛、注重实际，青年医生富有朝气、敢想敢干、反应敏捷。此外，不同专业、不同学科的医务人员之间也能够形成并列-互补型模式。医学知识浩若烟海，任何人都不能精通全部医学知识。有责任感和上进心的医务人员都期望得到其他学科、其他专业医务人员的真诚帮助和良好协作。同样，不同性别的医务人员之间也可以形成并列-互补型模式。生理、心理和才干上的差异性，可以成为处理和思考不同问题的优势，对做好医疗服务工作有所裨益。

（四）合作-竞争型模式

在合作-竞争型模式中，医务人员之间既合作又竞争，在合作中展开竞争，在竞争中积极合作，表现为一种伙伴-对手关系。

医务人员之间客观上存在着医疗水平、科研成果、工作质量、服务态度等方面的比较，在合作的大前提下展开公平竞争，能使医务人员之间你追我赶、激发动力、共同提高，进而促进医疗卫生事业的健康、迅速发展。但是不正当的竞争容易引起医际关系的矛盾。因此，医务人员之间的竞争要坚持根本利益一致的原则，以通过竞争达到共同提高的目的。

合作-竞争型模式既是人类社会进步的必然产物，也是医疗事业发展的重要推动力。这一模式在不同单位的医务人员之间、同一单位的医务人员之间、同一层次的医务人员之间、不同层次的医务人员之间，都不同程度地普遍存在。

三、建立良好医际关系的意义

建立良好的医际关系，是医疗卫生系统自身建设的重要内容之一，具有深刻而广泛的意义。

（一）有利于医学事业的发展

随着现代医学的发展，医学分科越来越细，学科间的综合渗透更加广泛紧密，这种学科的分化和医学的专科专业化发展，虽然深化了医务人员对相关疾病的认识和研究，

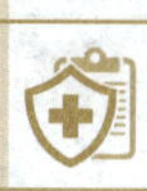

但却客观造成了个人知识面的狭窄，影响了医务人员对医疗的整体认识。为适应学科综合渗透的趋势和医学发展的要求，一方面，医务人员必须“以博促专”，努力扩展自己的知识面；另一方面，不同学科的医务人员必须加强合作与交流。在浩如烟海的医学知识面前，没有同行之间的团结协作，很难完成好临床医疗和科学研究的任务。医学难题的攻克、复杂手术的完成、危重患者的救治，往往需要跨科室、跨医院、跨地区，甚至跨国界医学同行的沟通协作。因此，从医学事业发展需要来说，医务人员学会和善于建立良好的医疗人际关系具有重要的意义。

（二）有利于医院整体工作效能的发挥

医院社会职能发挥得好不好，取决于整体工作效能，而整体工作效能如何又取决于医际关系协调与否。医际关系说到底是内部团结问题，医疗关系的好坏直接影响群体合力的发挥。良好的医际关系能够使每一位医务人员的积极性、主动性和创造性都得以充分发挥，从而使整体工作效能得到提升。同时，医务人员之间相互鼓励、相互补充、相互监督、相互学习与进步，能将每个人的个体力量进行叠加，从而释放出超乎想象的集合力量，进而推动医院的发展。

提升医疗内部人际关系的技巧

（三）有利于医务人员的成长

医务人员的成长除需自身努力外，还要有良好的外部环境。良好的医际关系有助于医务人员在工作中发挥更大的主观能动性，有助于医务人员获得同事的信任、支持、帮助，从而形成良好的外部成长环境，有助于医务人员事业进步、心理健康和专业才能的发挥。

（四）有利于和谐医患关系的构建

医际关系协调与否直接关系到医患关系的好坏。在医疗实践中，医务人员之间的相互联系和交往是以患者为中心进行的。因此，医务人员之间的相互支持和密切协作，有利于患者疾病的诊治和康复，有助于和谐医患关系的构建。反之，若医务人员之间发生矛盾、出现冲突，他们之间的联系和交往就会出现障碍，影响正常的医疗实践，甚至整个医疗系统，这必然危及患者的利益，引起医患之间的矛盾或纠纷，从而恶化医患关系。因此，从某种意义上讲，医患关系是医际关系的外在表现，良好的医际关系有助于和谐医患关系的建立，不良的医际关系则是引发医患纠纷的重要原因之一。

四、建立良好医际关系的伦理要求

随着医学技术的发展和各医学学科专业水平的提高，医务人员之间的密切配合显得更加重要，而良好医际关系的建立要求医务人员遵循必要的伦理要求。

（一）确立目标，求同存异

救死扶伤、为人民的身心健康服务是医务人员共同的目标。在医学实践活动中，医务人员应从各自的工作职责出发，共同维护患者的利益，及时阻止有损患者生命健康的事情，更不能为维护医际关系而损害患者的利益。当患者的个人利益和社会公益发生矛盾时，如稀有卫生资源的分配、传染病患者的隔离等，医务人员应统一意见，首先考虑社会利益，向患者耐心解释、说明情况，希望他们服从社会利益、服从大局，同时努力将患者的利益损伤降到最低程度。

医务人员由于个人经历、文化背景、岗位分工不同，彼此之间可能会存在差异性。因此在医疗实践中，医务人员应尊重彼此职业的独立性，求大同存小异。具体而言，求大同就是在维护患者利益方面要一致，存小异就是在非原则问题上不追究、采取宽容态度。只有这样，才能建立良好的医际关系。

（二）彼此平等，相互尊重

在维护患者利益和社会利益的共同目标下，医务人员在医疗工作中虽然岗位不同、分工不同、职责权限不同，但工作性质没有高低贵贱之分，都是通过自己的劳动为患者的健康服务。在平等的基础上，医务人员要重视他人的意见，不妒贤嫉能，不贬低他人抬高自己，尊重他人的学识才干、劳动，形成并列-互补型关系模式，达到医务人员之间的真正平等。

（三）彼此协作，互相监督

在医疗实践中，不论是临床诊疗、教学科研还是医院管理，都需要各个部门医务人员的共同参与和相互协作。这就需要医务人员之间相互信任，不以自我为中心，采取积极主动的态度，以达到实质上的、持久的协作，而不是将协作流于表面。例如，医护之间的协作，护士除需按医嘱准确地完成护理工作外，还要主动地协助医生观察患者，及时给医生提供各种信息，以利于医生诊治工作的顺利进行；医生也要主动倾听护士对诊治方案的意见，积极采纳其合理的建议，并尽力协助护理工作或为护理工作提供方便。

此外，为了防止差错事故的发生、维护患者的利益，医务人员在协作中还应做到相互监督。当发现可能出现医疗事故、医疗差错时，要及时给予对方忠告和提醒。对有失医务人员尊严的行为，也要勇于指出、批评。同时，也应抱着虚心的态度认真对待别人的忠告、批评。

（四）互相学习，共同提高

医务人员的年龄、资历、专业经验和技能等不尽相同，每位医务人员都各有优势和劣势，医务人员之间相互学习可以取长补短，形成一种年龄、知识、经验、专业、特长上的互补，从而有利于综合性研究和疑难危重症的攻关，有利于医务人员自身的成长和成才，有利于医院良性运转和国家卫生事业的健康发展。具体来说，对同行的优点、特长要虚心学习，取他人之长补己之短；对自己的医术专长要不保守、不垄断，无私地传授给他人。

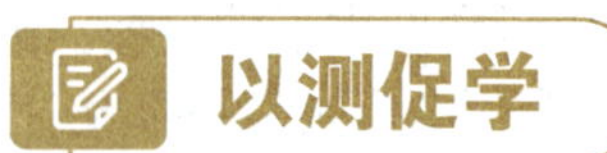

以测促学

一、单项选择题

1. 医患之间的非技术关系不包括（　　）。

A. 医患道德关系　　B. 医患经济关系　　C. 医患价值关系
D. 医患对立关系　　E. 医患法律关系

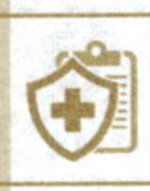

2．医生就患者的痔疮治疗方式与患者进行讨论，这属于（　　）。

A．医生的个人行为　　B．患者的个人要求　　C．医患关系的技术方面

D．医患关系的非技术方面　E．没必要行为

3．医际关系的模式类型不包括（　　）。

A．主导-服从型　　B．指导-被指导型　　C．并列-互补型

D．技术-指导型　　E．合作-竞争型

4．一名患者因突发心脏病被送往医院急救，因没带押金，医生拒绝为该患者办理住院手续。当患者家属拿来押金时，该患者已错过抢救的最佳时机，最终死亡。本案例中的医生违背了患者享有的（　　）。

A．基本医疗权　　B．知情同意权　　C．隐私权

D．医疗监督权　　E．医疗赔偿权

5．某医生为不得罪同事，将患者严格区分为“你的”和“我的”，对其他医生所负责的患者一概不闻不问，即使同事出现了严重的失误也是如此。该医生的这种做法违反医际关系中（　　）的伦理要求。

A．确立目标，求同存异　　B．彼此平等，相互尊重　　C．彼此协作，互相监督

D．互相学习，共同提高　　E．彼此独立，互相支持

6．赵医生是某医院妇产科的医生，由于她医术很好，来院生产的大多数产妇都希望赵医生帮助接生。同时，为求得赵医生的“尽心尽职”，多数产妇家属都会在产前为赵医生送上红包。对此，以下说法错误的是（　　）。

A．医生若收受红包，则违背了医学伦理规范

B．医生为患者尽义务是无条件的

C．这种做法不利于建立良好的医患关系

D．这种做法损害了医务人员崇高天使的形象

E．这种做法有利于激励医生以更精湛的医术为患者服务

二、判断题

1．患者有权利随时要求医生开具医学诊断证明以获得休息时间。（　　）

2．医患关系是一种服务与被服务的契约关系。（　　）

3．医际关系的好坏会影响医务人员个人专业才能的发挥，影响医务人员个人的成长与进步。（　　）

三、简答题

1．简述医患关系中的萨斯-荷伦德模式。

2．构建和谐医患关系的伦理要求有哪些？

3．建立良好医际关系的伦理要求有哪些？

学用相融

医患同心，共筑健康梦
——有关医患关系发展现状的问卷调查活动

【活动背景】

医务人员以防病治病、救死扶伤为天职，“医”和“患”绝不是对立的，而是一致的。医患之间就像同一战壕的战友一样，应该是人世间最亲密的关系之一。医患关系的实质是健康利益的共同体，只有医患双方团结一心、同心协力，才能最终战胜病魔。近年来，我国医患关系总体趋好，但暴力伤害医务人员、扰乱医院安全的事件秩序依然时有发生。

【活动内容】

为加强同学们对医患关系及医患双方权利与义务的认识，更好地构建和谐医患关系，请以“医患同心，共筑健康梦”为主题，开展有关医患关系发展现状的问卷调查活动。具体实施步骤如下：

（1）设计调查问卷：针对患者和医务人员的需求和关注点，分别设计调查问卷。发放给患者的调查问卷内容包括患者的基本信息、就医经历、权利获得情况、对医生的评价等，发给医生的调查问卷内容包括医生的基本信息、权利行使与义务履行情况、对医患关系的评价等。

扫码学习

问卷的设计步骤

（2）发放调查问卷：选定学校周边的一家医院，在医院各科室发放调查问卷，确保覆盖不同类型的患者和医生，包括门诊的患者和医生、住院的患者和医生、手术的患者和医生等。

（3）收集问卷与统计结果：收集调查问卷，统计调查结果。

（4）分析结果：根据调查结果撰写调查报告，分析医患关系的发展现状。

学识评价

结合自身的学习情况，按照表 5-1 中的评价标准对本章的学习成果进行自评，并请老师进行评价。

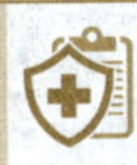

表 5-1　学习成果评价表

<table>
<tr><th rowspan="2">评价项目</th><th rowspan="2">评价标准</th><th rowspan="2">分值</th><th colspan="2">评价得分</th></tr>
<tr><th>自评分</th><th>师评分</th></tr>
<tr><td rowspan="9">知识</td><td>了解医患关系的含义与性质</td><td>5</td><td></td><td></td></tr>
<tr><td>熟悉医患关系的内容与基本模式</td><td>10</td><td></td><td></td></tr>
<tr><td>掌握构建和谐医患关系的伦理要求</td><td>15</td><td></td><td></td></tr>
<tr><td>掌握医患双方的权利与义务</td><td>15</td><td></td><td></td></tr>
<tr><td>熟悉医患之间权利与义务的关系、维护医患权利与义务的伦理要求</td><td>5</td><td></td><td></td></tr>
<tr><td>了解医际关系的含义、性质与特点</td><td>5</td><td></td><td></td></tr>
<tr><td>熟悉医际关系的模式</td><td>5</td><td></td><td></td></tr>
<tr><td>熟悉建立良好医际关系的意义</td><td>5</td><td></td><td></td></tr>
<tr><td>掌握建立良好医际关系的伦理要求</td><td>15</td><td></td><td></td></tr>
<tr><td rowspan="2">能力</td><td>能够运用本章所学知识正确看待、分析和处理医患关系和医际关系</td><td>5</td><td></td><td></td></tr>
<tr><td>能够端正学习态度，课前预习相关知识，课中积极参与课堂互动，课后认真完成“以测促学”和“学用相融”</td><td>5</td><td></td><td></td></tr>
<tr><td rowspan="2">素质</td><td>敬畏生命，关爱患者，积极践行“生命第一”的人文精神，对患者具有人文关怀意识</td><td>5</td><td></td><td></td></tr>
<tr><td>具备维护患者权利、履行自身义务、全心全意为患者服务的意识</td><td>5</td><td></td><td></td></tr>
<tr><td colspan="2">合计</td><td>100</td><td></td><td></td></tr>
<tr><td colspan="2">总分（自评分×40%+师评分×60%）</td><td colspan="3"></td></tr>
<tr><td>自我评价</td><td colspan="4"></td></tr>
<tr><td>教师评价</td><td colspan="4"></td></tr>
</table>

第六章

临床诊疗伦理

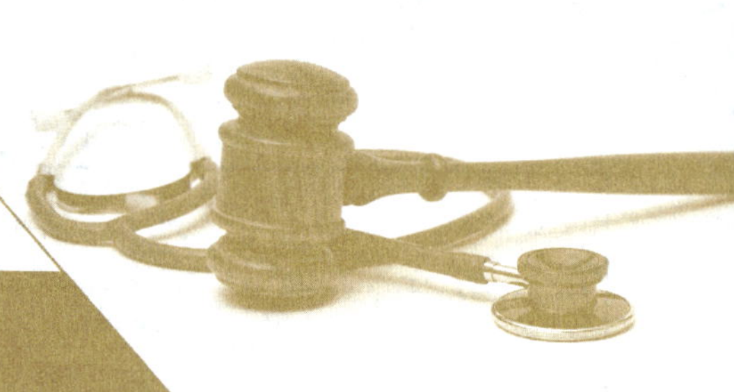

学习目标

知识目标

- 了解临床诊疗伦理的含义。
- 熟悉特殊诊疗情景及特殊科室诊疗（临床急救工作、传染病科诊疗、精神科诊疗、妇产科诊疗、老年病科诊疗、美容整形外科诊疗、临床营养科诊疗）的伦理要求。
- 掌握临床诊疗的伦理原则、临床诊断（问诊、体格检查、辅助检查）的伦理要求、临床治疗（药物治疗、手术治疗、心理治疗、康复治疗）的伦理要求。

能力目标

- 通过学习本章知识，提高运用临床诊疗伦理知识分析和解决临床伦理问题的能力。

素质目标

- 树立以人为本、以患者为中心、以健康为中心的意识，切实维护患者身心健康。
- 怀救苦之心、做苍生大医，努力为人民群众提供更加优质高效的健康服务，切实提升人民群众就医的获得感、幸福感、安全感。

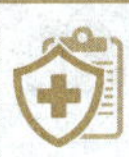

情景导入

患者李某，男，72岁，因三个月内反复出现右上腹痛并向右肩放射，伴有呕吐、发烧、黄疸，到某医院外科就诊。体格检查示：巩膜、皮肤黄染，右上腹轻压痛，余无异常发现。B超示：肝外阻塞性黄疸，梗阻部位在胆总管上段，肝内胆管扩张，肝外胆管未见扩张，胆囊未探及。门诊医生诊断李某为肝外梗阻性黄疸，胆管癌可能性大，遂收其入院进行进一步诊疗。

李某住院后，主管医生详细地了解了李某的资料并进行全面查体后认为，李某患胆管癌的可能性大，但不能完全排除胰头癌或壶腹癌，故医嘱复查B超。复查B超示：肝外梗阻性黄疸，梗阻部位考虑为壶腹部实质性占位。由于两次B超检查后仍不能确定李某占位性病变的位置与性质，故主管医生决定进行病例讨论。

在主管医生讲述完李某的病史、辅助检查结果及现在的症状等资料后，各位医生都发表了自己的看法。某医生认为，根据李某的病史，其20年前曾进行胃大部切除，胃大部切除后易发生结石，同时该患者的临床症状是典型的胆囊炎症状，所以其右上腹痛很有可能是结石。另有医生认为，根据辅助检查结果，李某的占位性病变不能排除肿瘤的可能性。由于始终无法确诊采取针对性治疗，李某的黄疸及病情逐渐加重，主管医生不得已对其进行剖腹探查。探查结果证实李某为胆总管内结石及胆囊管结石。

辅助检查是协助医生进行临床诊断的重要手段，虽然某些辅助检查对诊断能起到决定性作用，但医生也必须综合病史和体格检查等确定诊断。上述案例中的主管医生有过分依赖辅助检查的倾向。临床上，患者的病情复杂多变、千差万别。若医生不重视临床基本功的训练和临床经验的积累，片面地依赖辅助检查，既不利于自身专业技术水平的提高，也会加重患者的病痛和经济负担，甚至会贻误患者的治疗时机，这应引起医务人员及医学生的重视和警示。

思　考：

辅助检查的伦理要求有哪些？医务人员应遵循的临床诊疗的伦理原则有哪些？

在临床诊疗活动中，医务人员专业技术水平和道德素养的高低，直接关系到能否以正确的诊断和恰当的治疗为患者解除病痛，促进患者早日康复。因此，医务人员不仅应具备精湛的诊疗技术，还应充分认识临床诊疗的特点，自觉遵循临床诊疗的伦理原则和具体的要求，尽可能合理地选择诊疗手段，最大限度地维护患者的健康利益。

第一节　临床诊疗伦理概述

一、临床诊疗伦理的含义

临床诊疗伦理是指医务人员在临床诊疗活动中处理各种人际关系、做出诊疗决策时应遵循的伦理原则和行为规范的总和。

医务人员学习临床诊疗伦理可帮助自己树立服务理念，适应新医学模式的需求；有利于避免或减少医疗纠纷，建立和谐的医患关系，进而促进和谐社会的构建。

二、临床诊疗的伦理原则

临床诊疗的伦理原则是医学伦理学基本原则在临床诊疗工作中的具体应用，包括患者至上原则、及时原则、准确原则、有效原则、最优化原则、知情同意原则和保密守信原则。

（一）患者至上原则

患者至上是临床诊疗工作最基本的伦理原则。一切为了患者，既是临床诊疗工作的出发点，又是最终归宿。患者至上是衡量医务人员医德水平的重要指标，也是医务人员为患者服务的动力源泉。孙思邈在其所著的《备急千金要方》第一卷《大医精诚》一文中明确指出，对于前来求救的患者应“不得瞻前顾后，自虑吉凶，护惜身命”，应当“一心赴救，无作功夫形迹之心”。患者至上原则要求医务人员在临床诊疗过程中始终以患者为中心，并把患者的利益放在首位。

（二）及时原则

及时原则是指医务人员应力争尽早、尽快地对患者的疾病做出诊断，主动迅速地为患者治疗，并及时地根据患者的需求和病情变化做出反应的伦理原则。临床诊疗工作是一项时间性很强的工作，诊疗结果的好坏在很大程度上取决于诊疗的时机。医务人员要充分认识这一点，树立“时间就是生命”的诊疗观念，做到早发现、早诊断、早治疗。

由于疾病的发生和变化往往具有突发性，所以在临床诊疗过程中，医务人员要做到多观察、多询问、多检查、多巡视，以便及时发现患者的病情变化，把握诊疗的最佳时机，使诊疗摆脱疾病变化等不利客观因素的制约。

（三）准确原则

准确原则是指医务人员应充分地利用现实条件，严谨、认真、科学地做出符合患者病情实际的诊断，并给予患者准确治疗的伦理原则。或者说，准确原则是对医务人员在诊断疾病、认识疾病方面所应达到的正确程度的要求。根据这一原则，在临床诊疗活动中，医务人员应认真、细致、全面地分析、研究患者的病史、症状、体征和辅助检查结果，做出准确的诊断；应对患者实施正确、有效的治疗措施，保证良好的治疗效果。

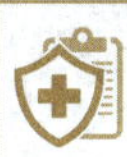

大医精诚

张孝骞：世有良医，天下之福

“医者，外治肌骨，内驯五脏，祛疾患，消病痛，以精专之术救死扶伤，此为妙手仁心。医者，上循天道，下探良方，扬善义，慰人情，以公共立场济世安民，此为杏林之侠。世有良医，天下之福，幸甚至哉，幸甚至哉！”

1919 年，22 岁的张孝骞在他题为“公共卫生设施之程序”的文章里写下的这段话，百年之后的今天听来仍然振聋发聩。

张孝骞，号慎斋，是我国西医学的先驱、著名临床医学家、中国科学院院士，曾担任协和医院内科主任长达 31 年，并先后担任中国医科大学副校长、中国医学科学院副院长、中国科学院生命科学和医学学部委员等重要职务。

“学医是学共性，而治病是治‘个性’。”张孝骞认为，为患者治病就像公安人员破案，不能满足于一次诊断，更不能认为已成竹在胸，因为无论医生如何使自己的诊断符合疾病的实际状况，都只能是在一定条件下、对某阶段病情的认识。所以，对接触的每个患者，张孝骞都会根据患者的个体差异提供不同的诊疗措施。为了做到这一点，张孝骞鞭策自己每天学习。但张孝骞主张的学习，不是埋头读书，他告诫学生不要做“看书的郎中”，而是要去观察患者的病情变化，通过发现和解决临床细节问题来提升自己。

“在患者面前，我们永远是个小学生。”对疾病个体性的认识，使张孝骞格外重视临床第一手资料，于是他养成了坚持用“小本本”记录疑难病例的习惯。

有一天，一位患者来看病，她主诉的症状是“一感冒就休克”。这位患者已经看过很多医生，但医生们对此都无能为力，可张孝骞却很快道出病因——严重出血性休克后的垂体坏死。原来，张孝骞在接诊后，联想到他在“小本本”上记录了 30 年前该患者发生过临产大出血的情况，他将两者联系起来，从而得出推断。张孝骞晚年出现右眼视网膜色素变性、左眼白内障，但在这种情况下，他仍然坚持亲自查房，即便每次查房时都要通过扩瞳来提升视力，只为了能继续在他的“小本本”上记录患者的病情，对患者负责。

1985 年 12 月，88 岁的张孝骞光荣地加入中国共产党。他在当天的日记里这样写道：“下午 2 时举行我的入党宣誓大会，颇多誉词，深感惭愧……护士送来花束，医院送一玉雕装饰品，医科院送来一寿字蛋糕。热情洋溢，耗钱过多，十分惭愧！”两个“惭愧”，让人们深刻感悟到这位追求真理的耄耋老人虚怀若谷的情怀。

资料来源：王静、常雪梅，《张孝骞：世有良医，天下之福》，《光明日报》2019 年 9 月 19 日，有改动

（四）有效原则

有效原则是指医务人员应为患者选择和实施对其疾病有稳定、缓解、转归效果的诊疗手段的伦理原则。根据这一原则，医务人员应选择符合医学客观规律的，经过科学论

证的客观、有效并已被大量应用于临床的诊疗手段。

但理想治疗效果的取得，不仅取决于医务人员对诊疗手段的选择，更取决于医务人员对诊疗手段的实施。医务人员在实施诊疗手段时，要本着对患者全面负责的态度，严格遵守相关的规章制度和医疗操作规范；同时应不断提高自身专业知识和技能，熟练掌握各种诊疗手段，把有效原则落到实处。

（五）最优化原则

最优化原则是指在临床诊疗活动中，医务人员应为患者选择和实施能使其以最小的代价获得最佳治疗效果的治疗方案的伦理原则。最优化原则是有利原则和无伤害原则在临床诊疗中的具体体现，它要求医务人员在临床诊疗过程中，应根据患者所患疾病的性质和程度、医院的医疗设备情况和技术水平、可利用的医疗资源及患者的经济状况等，从为患者制订的各种可能的诊疗方案中，选择代价最低（包括身体、心理、时间、经济方面的代价）而效果最优的治疗方案。

为此，医务人员既要有精湛的诊疗技术、良好的临床思维能力和全心全意为患者健康服务的思想，又要把希望患者尽快康复的良好愿望、敢为患者承担医疗风险的行动与最优化的诊疗手段结合起来，实现诊疗目的与诊疗手段的统一，以获得最佳治疗效果。

（六）知情同意原则

知情同意原则可分为知情原则和同意原则。知情原则是指患者有权获得有关自身疾病的病因、病情、病程、治疗措施、医疗风险、相关费用、预后等方面的情况，医务人员有义务对上述情况进行解释说明的伦理原则；同意原则是指患者在充分知情的前提下，权衡利弊，对医务人员拟采用的治疗方案做出选择（同意或拒绝）的伦理原则。

知情同意原则要求医务人员将诊断结果、治疗方案、治疗效果、可能会出现的并发症和不良预后、诊疗预计费用等信息如实地告知患者，并保证所提供信息的全面性和真实性；同时，尊重患者的选择，不强迫、引导患者，不因患者的选择而忽视甚至贬低患者。此外，在某些特殊情况下，医务人员应根据患者的病情选择恰当的知情对象，主动向知情对象解释和说明诊疗信息，例如，选择向癌症患者的家属说明病情和治疗方案等信息，以免造成患者过大的心理压力。

（七）保密守信原则

保密守信原则是指医务人员在临床诊疗活动中及活动后，要保守患者的秘密和隐私，并遵循诚信的伦理原则。

保密要求医务人员对患者的病史、各种检查和化验的结果、治疗方式，以及患者不愿向外泄露的其他隐私等保密。但这并非意味着所有患者的所有病情资料都要被保密，若患者所患的疾病（如传染性疾病）会对他人和社会产生不利影响，则医务人员应及时对其采取隔离措施，并向上级卫生防疫部门报告，以保证他人和社会的安全。

守信是医务人员应该遵循的重要伦理原则，它要求医务人员做到医心诚、守信用，坚决反对伪造或扭曲诊断结果、虚假反映病情及实验检查结果等行为。

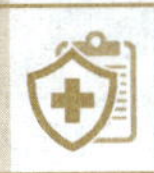

第二节 临床诊断的伦理要求

临床诊断是医生通过深入了解病史、仔细检查体格、运用各种辅助检查措施收集患者的病情资料，并将这些资料进行整理、分析和归纳，从而做出概括性判断的过程。临床诊断是认识疾病的过程，也是整个临床工作的基础环节，临床诊断的对与错直接关系到疾病的治疗效果和患者的生命安全。疾病的正确诊断，有赖于医生扎实的医学专业知识和技能、客观准确的病情资料，以及正确的临床思维。其中，病情资料的采集方法主要包括问诊、体格检查和辅助检查。在使用这三个方法采集病情资料时，医务人员必须遵循一定的伦理要求。

一、问诊的伦理要求

问诊是临床诊断的第一步，是医生通过与患者及其家属或有关人员交谈，了解患者所患疾病的发生和发展过程、治疗情况及患者既往健康状况的过程。能否通过问诊获得真实可靠、准确全面的病情资料，关系到下一步治疗与护理措施的制定。为确保问诊有效、顺利的展开，医生应遵循以下伦理要求。

（一）消除紧张，保护隐私

由于对医疗环境生疏和对疾病恐惧等，患者在接受问诊时常有紧张的情绪。医生应主动营造宽松和谐的问诊氛围，以减轻患者的焦虑情绪。可先从礼节性交谈开始，运用恰当的口头语言或肢体语言表达自己尽全力解除患者病痛的意愿。这样的举措有助于拉近医患之间的距离，建立信任关系，使患者愿意倾诉病情和与疾病有关的信息，使信息采集得以顺利进行。问诊过程中，由于经常会涉及一些相对私密的问题，如婚姻史、生育史等，因此医生要特别注意保护患者的隐私。当询问到患者与疾病相关的隐私时，医生要首先讲明询问的目的及意义，以免产生不必要的误会。需要注意的是，医生应注意保持问诊环境的私密性，当有他人在场时不应进行问诊，但若患者要求家属在场，医生应表示同意。

（二）全面问诊，不断更新

由于疾病的发生、发展较为复杂，相同疾病在不同患者身上的表现可能不同，相同的症状也可能由不同的疾病引起。因此，医生需要全面了解患者的情况，不仅要询问患者病情的发生、发展，还要询问患者的婚姻、家庭、家族、生活工作环境等可能与患者疾病有关的情况。这既是疾病诊断的需要，也是对患者负责的表现。同时，医生还应用发展的观点认识疾病，在诊疗的过程中应根据患者病情的变化，注意随时反复询问，及时更新病情资料，以及时调整患者的诊疗方案。

（三）举止端庄，态度友好

在问诊时，医生的仪表、举止、态度等都会影响与患者沟通和交流的有效性。若医生衣着整洁、举止端庄、态度友好（见图6-1），则患者容易产生信赖感和亲切感，能有效缓解就诊时的紧张心理，愿意倾诉病情和有关隐私等，这样医生就能获得全面、真实、可靠的病情资料，并据此制订正确的诊疗方案。相反，在问诊过程中，若医生衣冠不整、举止轻浮、态度冷淡或傲慢，则患者容易产生不安全感或压抑感，甚至产生不信任感和反感，从而使问诊过程变成一种简单、刻板的问答式交流，这样医生就难以获得有效、全面的资料，进而影响自己对疾病的诊断，甚至造成漏诊或误诊。

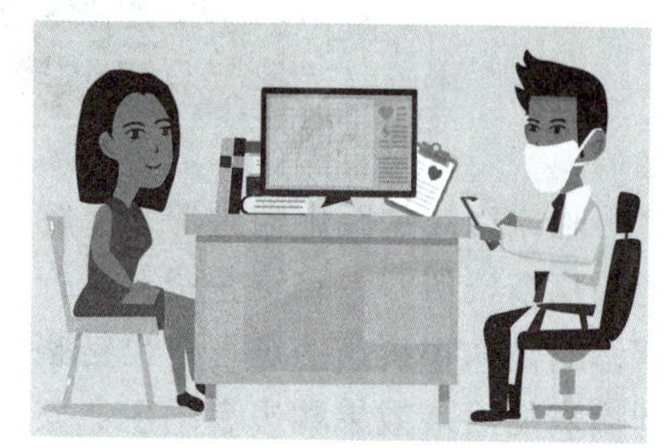
图 6-1　态度友好的问诊医生

（四）语言通俗，询问得当

在问诊时，医生要使用通俗易懂的语言询问患者，尽量避免使用专业性强的医学术语，以便于患者理解。同时，应注意使用恰当的询问方式。若漫无边际地反复提问，则会使患者产生不信任感；若使用惊叹、惋惜、埋怨的语言，则可能会增加患者的心理负担；若使用生硬、粗鲁、轻蔑的语言，则会引起患者的反感。上述不当的询问方式都会影响病情资料的采集，甚至会引发医患纠纷。

（五）耐心倾听，正确引导

在问诊时，患者往往因求医心切，生怕遗漏关键信息而滔滔不绝，同时还会提出许多问题。此时，医生应耐心倾听，不轻易打断患者的陈述和提问，不时点头以示了解，并在适当的时机进行正确的引导，使患者陈述有效的信息。此外，在问诊时，医生还要避免有意识地暗示或诱导患者提供自己希望出现的资料，即不能主观、片面地引导患者，以避免误诊或漏诊。

（六）仔细分析，去伪存真

由于各种原因，某些患者的病情资料可能存在不真实的情况，因此，医生要科学地对待采集到的病情资料，依据医学理论知识与临床经验分析整理、去伪存真。例如，对转诊的患者，原医院的病历只能作为重要的参考资料，接诊医生仍需亲自询问患者病情资料，了解患者的真实情况，防止因病情资料采集不准确而贻误诊疗或产生差错事故。

二、体格检查的伦理要求

体格检查是临床诊断的重要手段，是指医生运用自己的感官（眼、耳、鼻、手）和简便的诊断工具（如听诊器、血压计、体温计、叩诊锤等）检查患者身体状况的方法。在问诊的基础上进行有目的的系统的体格检查，既可证实病情资料，又可进一步了解患者的患病情况，这对做出正确的诊断非常重要。为确保体格检查的顺利开展，医生在体格检查时应遵循以下伦理要求。

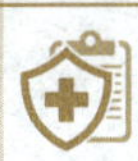

（一）全面系统，认真细致

在体格检查时，医生要按照一定的顺序对患者进行全面、系统的检查，切忌主观片面、粗枝大叶、草率从事，要做到不遗漏任何检查部位和内容，不放过任何疑点，同时对重点部位反复检查。对于模棱两可的体征，要反复检查或请上级医生核查，以免因经验不足和知识技能水平不够而造成漏诊。对于急危重症患者，特别是昏迷患者，可以只做重点检查以争取抢救时机，待患者病情好转后再进行补充检查。

体格检查的注意事项

（二）爱护患者，关心体贴

在体格检查时，医生应爱护、关心、体贴患者。具体要求包括以下几个方面：① 在检查前充分告知患者检查的必要性，征得患者同意后再进行检查。② 根据患者的病情尽量为其选择舒适的体位，寒冷季节时应注意为患者保暖。③ 动作要敏捷、手法要轻柔，尽量减少患者的不适或疼痛。④ 不要长时间地检查一个部位，或让患者频繁地改变体位，更不能动作粗暴，以免增加患者的痛苦。⑤ 当触诊疼痛敏感部位时，可用语言转移患者的注意力，同时边检查边安慰；当患者因不适或疼痛难以配合检查时，要给予其鼓励，使其尽量配合；当预估检查可能会给患者造成极度痛苦或加重病情时，要选择放弃检查。

（三）尊重患者，保护隐私

在体格检查时，医生要思想集中、心正无私，尊重患者的隐私权。具体要求包括以下几个方面：① 根据专业要求的界限依次暴露和检查所需的部位，不能暴露与检查无关的部位和随意扩大检查范围；② 暴露和检查患者的隐私部位时，应尽可能做到环境隐蔽和部位遮掩；③ 在检查有生理缺陷的患者时，态度要端正、严肃，切勿有歧视的表情或语言；④ 对异性患者进行体格检查时要有第三者在场；⑤ 患者不愿合作或拒绝检查时，不能勉强，应耐心解释，做好解释工作，待患者愿意主动配合后再进行检查。

三、辅助检查的伦理要求

辅助检查是指借助化学试剂、生物技术及仪器设备等手段，对患者进行检查的方法，包括实验室检查和特殊检查。辅助检查能够为医生提供更多有关疾病诊断的证据，有时甚至能提供一些决定性的证据。但有些辅助检查项目费用较高、程序复杂，甚至有些辅助检查项目中的某些操作步骤还会给患者带来一定的创伤和痛苦。因此，医生应谨慎选择辅助检查项目，医技人员应谨慎操作，并各自遵循相关的伦理要求。

（一）医生应遵循的伦理要求

在进行辅助检查时，医生应遵循以下伦理要求。

1. 恰当选择，目的正当

正确地选择辅助检查项目，是医生应遵循的最基本的伦理要求。医生应在问诊、体格检查的基础上，根据患者的病情、诊疗需要、身体耐受性及经济承受能力等情况进行综合分析，科学、合理地确定辅助检查项目。

在确保辅助检查具有针对性和有效性的前提下，医生选择辅助检查项目时还应遵循以下原则：简单的先于复杂的，安全的先于有风险的，经济的先于昂贵的，成熟的先于实验的。同时，医生要注意不能因怕麻烦、图省事而不做收费便宜的检查（如大、小便检查等），不能因个人经济利益而做“大撒网”式或不必要的检查，不能为了满足自己某种不正当的需要而做与患者疾病无关的检查，也不能应患者的要求做无关的检查。

2. 知情同意，尽职尽责

医生确定辅助检查的项目后，一定要充分告知患者或患者家属，讲清楚各项检查的目的和意义，在其理解并表示同意后再进行检查，特别是一些操作复杂、费用昂贵或危险性较大的检查，更应在检查前得到患者或患者家属的理解和同意。若必要的检查项目遭到患者或患者家属的拒绝，医生不可强制进行，而是要做好解释、劝导工作，使其理解和同意，绝不能放任不管。

3. 综合分析，加强协作

任何辅助检查都会受到种种因素（如检查设备、检查人员的技术水平等）的限制，而其结果往往反映的也是机体的局部表现或瞬间状态，难以代表机体的整体变化。因此，为了避免辅助检查的局限性，必须将辅助检查结果与患者的病史、既往治疗情况、体格检查结果等结合起来进行综合分析。医生若发现辅助检查结果与病情资料、体格检查等有不一致的地方，应与各方医务人员沟通协作，达成共识后再做出临床诊断。此外，医生切不可过分依赖辅助检查，片面夸大辅助检查在临床诊断中的作用，以免误诊或给患者造成不必要的损失。

（二）医技人员应遵循的伦理要求

在进行辅助检查时，医技人员应遵循以下伦理要求。

1. 严谨求实，防止出错

医技人员在任何一个环节上的不严谨都会影响检查辅助结果的可靠性，并带来轻重不等的不良后果，轻则增加自身的工作量和患者的痛苦，重则影响临床诊断和治疗，甚至危及患者的生命。因此，医技人员对待辅助检查要严肃认真、细致准确、实事求是、一丝不苟，切不可粗心大意、草率马虎，以避免差错事故的发生。

2. 及时准确，尊重患者

辅助检查的结果不仅要准确，而且还要及时。如果医技人员不能及时报送检查结果，可能会延误诊断，导致患者错过最佳的治疗时机，甚至影响患者抢救。

此外，有些辅助检查往往是在医技科室或检查科室等特殊环境中进行的，这就对医技人员的医学道德提出了更高、更严格的要求。尤其是对异性患者进行检查时，医技人员应恪守职业道德标准，严格执行操作规程，同时注意保护患者的隐私部位，不得随意增加检查项目和扩大检查范围，也不得向他人泄露患者的检查结果。

3. 保护患者，减轻痛苦

在进行辅助检查时，医技人员要主动告知患者与健康危害相关的注意事项，并注意保护患者的健康。例如，影像检查前，主动告知患者辐射对健康的影响，并对患者的敏感器官和组织进行屏蔽防护。有些辅助检查项目（如内镜检查等）会使患者感到不适，医技人员要做到操作娴熟、动作轻柔，尽量减轻患者的痛苦。

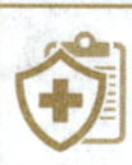

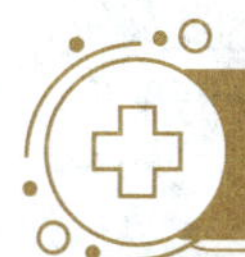

第三节　临床治疗的伦理要求

临床治疗是指通过药物治疗、手术治疗、心理治疗、康复治疗、放射治疗、高压氧治疗、医学工程治疗等治疗方法，帮助患者恢复身心健康的过程。在正确诊断的基础上，及时、恰当的治疗是促进患者康复、消除疾病的关键环节，但临床上每一种治疗方法都有其优势和不足，即使是同一种方法，也不一定适用于患同一种疾病的所有患者，这就要求医生根据患者的病情选择最适合的治疗方法，制订最佳的治疗方案。为了达到这一要求，医生不仅要具有充足的专业知识和高超的医疗技术，还要具备高尚的医学道德精神和品质。

一、药物治疗的伦理要求

药物治疗是临床治疗中最常用、最基本的治疗方式和手段。医生通过对因、对症用药，能够控制疾病的发生和发展，为患者缓解症状、减轻痛苦、调整身体功能和恢复健康。但是，任何药物的作用都具有两面性，即不仅具有治疗作用，还具有轻重不等的副作用。因此，医务人员在药物治疗中应遵循相应的伦理要求，发挥药物治疗作用的同时降低和避免药物的副作用，防止用药不当或用药错误给患者造成伤害。

（一）医生应遵循的伦理要求

1. 对症下药，剂量安全

对症下药是指医生根据临床诊断，为患者选择适宜的药物进行治疗。为此，医生必须明确疾病的诊断，掌握药物的性能和作用、适应证和禁忌证，才能做到对症下药。

剂量安全是指医生在对症下药的前提下，因人而异地确定用药剂量，并确保使用的药物剂量在安全范围内。医生要严格掌握药物能够使用的最大剂量，了解药物的作用机理。同时，要依据病种和病情的差异，以及患者的年龄、体重、体质、重要脏器的功能状况、用药史等个体差异，有针对性地调整用药剂量，防止因用药过量而造成抗药反应、蓄积中毒等不良后果。

2. 合理配伍，适时调整

鉴于药物作用的两面性，医生用药时要合理配伍，以充分发挥药物的治疗作用，尽量减少或避免药物的副作用。要想做到合理配伍，首先要了解药物的配伍禁忌，其次要限制联合用药的种类。例如，能使用一种药物时，就不联合用药；必须联合用药或使用副作用较大的药物时，要根据药理性能合理配伍，尽可能降低或避免药物可能产生的副作用，从而使药物发挥最大的疗效。临床上有些医生盲目地采用“多头堵”“大包围”的用药战术，或为追求个人经济利益而过度用药、乱开大处方的行为，都是不符合医学伦理要求的。

此外，在药物治疗时，医生要细致观察患者用药后的反应，并适时调整药物的种类和剂量，以取得最佳的治疗效果，避免药源性疾病（药物或药物相互作用所引起的机体

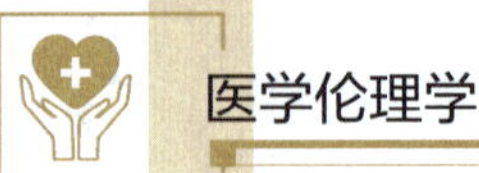

某一个或某几个器官或局部组织产生功能性或器质性损害的疾病）的发生。不细致观察患者用药后的反应、不注重药物的调整，或明知用药后有不良反应仍采取熟视无睹、听之任之态度的行为，都是不符合医学伦理要求的。

3. “药”以致用，“药”尽其用

在药物治疗时，医生应在确保疗效的前提下，根据患者的病情，做到审慎用药、“药”以致用、“药”尽其用，并尽可能地为患者节约医疗费用。例如，在基本用药、常用药、国产药能达到疗效时，就不要用非基本药、稀有药、进口药；少量药就能满足治疗需要时，就不要用多种药；不开不必要的大处方，更不要开“人情方”“搭车方”；等等。我国人口众多、资源有限，慎重用药、节约医药费用，既可以减轻患者的经济负担，又可以节省有限的医疗资源；既符合患者及其家属的利益，又符合社会公共利益。

4. 严格毒、麻、精神、放射药物使用

在药物治疗时，医生应严格遵守国家制定的《麻醉药品和精神药品管理条例》《医疗用毒性药品管理办法》《放射性药品管理办法》等法规，严格掌握麻醉药物、精神药物、医疗用毒性药物和放射性药物的用药指征，除正当治疗外，不得随意使用上述种类的药物，以免流入社会或造成严重危害。

药物治疗的注意事项

（二）药学技术人员应遵循的伦理要求

药学技术人员主要就职于医院药剂科，而医院药剂科是负责医院药物和药事管理事宜的技术职能科室，其工作内容涉及药物采购、保管、配方等方面。可见，药学技术人员在临床药物治疗中同样发挥着重要作用，其工作直接关系患者的生命安全，关系医院的生存发展，这就对药学技术人员提出了一定的伦理要求。

1. 审方认真，调配迅速，仔细查对

药学技术人员应认真审查接收到的处方，如果发现医生所开具的药物有误或短缺，需与医生沟通，不得擅自更改处方。同时，在配药过程中，要思想集中、迅速调配，调配好的药物必须经查对后再发放至患者手中，以免发生差错事故。

2. 操作正规，称量准确，质量达标

药学技术人员在专业上要精通，应了解所有药物的适应证、作用机制、不良反应、配伍禁忌、储藏条件及其他注意事项；应按照《中华人民共和国药典》的有关规定制作药剂，并在制作过程中做到操作正规、称量准确、质量达标，以保证药物治疗的有效性、安全性。

3. 忠于职守，严格管理，廉洁奉公

药物的质量与患者的康复息息相关，药学技术人员要忠于职守、严格管理进库药物：① 对进库药物分类管理，经常清查；② 对保质期内的药物，要防止霉烂、变质、虫蛀和鼠咬；③ 对即将过期的药物，要及时进行处理；④ 对麻醉药物、精神药物、医疗用毒性药物和放射性药物要严格执行有关规定，并监督医生的使用，以免危害患者或流入社会造成危害。此外，药学技术人员要廉洁奉公，严把职业道德底线，自觉遵守相关规范及伦理要求，不能因个人利益做损害患者健康利益的事。

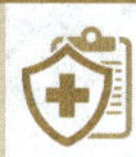

4. 礼貌对待，亲切服务，勤于学习

药学技术人员在工作中要坚持文明礼貌、亲切服务：对待患者要礼貌、热情，多用安慰、鼓励的语言；对待医生、护士等其他医务人员，应礼貌、友好，建立和谐的医际关系，以共同促进患者的康复。此外，药学知识日新月异，药学技术人员必须加强学习，坚持继续教育的理念，不断丰富自我。

视野纵横

执业药师的职责

执业药师是指经全国统一考试合格，取得“中华人民共和国执业药师职业资格证书”并注册，在药品生产、经营、使用和其他需要提供药学服务的单位中执业的药学技术人员。根据我国《执业药师职业资格制度规定》第十七条至第二十二条的规定，执业药师应担任以下职责：

（1）执业药师应当遵守执业标准和业务规范，以保障和促进公众用药安全有效为基本准则。

（2）执业药师必须严格遵守《中华人民共和国药品管理法》及国家有关药品研制、生产、经营、使用的各项法规及政策。执业药师对违反《中华人民共和国药品管理法》及有关法规、规章的行为或决定，有责任提出劝告、制止、拒绝执行，并向当地负责药品监督管理的部门报告。

（3）执业药师在执业范围内负责对药品质量的监督和管理，参与制定和实施药品全面质量管理制度，参与单位对内部违反规定行为的处理工作。

（4）执业药师负责处方的审核及调配，提供用药咨询与信息，指导合理用药，开展治疗药品监测及药品疗效评价等临床药学工作。

（5）药品零售企业应当在醒目位置公示“执业药师注册证”，并对在岗执业的执业药师挂牌明示。执业药师不在岗时，应当以醒目方式公示，并停止销售处方药和甲类非处方药。执业药师执业时应当按照有关规定佩戴工作牌。

（6）执业药师应当按照国家专业技术人员继续教育的有关规定接受继续教育，更新专业知识，提高业务水平。国家鼓励执业药师参加实训培养。

二、手术治疗的伦理要求

手术治疗具有治疗效果显著、不易复发等特点，被广泛应用于临床。但手术治疗也是一项技术性极高的工作，它对患者具有风险性和损害性，会给患者带来不同程度的心理压力和负担，同时需要医际、医患之间多方共同配合。为保证手术治疗效果、降低手术风险、避免医患纠纷，在手术治疗时，医务人员要遵循以下伦理要求。

（一）手术前的伦理要求

1. 慎重确定手术

为患者选择手术治疗方案前，医务人员必须充分考虑患者对手术的接受程度、患者术后的生活质量、患者的经济情况等，考虑手术治疗，是否符合有利、无伤害的伦理原则。当医务人员经多方权衡、慎重考虑，确定手术治疗对患者是必要的，是当时条件下最理想、最现实、最有希望的治疗方式和手段后，才能为患者选择手术治疗。凡手术可做可不做的、凡手术有可能加速患者病情恶化或患者死亡的、凡需要手术而不具备手术条件的，都不应实施手术治疗。

2．确保知情同意

确定要为患者采用手术治疗后，医务人员应以实事求是的态度和高度负责的精神，向患者及其家属客观地介绍手术和非手术治疗的各种方案、不同治疗方案的效果和代价，以及采用手术治疗的依据、方法、术前和术后可能发生的并发症、预期治疗效果等，使患者及其家属对手术治疗充分知情。

若患者及其家属同意采用手术治疗，则应让其签署知情同意书。知情同意书是表明患者及其家属真正理解手术治疗并准备承担治疗风险的承诺性书面文件，手术治疗前签订知情同意书既是我国法律的规定，也充分表明了患者及其家属对医务人员的信任。

3．认真制订手术方案

手术治疗前，应在经验丰富的医生的主持下，由参与手术的医生、麻醉医生、护士等医务人员根据患者的疾病性质、病情等讨论、制订出安全、可靠的手术方案，并充分考虑手术过程中可能会出现的意外情况，做好应急准备。

4．做好术前准备

手术治疗前，医务人员要帮助患者在心理上、身体上做好手术准备，主动给予患者解释、指导、安慰和鼓励，帮助其摆脱不良情绪，增加其对手术的信心，提高其对手术的接受程度。同时，由于手术治疗过程复杂，对环境和设备的要求也比较高，因此医务人员在术前一定要确认自己的技术能完全胜任手术，确认所在医院的手术室环境、器械等完全满足手术条件。

（二）手术中的伦理要求

1．态度认真，作风严谨

在手术过程中，参与手术的医务人员要始终保持严肃的态度，做到全神贯注、认真操作、一丝不苟。对手术中可能发生的意外情况，医务人员应做好思想上、技术上、物质上和客观条件上的准备，一旦手术中遇到问题，要冷静、大胆、果断、及时地处理。

同时，对于意识清醒的手术患者，医务人员应经常给予其安慰，不时告知手术进展情况，以利于患者以良好的心理状态配合手术；在讨论病变情况时，应注意方式方法，避免给患者造成不良刺激。

2．密切配合，团结协作

手术的整个过程都需要医务人员之间的密切配合与协作，如图 6-2 所示。随着医学科学技术的发展，手术的规模、难度也在不断增大，这种团结协作就显得更为重要。因此，所有参加手术的医务人员都应该把患者的生命和健康利益看得高于

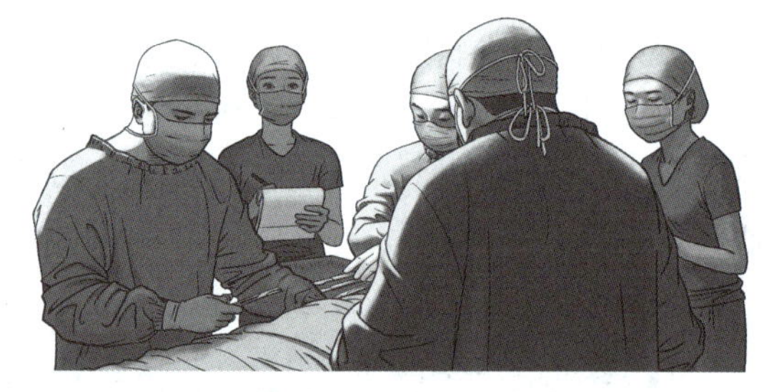

图 6-2　手术中密切配合与协作的医务人员

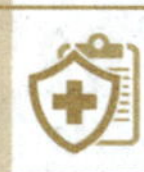

一切，不计较个人名利得失，把服从手术需要和保证手术顺利进行作为自己应尽的义务，相互支持，密切配合，团结协作，共同完成好手术，确保患者生命安全。

3. 严密观察，处理得当

在手术过程中，各种情况都可能发生。因此，医务人员，特别是麻醉医生，一定要严密观察，密切监测患者的生命体征，一旦发现异常，应立即告知手术医生，以便相互配合消除异常，保证手术的顺利进行。此外，若在手术过程中发生意外或发现异常，要及时与患者家属联系，告知患者的情况，避免引起医疗纠纷。

（三）手术后的伦理要求

1. 密切观察，勤于护理

手术后，由于患者刚刚经历了机体的严重创伤，身体虚弱，病情不稳定，病情变化往往较快，因此，医务人员要以认真负责的态度，加强对手术后患者的巡视和守候，密切观察其术后的生命体征和病情变化，以便及早发现、及早处理。

2. 减轻痛苦，加速康复

患者在手术后常常会出现疼痛和身体不适，有的患者还会因手术失去某些生理功能而产生焦虑、忧郁等心理问题。对此，医务人员要同情、理解、安慰患者，有针对性地开展心理治疗与护理，以减轻患者的痛苦，帮助患者早日康复。

三、心理治疗的伦理要求

心理治疗是指用心理学的理论和技术治疗患者的情绪障碍与矫正患者行为的治疗方法。心理治疗是治疗心理疾病的主要手段，也是生理疾病综合治疗手段中的一种辅助治疗手段。它适应现代医学模式要求，能缓解患者紧张、焦虑、不安的情绪，使患者树立治愈疾病、恢复健康的信心，有利于患者的整体康复。在心理治疗中，医务人员应遵循以下伦理要求。

（一）真诚相待，取信患者

要想取得良好的心理治疗效果，最重要的是取得患者的充分信任。这就要求医务人员必须对患者真诚相待，以取信患者。当患者诉说积怨、愤懑和痛苦时，医务人员要耐心倾听，并在此基础上帮助患者找出症结所在，通过耐心地解释、支持和鼓励，使患者改变原来的态度和看法，逐渐接受现实和摆脱困境；当患者提出问题时，医务人员要审慎解答，绝不信口开河，以免使患者产生疑虑；当患者不再需要治疗，或者治疗对患者不再有利甚至可能造成伤害时，医务人员有责任结束治疗。总之，医务人员要在神态表情、言谈举止、穿戴仪表、姿势行为等方面都给患者以可信赖的形象。只有这样，才能有效发挥语言的指导作用，使患者能够主动参与治疗，以取得预期效果。

（二）涵养自身，精心治疗

心理治疗工作是精细的工作，心理疾病性质各异、表现多样、原因复杂，医务人员必须细心探索、精心治疗，努力用自己渊博的学识、恰当的治疗方法，辅以健康的心态、良好的心理素质去影响、治疗患者。因此，医务人员应加强心理学知识的学习，定期与

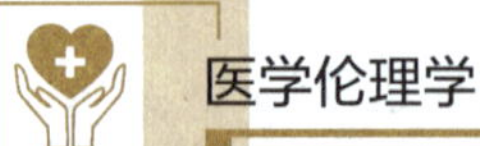

专业人员进行业务研讨活动。当自身的专业知识和能力以及所在场所条件不能满足患者的需要时，应及时建议患者转诊。

心理治疗的禁忌

同时，医务人员应该保持健康的心态和愉快、稳定的情绪，以及正确的价值观、积极的人生态度和良好的生活信念，以为患者带来积极、正向的作用。此外，长期的心理治疗工作也可能会给医务人员带来不良影响，医务人员应积极排遣和修正不良影响。例如，当医务人员意识到自己的心理状态不稳定时，应寻求其他专业人员的帮助。

（三）尊重患者，保护隐私

医务人员要尊重患者的知情权，使患者了解心理治疗的目的、主要内容、局限性、自身权益等信息；要尊重患者的同意权，即患者有权决定是否接受评估和治疗，有权改变治疗方法或更换医务人员，有权决定终止治疗；要平等对待患者，不能因患者的性别、民族、国籍、宗教信仰、价值观等因素歧视患者。

同时，在心理治疗时，医务人员要遵循保密原则，尊重和保护患者的隐私权。医务人员不能将患者倾诉的病情资料，特别是秘密或隐私，外泄给他人，包括患者的父母、配偶、子女，否则会失去患者的信任，使心理治疗难以继续进行。不过，医务人员虽然有责任维护患者的隐私权，但是同时也要认识到保密要求在内容和范围上受到国家法律和专业伦理规范的保护和约束。

视野纵横

心理治疗的保密要求

根据我国《心理治疗规范》的规定，心理治疗的保密要求具体如下：

（1）以下情况按照法律不能保密，应该及时向所在医疗卫生机构汇报，采取必要的措施以防止意外事件的发生，并及时向其监护人通报：① 发现患者有危害其自身或危及他人安全的情况时；② 发现患者有虐待老年人、虐待儿童的情况时；③ 发现未成年患者受到违法犯罪行为侵害时。如果发现触犯刑法的行为，医疗卫生机构应该向有关部门通报。

（2）心理治疗人员应该参照医疗卫生机构的病案管理制度，对心理治疗病案做适当文字记录。只有在患者签署书面同意书的情况下才能对治疗过程进行录音、录像。在因专业需要进行案例讨论，或采用案例进行教学、科研、写作等工作时，应隐去那些可能会提示患者身份的有关信息（在得到患者书面许可的情况下可以例外）。

（3）心理治疗工作中的有关信息需妥善保管，无关人员不得翻阅。

四、康复治疗的伦理要求

康复治疗是指通过物理疗法、言语矫治、心理治疗等方法和康复工程等代偿或重建的技术，使功能缺陷患者的身体功能得到最大程度的恢复的治疗方法。康复治疗可以帮助和促进功能缺陷患者有效地提高生活质量，并使其实现或重获自身的社会价值。在康

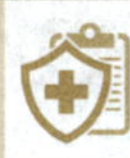

复治疗中，医务人员应遵循以下伦理要求。

（一）理解尊重，平等相待

不论是何种形式的功能缺陷，都会给个体带来终身痛苦或难以挽回的损失。功能缺陷患者不仅有躯体上的创伤，而且通常伴有不同程度的自卑、孤独、悲观、失望等消极心理。因此，在康复治疗中，医务人员要有耐心和爱心，要理解功能缺陷患者的痛苦，同情其遭遇与处境，多给予他们关怀与帮助，绝不能歧视甚至取笑功能缺陷患者；要选择效果佳且功能缺陷患者乐于接受的康复方法，以建立起和谐的医患关系，促使其尽快康复。

（二）热情关怀，精心治疗

功能缺陷患者在日常生活和治疗活动中常缺乏自立性，对医务人员的依赖性强，兼之因病残而心理敏感，因此对医务人员的工作态度和热情度会格外关注。若医务人员缺乏热情，功能缺陷患者很有可能不愿意配合治疗，甚至产生自卑心理而放弃治疗；相反，若医务人员能热情对待功能缺陷患者，则功能缺陷患者不仅会主动配合治疗，还能树立战胜功能缺陷的信心。

同时，医务人员要在细微之处指导与帮助功能缺陷患者，给予精心治疗。例如，训练前向功能缺陷患者讲清目的、方法及注意事项；训练中耐心指功能缺陷患者的每一动作，对功能缺陷患者一点一滴的进步都给予鼓励，使其逐渐由被动接受治疗转变为主动参与治疗；训练后对功能缺陷患者的训练成果进行总结，帮助其恢复。

（三）密切联系，加强协作

功能缺陷患者的康复，需要医务人员、工程技术人员、社会工作者、特种教育工作者等多学科、多领域人员的共同参与和努力。因此，在康复治疗中，医务人员要具备开阔的学术眼界和很高的思想境界，不仅要把自己的这部分工作做好，而且要主动与相关人员建立联系，加强协作，避免发生脱节，以保证康复治疗目标的实现。

（四）重视心理，全面康复

同一般患者相比，功能缺陷患者的精神创伤较大，思想负担较重，心理状态更为复杂，往往有消沉、烦躁不安、易怒、忧郁、孤僻等表现。因此，在康复治疗中，医务人员应亲近功能缺陷患者，经常与其谈心，掌握其心理状态，鼓励其正视现实，以帮助其从思想上、心理上减轻压力。同时，医务人员还应努力创造条件，活跃功能缺陷患者的精神文化生活，使其振奋精神，增强战胜疾病的信心和勇气，实现心理、生理的全面康复。

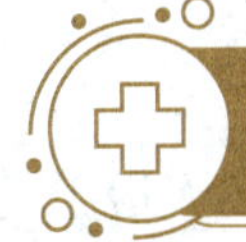

第四节 特殊诊疗情景及特殊科室诊疗的伦理要求

一、临床急救工作的伦理要求

临床急救工作一般面对的是急危重症患者，该类患者病情凶险，需要医务人员在最短的时间内做出最准确的判断、实施最合理的急救措施。临床急救的成功率不仅取决于医务人员的专业水平，还取决于医务人员的医德水平。在临床急救工作中，医务人员应遵循以下伦理要求。

（一）争分夺秒，从容应对

快是急救成功的关键。需要急救的患者大多具有“重、危、急、险”的特点，其来诊时间、发病时间、病情都难以预料。因此，医务人员要树立“时间就是生命”的观念，抓住黄金时间，争分夺秒，及时、有效地实施急救工作，切勿推诿、搪塞。

同时，医务人员要做到镇定自如、从容应对，按照最优化原则慎重考虑、权衡利弊，周密地制订、实施和调整急救方案，努力提高急救成功率，降低并发症的发生率和致残率。

（二）勇担风险，团结协作

面对急救工作中的风险，医务人员敢不敢承担责任是一个严峻的职业考验。作为具有现代职业精神的医务人员，对待风险的态度应慎重而果断。一方面要慎重思考，尽量选择安全有效、风险最小、损伤最小的急救方案，不随意冒险；另一方面，不能回避风险，要积极、大胆地进行救治，只要患者有一线希望，就不放弃。

此外，急救工作紧迫、复杂，需要医生、护士的密切协作，甚至是多个科室的医务人员的共同努力。因此，所有参加急救的医务人员应具有团队协作精神，齐心协力、密切配合，为救治患者的生命尽心尽责、全力以赴。

（三）态度端正，及时安抚

由于急危重症常具有突发性，患者及其家属多无思想准备，往往会有焦虑、惊慌、急躁等情绪，可能会对医务人员提出不合理的要求，或无理指责。医务人员要端正态度，体谅患者及其家属的心情，及时安抚其情绪，以确保急救工作的顺利开展。

（四）全面考虑，尊重选择

有些患者病情恶化不可逆转，对这类患者，是不惜一切代价进行救治还是仅给予支持治疗，是医务人员常要面临的问题。对于这一问题，医务人员应全面考虑，遵循生命的神圣、质量和价值相统一的生命观，在挽救患者生命的同时，要关注其救治成功后的机体功能，努力提高其未来的生活质量，即使是不可避免的损伤，也要力争做到伤而不残、残而不废。此外，应向患者或患者家属科学、正确、及时地说明患者的病情、诊疗措施、诊疗费用、预后等情况，让患者及其家属做出慎重的选择，并尊重其选择。

（五）加强学习，提高水平

医务人员要想又快又稳地做好临床急救工作，履行好医学伦理义务、发扬人道主义精神，还需要有高超的专业水平和精湛的业务能力。为此，医务人员要明确急救工作的性质、任务，熟练掌握急救相关知识和技能，严格执行首诊负责制和急救规则、程序、制度及技术操作规范；同时不断吸取新理论、新技术，提高自身服务水平，努力以高尚的医德和高超的医术为患者服务。

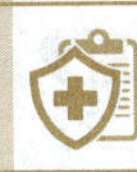

二、传染病科诊疗的伦理要求

传染病是指可通过一定的传播途径进行播散，具有传染性和免疫性等特点，在一定条件下可造成流行的一种特殊类型的感染病。相比其他疾病，传染病的危害性较大，易引发社会公共卫生事件，因此传染病科诊疗有着不同于一般科室诊疗的特殊伦理要求。在传染病诊疗中，医务人员应遵循以下伦理要求。

传染病的分类

（一）准确诊断，及时救治

医务人员要根据流行病学的特征和病原学检测结果认真诊断，确保诊断准确无误，尤其是对群体的诊断更要慎重，以免发生误解，引起社会的不良反应甚至动乱。同时，确定诊断后，医务人员必须及时、迅速地开展相应的治疗，以及时对患者的病情进行控制，促进其早日康复，并避免疾病的广泛传播。

（二）严格消毒，控制疫情

医务人员要树立对自身、患者和他人高度负责的精神，强化无菌意识和预防观念，严格执行各类传染病防治规范所规定的消毒隔离制度；要向处于隔离期的患者及其家属讲明传染病的相关隔离制度，使其积极配合，以防止交叉感染和疾病的扩散。

（三）强化预防，教育公众

由于传染病具有传染性、流行性等特点，对社会的危害较大，所以医务人员在治疗传染病患者的过程中也要具备社会预防保健意识，本着既要对患者个体负责也要对社会负责的态度，发现疫情或传染源后及时向卫生防疫部门报告，并采取积极的预防措施。同时，医务人员还要利用各种时机和形式，向患者、患者家属和社会开展传染病预防保健知识的宣传工作，以提高全民预防保健意识。

（四）端正态度，爱岗敬业

传染病科的诊疗工作有一定的职业暴露危险，尤其是重大疫情发生时，甚至可能危及生命，但这一工作不仅关系到患者的健康利益，更关系到广大人民群众的健康利益。因此，医务人员要端正工作态度，热爱本职工作，具备不畏艰险、无私奉献、忠于职守、全心全意为患者和人民群众服务的人道主义精神。此外，医务人员还应积极参与医学科学研究，不断探索传染病的发生和变化规律，用当代科学技术探索各种防治方法和措施，以预防传染病的发生和传播。

（五）尊重患者，关爱心理

传染病患者容易产生较大的心理负担和压力，一些隔离措施也会使患者产生自卑、恐惧、孤独等消极情绪。因此，医务人员要充分尊重和体谅患者的情况，尽量满足患者的心理需求，给患者以人道主义的关怀和温暖，帮助患者消除思想顾虑和不良情绪，保持良好的心理状态。

三、精神科诊疗的伦理要求

精神疾病是指在各种生理、心理和社会环境因素的影响下，个体的大脑机能活动发生紊乱，导致认知、心境和行为等活动发生不同程度障碍的疾病。精神科诊疗由于与其他科室的诊疗相比常有较大的差异，因此对精神科医务人员常有着特殊的诊疗伦理要求。在精神科诊疗中，医务人员应遵循以下伦理要求。

（一）慎重诊断，坚持原则

医务人员诊断精神疾病时要慎重，必须细致、完整地收集患者的病史、检查结果，认真、仔细地进行精神检查，并进行充足的严密观察后，才可做出诊断，以免错误地给患者戴上精神疾病的“帽子”，使其无端承受各种精神压力和不必要的治疗。

因精神疾病患者在司法上有一定的免责权利，个别患者可能会出现诈病或夸大症状的情况，所以医务人员必须尽可能通过多种途径了解患者病情的真实情况，坚持原则，慎重出具精神疾病诊断书。医务人员若受权力、金钱的诱惑或外界的干扰，做出虚假的诊断和证明，不仅有悖于职业道德，还可能违反法律。

（二）辩证分析，合理治疗

随着科学的进步和诊疗技术的发展，精神疾病的治疗方法和治疗手段都取得了长足的进展。这就要求医务人员坚持辩证的观点和思维，从患者的具体情况和医院的具体条件出发，为患者采取合理的治疗措施。能采用温和而无不良反应的心理治疗的，就尽量不采用药物治疗；能采用药物治疗的，就尽量不采用手术治疗。

此外，精神疾病患者常有异常的行为表现，有时甚至会出现攻击他人或危害社会的行为。为避免这类患者对他人或社会造成危害，医务人员必要时可以采取强迫治疗或限制行为等措施来约束患者。但是，绝不能滥施强迫治疗和约束措施，或者把这些措施作为报复、恐吓、威胁患者的手段，更不允许随意用禁闭或暴力约束患者。

（三）尊重患者，保护患者

在精神科诊疗中，医务人员应做到热情、耐心、温和，不得训斥或恐吓患者，不得歧视、耻笑、惩罚患者，要充分尊重患者的人格，公正、平等地对待患者。当患者的自我认知有一定的恢复后，医务人员应向其耐心说明、解释治疗的必要性、科学性和合理性，充分听取患者的合理要求和诉求，尊重患者的意见。

精神疾病患者虽然有认知、情感、行为等方面的障碍，但其仍享有被人道主义保护的权利、基本医疗权、基本人权等。因此，精神科医务人员要以高度负责的人道主义精神保护患者，保护患者一切应得的权利不受侵犯。

（四）言行规范，慎独自律

精神疾病患者对疾病缺乏自知力，对治疗也无法做到监督和知情同意，这就要求医务人员具备高度的责任心，无论有无他人监督，都自觉履行对患者的责任，做到言行规范、慎独自律。

例如，医务人员对异性患者进行体格检查时，要有与患者同一性别的医务人员陪同；

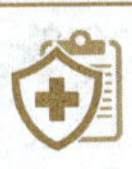

在与患者相处过程中，医务人员要态度自然、端庄、亲疏适度，以免患者产生误解；有些患者因为疾病可能会对异性医务人员产生钟情妄想（没有事实根据，患者却坚信别人深爱着自己的一种精神病理状态），对此，医务人员要理解患者的病态行为，主动拒绝并进行耐心的说服和治疗。此外，在诊疗过程中，精神科医务人员要自尊自爱，在任何情况下都不得利用其特权或患者的异常心理和行为来图谋私利、违法乱纪。

（五）保护隐私，妥善处理

对患者的个人生活经历、婚姻状况、家庭背景、工作情况、各种病态观念和行为等信息，医务人员应保密并妥善保存。但是，当这类信息涉及法律与国家安全时，医务人员应按法律程序和组织程序提供给相关部门。此外，医务人员之间为了明确诊断和治疗而相互提供资料、讨论患者病情是允许的，这不属于保密范畴。

（六）忠于职守，切实履责

许多精神疾病患者缺乏自理能力，对自己的处境缺乏正确的认识，不能预料自己的行为后果，常做出危险的行为（如吞服异物等）而不自知。因此，医务人员必须严守工作岗位，严密观察患者的行为和病情变化，以防发生意外。

此外，医务人员除服务于医院门诊、病室的患者外，还应积极开展和参与精神卫生公益活动，履行相应的社会道德责任，如开展精神卫生知识宣教、精神卫生咨询服务和精神卫生保健服务等。

四、妇产科诊疗的伦理要求

从严格意义上来讲，产科中正常妊娠分娩的女性不属于患者，但是医务人员在为她们提供医疗服务的时候，也把她们作为通常意义上的患者来对待。在妇产科诊疗中，医务人员应遵循以下伦理要求。

（一）尊重患者，保护隐私

医务人员要尊重患者的人格，在问诊时态度严肃、用语文明，自然流露出对患者的尊重、同情和理解，同时，对其所患疾病的性质、原因、发展程度、预后状况等信息严格保密。此外，男性医务人员为患者做妇科检查或操作时，应有女性医务人员在场。

进德修业

一位年轻的未婚女性因子宫出血过多而住院，该患者主诉子宫出血与她的月经周期较长有关。该患者在住院期间，与一位实习的医学生相处得较好。在一次聊天谈及病情时，该患者说：“我有事情想和你说，你能为我绝对保密吗？”在医学生保证为该患者保密的前提下，该患者说自己其实是在自服流产药物后出现的子宫出血不止。

在此案例中，这位实习的医学生应怎样做？请以小组为单位进行讨论。

（二）严守规程，知情同意

医务人员在为患者做妇产科检查或操作时，要严格遵守操作规程，并做到检查、操作前患者知情同意，尤其是有可能产生不良影响的药物或手术，必须事先告知患者并让其签署相应文件。同时需注意，在进行人工流产、引产、绝育手术时，应严格按规章制度施行，不得为谋取私利而为孕妇非法终止妊娠等。

（三）审慎严谨，科学诊疗

产科工作往往涉及产妇及婴儿两代人的健康和安全，因此医务人员对孕产妇的诊断、治疗要慎重，用药时要严格掌握适应证和剂量，防止或减少出现副作用。同时，医务人员要做好产前保健服务工作，对孕妇做好全面检查，对其可能发生的情况做好充分预测。

（四）不辞辛苦，不畏污秽

孕妇分娩在时间上具有不确定性，昼夜都有可能发生，使得医务人员经常不能按时就餐和休息，较为辛苦；同时，医务人员常要接触羊水、血液、粪便等污物，还要进行产后恶露观察等工作。因此，医务人员必须具有不怕累、不怕脏的献身精神，才能做好妇产科诊疗工作。

五、老年病科诊疗的伦理要求

老年病科主要是对老年病进行诊断和治疗。老年病具有临床症状不典型、起病隐匿、易发生多脏器衰竭、治愈率低及多种疾病并存等特点，对医务人员的医术和医德都有较高的要求。在老年病科诊疗中，医务人员应遵循以下伦理要求。

（一）尊重患者，维护权益

老年病患者往往生活经验丰富，对家庭和社会做出了一定贡献，理应受到晚辈、医务人员和社会的尊重，享有合理的权益。老年病患者也常对被尊重感表现出更高的要求。但由于老年病患者身体功能老化、疾病缠身，处于弱势地位，其尊严易缺失、权益易被侵犯。因此，在诊疗过程中，医务人员要理解老年病患者对尊重的需求，称呼老年病患者要有敬意，与老年病患者沟通要有诚意，尊重其人格，维护其各种合法权益。

（二）转变理念，科学治疗

老年病多为慢性病，其最佳的处理原则是行为矫正和饮食管理，而不是在病情加重时再进行临床治疗。医务人员应转变治疗理念，以向老年病患者传递正确的健康生活方式为重，处理好老年病患者管理和治疗的辩证关系，避免过度医疗。

老年病往往病情复杂，且病情多随年龄增长呈进行性加重。医务人员应全面考虑，给予老年病患者有针对性的科学治疗，同时应尊重老年病患者及其家属的意愿。例如，对于长期患病或生活不能自理的老年病患者，医务人员应提供持续的医疗关怀和心理支持；对于病情不可逆转的老年病患者，医务人员应处理好治疗效果与生命质量、医疗费用的关系，若其家属要求不惜一切代价为其进行治疗，则应先耐心地进行解释和劝导，使家属尽量转变理念，接受支持疗法。

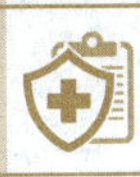

（三）关心患者，干预心理

老年病患者多情绪不稳定，易波动、易多疑，缺乏康复的信心，这些都会影响病情的控制和疾病的转归。因此，医务人员在诊疗过程中要注意老年病患者的心理变化，耐心做好解释、安慰、劝导工作，及时进行积极有效的心理干预。

六、美容整形外科诊疗的伦理要求

随着人们生活水平和质量的不断提高以及美容医学科技的不断进步与发展，美容整形已成为现代人追求美丽、完美、时尚、潮流的一种方式。在此过程中，不可避免地会出现一些伦理问题，也会对从事美容整形的医务人员提出新的伦理要求。在美容整形外科诊疗中，医务人员应遵循以下伦理要求。

（一）坚持无伤，尊重隐私

在诊疗过程中，医务人员要坚持不伤害原则，具体做到以下几点：① 医务人员不能因个人或医疗卫生机构的利益而使美容整形者“过度医疗消费”，即不能使美容整形者蒙受经济利益的损失；② 医务人员要尊重美容整形者的人格尊严，尊重其基本权利；③ 医务人员应避免因诊疗技术使用不当而对美容整形者造成身体或精神上的伤害。

同时，医务人员要充分认识与尊重美容整形者的隐私权。具体而言，医务人员要树立保护美容整形者隐私的意识，未经美容整形者本人或其监护人同意，不得向第三方泄露其病历资料，不得在非学术性刊物上公布其术前、术后的照片等。

（二）言行谨慎，做好疏导

除器官、组织不够美观外，有的美容整形者还会存在形态异常。因此，医务人员的言行举止要谨慎，避免任何讥笑或者歧视的言行。同时，医务人员还要主动与美容整形者交流，了解和发现其心理问题和需求，以及时消除其压抑、焦虑等消极心理，帮助其树立信心，确保手术的顺利进行。

此外，美容整形者对手术的效果会有一个较长的认知和适应阶段。医务人员要掌握美容整形者在不同阶段的心理特征，适时与其沟通，耐心倾听其感受和诉求，使其充分表达内心的需求。

（三）不辞辛苦，关心帮助

美容整形者的需求复杂、美容整形诊疗方案精细，因此美容整形外科工作较为繁重，要求医务人员具有不辞辛苦、担当奉献的精神。同时，因某些组织结构损伤和改变，美容整形者的饮食、排泄等会受到不同程度的影响，需要医务人员针对每一个美容整形者的具体情况做好生活指导、关心和帮助。此外，医务人员还要及时向美容整形者宣传手术前后的检查、康复等有关知识和注意事项，并对美容整形者提出的疑问给予耐心和详细的解答。

（四）勤于研究，精益求精

美容整形外科是一门新兴学科，医务人员必须勤于拓展有关理论知识，提高自身的医学、美学和心理学等知识水平；同时，在熟练掌握操作的基础上，不断钻研新技术、新方法，使技术精益求精，以最大限度地为美容整形者带来满意的效果并尽可能地减轻手术的痛苦。

七、临床营养科诊疗的伦理要求

临床营养科是医疗卫生机构内独立开展临床营养诊疗服务的科室。临床营养诊疗是指根据营养学原理，通过控制膳食或营养供给治疗或缓解疾病，增强其他治疗措施的临床效果，以加速患者康复的治疗方法。在临床营养科诊疗中，医务人员应遵循以下伦理要求。

（一）以患者为中心，维护患者利益

在诊疗过程中，医务人员需根据客观的营养评价结果，为患者选用合理的营养治疗方式，应熟练掌握适应证、注意禁忌证、防治并发症。采用膳食治疗时，食谱要有季节性，还要照顾患者的特殊饮食习惯、民族风俗和宗教信仰等。同时，医务人员对肠内外营养的必要性等要有充分的认识，非必要不能滥用，更不能因片面追求效益而滥用。

（二）尊重患者权利，做到知情同意

在开展营养诊疗前，医务人员应向患者详细讲明营养治疗的方式、流程、注意事项及费用等情况，患者有权力决定是否接受营养诊疗、接受何种营养诊疗及何时开始施行，医务人员应尊重患者的选择和决定。在未对患者告知及解释的情况下，医务人员无权擅自对患者进行任何营养治疗。

（三）掌握营养知识，科学调制膳食

医务人员要掌握营养学、临床营养学等基础理论，熟练运用营养风险筛查、营养评价、营养诊断和营养治疗等技能；要定期营养查房，了解患者的病情、饮食习惯及对饮食的意见与要求，制订有针对性的膳食计划；要做好营养知识的宣传，使患者了解营养与健康的关系，以及营养诊疗的临床意义。

（四）遵守规章制度，保持廉洁自律

医务人员要严格遵守医院和科室的规章制度，以服务患者为中心，为患者提供合乎治疗原则及卫生要求的膳食；要考虑患者的经济情况，避免增加患者的经济负担；要严格管理采购、储存、制作膳食；要反复核查膳食运送、分发，避免出现差错。此外，医务人员应警惕病态的、神化的养生迷信，宣传健康的营养方式和科学的养生观念。

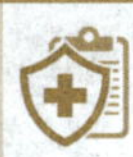

以测促学

一、单项选择题

1. 下列选项中，不属于临床诊疗伦理原则的是（　　）。

A. 及时原则　　B. 准确原则　　C. 有效原则

D. 价值原则　　E. 最优化原则

2. 在进行辅助检查时，医务人员应遵循的伦理要求不包括（　　）。

A. 严格掌握适应证

B. 结合临床症状进行辅助检查

C. 广泛依赖辅助检查

D. 简单的检查先于复杂的检查

E. 依据患者病情的需要决定做什么检查

3. 医生在问诊过程中，错误的做法是（　　）。

A. 认真倾听，适当反馈

B. 不随意打断患者的思路

C. 使用通俗易懂的语言询问病史

D. 及时控制患者不良情绪的宣泄

E. 不强迫患者回答隐私问题

4. 患者，女，52 岁，因子宫肌瘤行子宫全切术。术中，医生发现该患者的左侧卵巢异常，在未征得患者及其家属同意的情况下就将左侧卵巢与子宫一并切除。术后，该患者恢复良好。在此案例中，医生违背的临床诊疗伦理原则是（　　）。

A. 及时原则　　B. 准确原则　　C. 最优化原则

D. 保密守信原则　　E. 知情同意原则

5. 患者，女，32 岁，孕 29 周，因胸闷、胸痛入院治疗。经查，该孕妇患有心脏病，院方会诊后认为该孕妇不适合继续妊娠，并将会诊意见和妊娠风险充分告知患者及其家属。结果，该孕妇经与家属商量，愿意冒生命危险继续妊娠。在此案例中，医生正确的做法是（　　）。

A. 尊重患者意见，并提供密切随访

B. 尊重患者意见，并告知其后果自负

C. 为保胎儿健康，停止心脏病药物治疗

D. 强行实施引产术，以保全孕妇生命

E. 要求家属同意对孕妇实施引产术

二、判断题

1. 医生应为患者选择安全无害、疗效最佳、痛苦最小、耗费最少的治疗方案。（　　）
2. 为了帮助患者节约医疗费用，医生应尽量避免为患者使用辅助检查手段。（　　）
3. 在为患者进行药物治疗的过程中，为尽快取得疗效，医生应加大用药剂量。（　　）
4. 必要时医务人员可以采取强迫治疗或限制行为来约束精神疾病患者。（　　）

三、简答题

1. 临床诊疗的伦理原则有哪些？
2. 问诊的伦理要求有哪些？
3. 医务人员手术前应遵循哪些伦理要求？
4. 在临床急救工作中，医务人员应遵循哪些伦理要求？

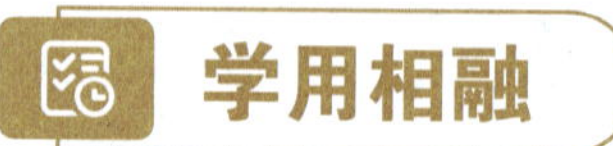

学用相融

临床诊疗，新时代呼唤新作为

【活动背景】

随着生活水平的提高，人民群众对健康有了更高的要求，对多元化、多层次的医疗服务需求日益增加，不仅要求看得上病、看得好病，还要求看病更舒心、服务更体贴。因此，就医体验和感受成为患者及其家属关注的重点问题。提升就医体验，需要医务人员持续提高服务质量；改善就医感受，需要医务人员进一步优化服务意识。

【活动内容】

为提高临床诊疗的服务质量，进一步优化服务意识，请以小组为单位，以“临床诊疗，新时代呼唤新作为”为主题和口号，结合所学知识并查阅相关资料，制作一份宣传册。具体要求如下：

（1）宣传册内容应包含医务人员在临床诊断和治疗过程中应遵循的伦理要求。

（2）宣传册需采用图文结合的形式，所选图片应清晰、美观，文字需通俗易懂。

（3）制作完成后，各组依次在班内进行展示，全班同学共同选出一份最优宣传册。

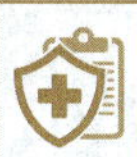

学识评价

结合自身的学习情况，按照表 6-1 中的评价标准对本章的学习成果进行自评，并请老师进行评价。

表 6-1　学习成果评价表

<table>
<tr><th rowspan="2">评价项目</th><th rowspan="2">评价标准</th><th rowspan="2">分值</th><th colspan="2">评价得分</th></tr>
<tr><th>自评分</th><th>师评分</th></tr>
<tr><td rowspan="5">知识</td><td>了解临床诊疗伦理的含义</td><td>5</td><td></td><td></td></tr>
<tr><td>掌握临床诊疗的伦理原则</td><td>15</td><td></td><td></td></tr>
<tr><td>掌握临床诊断（问诊、体格检查、辅助检查）的伦理要求</td><td>15</td><td></td><td></td></tr>
<tr><td>掌握临床治疗（药物治疗、手术治疗、心理治疗、康复治疗）的伦理要求</td><td>15</td><td></td><td></td></tr>
<tr><td>熟悉特殊诊疗情景及特殊科室诊疗（临床急救工作、传染病科诊疗、精神科诊疗、妇产科诊疗、老年病科诊疗、美容整形外科诊疗、临床营养科诊疗）的伦理要求</td><td>10</td><td></td><td></td></tr>
<tr><td rowspan="2">能力</td><td>能够提高运用诊疗伦理知识分析和解决临床伦理问题的能力</td><td>10</td><td></td><td></td></tr>
<tr><td>能够端正学习态度，课前预习相关知识，课中积极参与课堂互动，课后认真完成“以测促学”和“学用相融”</td><td>10</td><td></td><td></td></tr>
<tr><td rowspan="2">素质</td><td>能够树立以人为本、以患者为中心、以健康为中心的意识，切实维护患者身心健康</td><td>10</td><td></td><td></td></tr>
<tr><td>能够怀救苦之心、做苍生大医，努力为人民群众提供更加优质高效的健康服务，切实提升人民群众就医的获得感、幸福感、安全感</td><td>10</td><td></td><td></td></tr>
<tr><td colspan="2">合计</td><td>100</td><td></td><td></td></tr>
<tr><td colspan="3">总分（自评分×40%＋师评分×60%）</td><td colspan="2"></td></tr>
<tr><td>自我评价</td><td colspan="4"></td></tr>
<tr><td>教师评价</td><td colspan="4"></td></tr>
</table>

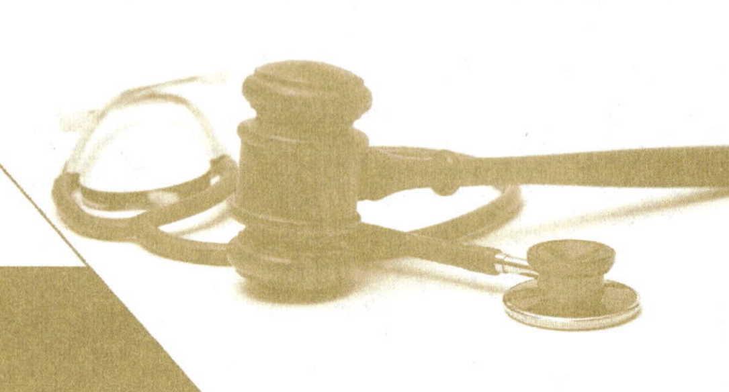

第七章

护理伦理

学习目标

知识目标

- 了解护理、护理伦理、基础护理、整体护理、心理护理、社区保健护理的含义，护理伦理的作用。
- 熟悉基础护理、整体护理、心理护理、社区保健护理的特点。
- 掌握临床护理工作的伦理原则，基础护理、整体护理、心理护理、社区保健护理的伦理要求，门诊护理伦理、急救护理伦理、特殊人群（精神疾病患者、老年病患者、儿科患者）护理伦理的要求。

能力目标

- 通过学习本章知识，能够提高解决护理伦理实际问题的能力。

素质目标

- 深化“以患者为中心”的理念，秉承和弘扬南丁格尔人道、博爱、奉献的精神。
- 践行崇高的职业使命，力求在平凡岗位干出不平凡的事业，以优质服务增进人民的健康福祉。

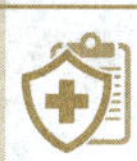

情景导入

患者张某因车祸入院。经检查发现，张某脑干受到严重挫伤，胰腺、左肾、肋骨均受到不同程度的损伤，处于深昏迷状态，生命危在旦夕。经过一系列的救治，医院将张某从死亡线上拉了回来。但是张某父母双亡，未婚，车祸后无亲人照顾。为了抓住有利的治疗时机，促进张某早日康复，护士长决定亲自带领护士小王护理张某。在张某昏迷期间，护士长和护士小王每天陪他说话，为他做康复按摩、擦拭身体，此外，还给他理发、刮胡须。一个多月后，张某奇迹般地睁开了眼睛，甚至能开口说话，让护士长和护士小王惊喜万分。

思　考：

请对上述案例中护士长和护士小王的行为进行伦理分析，并思考护士在临床护理工作中应遵循怎样的伦理原则？

在现代，护理已成为一个专门的医学学科和神圣的职业，它既受整个医学发展的引领，又有其相对独立的特殊性。护理工作是临床卫生工作的重要组成部分，它与医疗工作共同承担着人类的疾病预防、健康保健、疾病治疗、康复等任务，在治病救人、促进人民群众身心健康方面承担着重要责任。护理质量的高低直接关系到患者的生命安全和身体健康，而护理质量取决于护士自身的专业技术水平和道德素养。因此，提高护士的伦理认识、加强护士的护理伦理教育，具有重要意义。

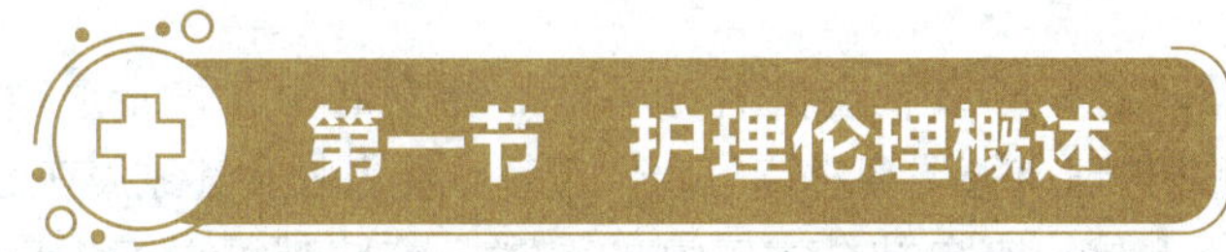

第一节　护理伦理概述

一、护理与护理伦理的含义

（一）护理的含义

“护理”一词源于拉丁文 nutricius，原意为抚育、抚养、保护、照顾幼小、照顾老幼病弱等。字典上的含义为配合医生治疗、观察和了解患者的病情并照顾患者的饮食起居等；还有一层含义是保护、管理，使不受损害。

（二）护理伦理的含义

护理伦理是指护士在从事护理工作时应遵循的道德原则和规范。它以维护患者和社会的利益等为判断善恶的标准，依靠内心信念、社会舆论和传统习惯等力量，来调节护士与患者、护士与其他医务人员以及护士与社会之间的关系，同时解决护理实践中的道德问题。

二、护理伦理的作用

（一）有利于提高临床护理质量

护理工作内容多、工作量大、责任重、要求高，护理工作的好坏不仅影响医疗卫生机构的声誉，还直接影响患者的生命和健康。而具备良好的护理道德是护士做好护理工作、提高临床护理质量的基础和条件。护士只有遵循护理伦理要求，培养良好的护理道德，才能具有高度的责任感，才能真诚地关心、爱护患者，从而提高临床护理质量。

（二）有利于建立良好的护理人际关系

护士在护理工作中要面临多重复杂的人际关系，其中主要包括护士与患者及其家属的关系、护士与其他医务人员的关系。护理伦理要求护士以良好的服务态度和言行举止为患者提供服务，尊重患者的人格尊严，有利于建立良好的护患关系。同时，护士遵循护理伦理的要求，也能加强与其他医务人员之间的团结协作，形成一种团结融洽的工作氛围，有利于建设良好的医际关系。

（三）有利于自我完善和成长

护士的自身素质包括政治素质、思想道德素质、专业素质、心理素质等，这些素质是护士健康成长、全面发展所需要的。护理伦理可以帮助护士树立努力成为德才兼备、全面发展的护理人才的职业目标，从而不断努力学习护理知识、熟练掌握护理技能，实现自我完善和自我成长。

（四）有利于全社会的精神文明建设

护士的服务对象广泛，涉及社会的各行各业、男女老少。护士遵循护理伦理要求，用精湛的技术、高尚的护理道德认真对待每一位患者，使患者及其家属在心理上得到安慰，切身感受到来自医务人员、来自社会大家庭的温暖。这些都可以产生良好的社会效应，并在一定程度上推动整个社会的精神文明建设。

三、临床护理工作的伦理原则

（一）患者至上

患者至上是指护士在临床护理工作中要始终以患者为中心，把患者的利益放在首位。具体而言，就是在临床护理工作中，护士要同情、关心、体贴患者，急患者之所急、想患者之所想、应患者之所求，尽最大努力救治患者、照护患者，帮助患者战胜疾病、恢复健康。

（二）尊重患者

尊重患者是指护士在临床护理工作中要尊重患者的人格，不能歧视患者，不能对患者进行嘲讽、侮辱和谩骂；要尊重患者的自主选择权，让患者真正自主地选择和决定护理服务项目；要尊重患者的隐私权，对患者的病史、生理缺陷等信息要加以保护，不能随意泄露。

（三）关怀照顾

关怀照顾是指护士在临床护理工作中要以端庄的仪表、自然而真诚的微笑、温和的

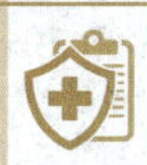

眼神与语言、恰到好处的肢体行为、关心体贴的态度、热情周到的服务、熟练的业务技能来服务患者，使患者保持愉悦的心情，促进患者的身心康复。

（四）审慎勤勉

审慎勤勉是指护士在临床护理工作中要处事慎重、认真负责、一丝不苟，要严格遵守规章制度和操作规程，自觉履行岗位职责；要勤于观察患者、勤于动手操作、勤于沟通交流、勤于巡视病室，主动、热情、周到地为患者服务。

（五）团结协作

团结协作是指护士在临床护理工作中要有一定的组织和协调能力，在患者的治疗及护理中能与其他医务人员密切配合、相互协调，以共同为患者的健康服务。

大医精诚

黎秀芳：魂系黄河的“提灯女神”

黎秀芳是我国现代科学护理事业的奠基者和我国军队首位南丁格尔奖获得者。她为护理事业呕心沥血，共培养了 5 000 多名护理人才，先后获得“模范护理专家”“全国模范护士”“国际医学成就奖”等多项荣誉。去世后，还被追授“爱党为民模范护理专家”荣誉称号。

20 世纪 50 年代初，黎秀芳和她的同学张开秀创造性地提出“三级护理”理论（根据病情把患者分为危重患者、重患者、轻患者三个护理等级，后演变为一级、二级、三级三个护理等级）和“三查七对”护理制度（“三查”指的是操作前查、操作中查、操作后查，“七对”指的是查对床号、查对姓名、查对药名、查对剂量、查对时间、查对浓度、查对用法）。这两项沿用至今的理论和制度将我国的临床护理工作由无序引向有序，奠定了中国现代科学护理的基础。为给患者一个安静的休息、疗养环境，她们还提出了护士不能在语言上、动作上给患者以恶性刺激的“保护性医疗制度”设想，还将一块“走路轻、说话轻、关门轻、操作轻”的牌子挂在医院的走廊里……

1981 年，黎秀芳赴外探亲，80 多岁的继母希望她留下来，她却说：“我的事业在祖国。”1997 年，黎秀芳获得第 36 届南丁格尔奖，成为我国军队第一位获此殊荣的医务人员。

黎秀芳一生节俭，但她曾悄悄捐款 20 多万元人民币，帮助孤残儿童治病疗伤。临终前，她又捐出数十万积蓄设立“为兵服务奖励基金”。为了护理事业，黎秀芳无怨无悔。

黎秀芳去世后，她的二弟将她的一部分骨灰埋在父亲身边，其余的则按照她生前的要求埋在了黄河岸边……

在黄河之滨，黎秀芳永远是军民心中的“提灯女神”。

资料来源：田延华，《黎秀芳：魂系黄河的“提灯女神”》，新华网，2020 年 2 月 23 日，有改动

第二节 一般护理伦理

一般护理伦理主要包括基础护理伦理、整体护理伦理和心理护理伦理。

一、基础护理伦理

（一）基础护理的含义与特点

1. 基础护理的含义

基础护理是临床各专科护理的基础，是指为满足患者的生活、生理、治疗疾病和恢复健康等需求所采取的基本护理措施。基础护理的内容包括生活护理（如清洁护理、饮食护理、排泄护理等）、确保患者的安全与舒适、观察与测量生命体征、预防医院内感染、各种给药及临终关怀等。

2. 基础护理的特点

（1）常规性

基础护理是各科室护士进行的常规性护理工作，包括最基本的护理操作项目与服务，如日常生活的护理、生命体征的测量、药物的发放、静脉输液、标本采集与送检等，是每个科室都会开展的日常性护理工作，具有常规性、经常性、重复性的特点。此外，基础护理的常规性还体现在制度的常规性上，例如，每个科室每日都要施行护士交接班制度、医嘱查对制度、消毒隔离制度、探视制度等制度。

（2）连续性

基础护理工作具有按时、按日、按周循环往复运作的特点，这就决定着基础护理工作需要换人不换岗，始终不间断地进行，以确保工作的连续性。在此基础上，通过口头交班、床旁交班及交班记录，护士能够时刻掌握患者的病情、心理等动态变化，能够随时采取针对性的护理措施，并能够及时地向医生提供调整治疗方案的依据，以促进患者尽快康复。

（3）服务性

基础护理的基本任务和内容是为患者提供治疗所需的生活与技术服务，如观察患者的病情、观察与测量患者的生命体征、采集临床检查标本等。

（4）科学性

基础护理是以医学、护理学等医学科学理论为依据，并运用多学科知识和护理技能为患者服务的。例如，为患者实施生活护理是根据疾病导致的生理变化进行的，它与照顾正常人的生活是根本不同的，是要根据相关科学理论展开的。护士只有掌握科学的理论，运用科学的方法和技能，才能正确实施基础护理，促进患者康复。

（二）基础护理的伦理要求

护士在基础护理工作中应遵循以下伦理要求。

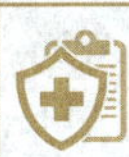

1．热爱专业，爱岗敬业

基础护理规范

基础护理是一项平凡、琐碎而又繁重的工作，要想做好这份工作，护士需要热爱护理专业，热爱基础护理工作，同时需要爱岗敬业，把精力集中在本职工作上，努力自觉提高基础护理理论水平、专业技术及操作技能水平。

2．认真负责，一丝不苟

基础护理的科学性很强，护士要以严肃认真的科学态度对待各项具体工作，要严格执行各项操作规程，切不可草率行事、无视规章制度或机械地执行医嘱。

3．团结合作，协调一致

为达到治病救人的共同目的，护士与其他医务人员，尤其是与医生，必须团结合作、协调一致。护士与其他医务人员之间的合作是相互的，护士不能以自我为中心，要以积极主动的态度进行沟通和交流，这样才能达到实质的、良性的、和谐的合作。

进德修业

某患者因脑出血行开颅手术，术后被送至监护室。凌晨5时，护士发现该患者突然出现呼吸急促、双侧瞳孔不等大等异常现象，于是迅速报告医生、连接呼吸机，并做好了二次手术的准备。后经医生开颅证实，患者脑部又一动脉破裂出血。由于发现及时，医护配合密切，该患者成功得救。

请以小组为单位，对上述案例中护士的行为进行伦理分析。

二、整体护理伦理

（一）整体护理的含义与特点

1．整体护理的含义

整体护理是指以患者为中心，以现代护理观为指导，以护理程序为基础，根据患者生理、心理、社会等多方面的需求，对其进行身心整体护理，并把护理程序系统化地运用到临床护理和护理管理的护理工作模式。它的目标是根据患者的生理、心理、社会、文化、精神等多方面的需求，为患者提供全方位的帮助和照护。

整体护理这种新的护理模式，使护理观念从过去的以疾病为中心的护理模式转变为以患者为中心的身心整体护理模式。

2．整体护理的特点

（1）以现代护理观为指导，强调整体性

现代护理观包括以下内容：① 强调人的生理、心理、社会、文化和精神层面的整体性。在护理过程中，护士需要综合考虑患者的身体状况、心理状态、社会关系和精神信仰等多方面因素，以提供适合患者的最佳的整体化护理。② 护理不再仅仅局限于疾病的治疗和身体的恢复，而是扩展到预防疾病、维持健康、减轻痛苦和提高生活质量等更广泛的领域。③ 护理的服务对象不再仅仅是住院患者，还包括社区中的老年人、慢性病患者、残疾人等需要长期护理的人群。④ 护士的职能不再是单纯地照顾患者，还包括管理、协调、健康教育、促进康复等。⑤ 护理更加注重实证基础，强调科学研究在护理实践中的应用，以不断提高护理服务的质量和效率。整体护理就是根据上述观点开展的护理服务，具有很强的整体性。

（2）以护理程序为核心，突出专业性

整体护理以护理程序为核心，对患者进行身心整体护理。护理程序包括护理的评估、诊断、计划、实施、评价和修订等阶段，为护理工作提供了动态的、连续的、有反馈的科学工作方法，改变了以往护理工作主要靠医嘱的被动工作局面，体现了现代护理工作的科学性、独立性和专业性。

（3）护理环节系统化，增强主动性

整体护理包括护理哲学、护士的职责与行为评价、患者出入院评价、标准护理评价、标准教育计划及护理品质保证等多项环节，且每个环节均以护理程序为框架环环相扣，是一个系统化的体系。同时，在这个体系中，护理工作由被动执行医嘱转变为主动设计和执行护理方案，由简单的“汇报病情→接受医嘱→执行医嘱”向独立制订、实施护理计划，实行生理、心理、环境、情感结合的全方位护理转变。在整体护理中，护士依靠自己的专业知识、经验和智慧做出独到的分析、评估和判断，并自主、独立地思考和解决患者的各种护理问题，体现出更强的主动性。

（二）整体护理的伦理要求

护士在整体护理工作中应遵循以下伦理要求。

1. 以患者为中心，全面关心患者

整体护理是以患者为中心、以现代护理观为指导、以护理程序为基础的一种护理工作模式。因此，在整体护理工作中，护士要以患者为中心，一切从患者利益出发，为患者提供全方位的优质护理服务。为此，护士要全面关心患者，多与患者进行沟通交流，多了解患者的想法及需求，多了解患者的生活习惯、行为方式、心理状况等，以制订适合患者特点的、有针对性的全方位的护理计划，帮助患者尽快恢复健康。

2. 工作自觉主动，勇于承担责任

整体护理需要护士主动接触患者，深入地了解患者的全面情况，在此基础上做出护理诊断、制订护理计划，根据护理计划去实施有关的护理措施、做好护理记录，并做出护理效果评价。因此，护士应有自觉主动和勇于承担责任的工作精神，能够在自己的专业领域内独立思考、判断、决策和实施，从而实现整体护理赋予自己的权利和责任。

3. 树立整体意识，工作协调统一

整体护理的开展需要护士树立整体意识，从患者生理、心理、社会、文化等层面的需求出发，全面地考虑护理措施，从而提供整体化护理。同时，在整体护理工作中，从患者生命体征的测量到护理表格的填写，从护理计划的制订到护理效果的评价，护士都要以护理程序为框架，将多项护理工作协调一致地开展，以产生最佳的护理效果。

4. 努力刻苦钻研，积极开拓进取

整体护理使护理工作的重点从以疾病为中心转向以患者为中心，这使护理领域出现了一系列变化：一是改变了护理研究的方向和内容，除了各项护理技术操作外，还要充实

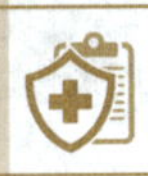

"人"的研究；二是改变了护士的工作任务，护士不再是被动地、单纯地执行医嘱和完成各项护理技术操作，而是在更全面、更系统地了解患者的整体状况后制订并实施个性化的护理方案；三是改变了护士的角色，护士不仅是患者的照护者，还是健康教育者、研究者和管理者。要想适应这些变化，护士要有刻苦钻研的进取精神，不断更新知识、创新开拓，适应学科发展的需求，并努力培养自己的观察、表达、分析、判断和解决问题的能力。

三、心理护理伦理

（一）心理护理的含义与特点

1．心理护理的含义

心理护理是指在临床护理工作中，以心理学知识和理论为指导，以良好的人际关系为基础，按照一定的程序，运用各种心理学方法和技术消除或缓解患者不良心理状态和行为，从而促进疾病转归和康复的护理方法。

2．心理护理的特点

（1）以语言为手段

心理护理主要通过护患之间的沟通与交流来实现。护士通过语言交流，帮助患者消除顾虑、调整心态、解开心结、排遣情绪，使患者心情舒畅，进而促进患者的康复。

（2）以解决患者的心理问题为目的

伴随着疾病的发生和发展，患者在生理上发生器质性病变的同时，也常在心理上出现一些不良反应。甚至有的患者是由心理问题直接导致了生理病变。心理问题必须用心理治疗方法来解决，而心理护理正是一种解决患者心理问题的心理康复疗法。

（3）护理过程须讲究策略

每个患者的每个心理问题都有其独特性，需要独特的解决方法。因此，护士在进行心理护理时应讲究策略，做到因人而异、一患一策。这既需要护士掌握科学的心理学理论，也需要护士掌握一定的人文关怀和沟通技巧。

（二）心理护理的伦理要求

护士在心理护理工作中应遵循以下伦理要求。

1．同情体贴，换位思考

护士应以高度的同情心去理解患者的痛苦和心理问题，关心、体贴患者。在面对不同患者的不同行为或不同反应时，要站在患者的角度思考问题，充分理解患者；要深入了解患者产生心理问题的原因，并根据不同的情况予以心理疏导；要针对患者的具体心理状态开展多样化的心理护理活动，满足患者的需求，帮助患者解决心理上的困扰，以减轻或消除患者的痛苦。

2．了解需求，真诚关怀

患者在患病后会比在健康状态时有更多的心理需求，护士要全面、准确地了解每一位患者的心理特点，根据实际情况满足患者的共性心理需求和个性心理需求；同时应善解人意、宽容悦纳，要给予患者积极的、无条件的真诚关怀，并对患者家属做好解释和指导工作，使患者与其家属齐力对抗疾病。

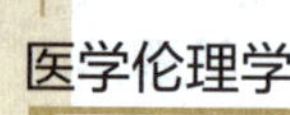

3. 平等尊重，保守秘密

护士与患者之间平等相处、相互尊重，建立良好的护患关系，是进行心理护理的前提和基础。在心理护理过程中，护士要恪守医疗保密的义务，严格为患者保守秘密，绝对不可不顾患者的感受，随意谈论和张扬患者的秘密，否则不仅会影响患者对护士的信任，更会对患者造成极大的伤害。不过，需要注意的是，如果患者的秘密可能危及自身或他人的安全，护士应在一定范围内解密，而不能一味地死守秘密。

4. 增强本领，高度负责

心理护理工作不仅要求护士有丰富的心理学知识，还要求护士有较强的沟通交流能力和较高的心理素质。为做好心理护理工作，护士必须了解专业的心理学知识，熟练掌握心理干预方法，并学习、锻炼与患者进行语言沟通和心理沟通的能力。同时，在护理过程中遇到困难时，护士不应轻易放弃，而要以良好的心态和高度的责任感探索帮助患者的方法，尽快改善患者的心理状况。

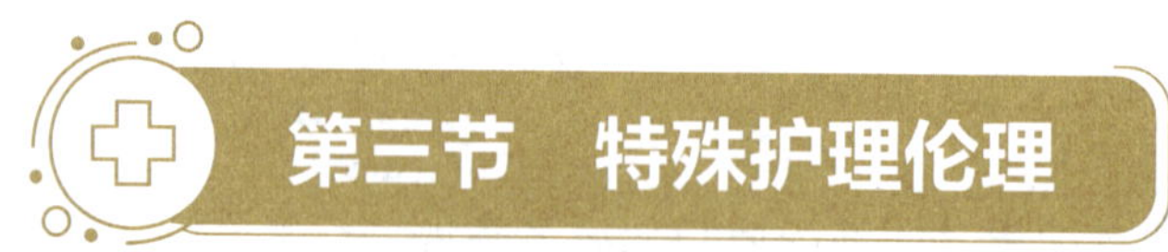

第三节 特殊护理伦理

特殊护理伦理主要包括门诊护理伦理、急救护理伦理、特殊人群护理伦理等。

一、门诊护理伦理

门诊是患者来医院就诊的第一站，也是患者了解医院并对医院产生印象的窗口。一个医院的门诊可直接反映出这所医院的医疗水平和医德医风面貌，也可以折射出医院管理水平的高低。因此，门诊护士应注重医学道德修养，培养良好的医学道德，提升医学道德境界。护士在门诊护理工作中应遵循以下伦理要求。

（一）热情周到，真诚礼貌

门诊患者因身体的病痛来医院就诊，他们都希望得到护士的真诚帮助。因此，门诊护士应充分理解、同情患者，合理安排患者的就诊程序，妥善指导患者就诊，适时地向患者介绍相关疾病的防治知识，热情、周到、真诚、礼貌地为患者服务，以缓解患者紧张、焦虑的心情，使患者感到亲切和温暖。

（二）作风严谨，准确无误

门诊往往存在患者多、患者病情复杂、工作量大等情况，要保证门诊工作顺利开展，门诊护士在护理工作中必须作风严谨、实事求是，坚持护理工作的科学性。同时，要有高超的操作技能，保证操作准确无误，并严格遵守查对制度和消毒隔离制度。此外，要严密观察患者在诊疗、护理中的细微变化，对可疑病情加重或治疗后出现不良反应者，绝不可轻易放过，应立即采取相应措施，以保证患者的安全。

（三）优化环境，维持秩序

优美、安静、清洁、舒适的就诊环境，可以使患者情绪稳定、心情舒畅，可以减轻

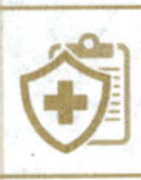

患者紧张和焦虑的情绪，并可以减少交叉感染的机会，从而提高诊疗和护理效果，因此，门诊护士应维持门诊良好的就医环境。同时，护士应保证门诊秩序井然，以提高诊疗效率和质量，同时营造一个良好的环境。

二、急救护理伦理

急救的目的是要在最短的时间内，以最快的速度、最有效的措施，维护患者的生命，其主要作用是控制和缓解患者的急性发作症状，为进一步治疗争取时间。护士在急救护理工作中应遵循以下伦理要求。

（一）争分夺秒，全力以赴

需要急救的患者多病情紧急、危重且复杂多变，时刻会有生命危险。因此，护士在急救过程中要树立“时间就是生命”的观念，做到急患者之所急，争分夺秒，全力以赴，尽全力抢救处于危难之中的患者。

（二）常备不懈，沉着冷静

急救工作中常常会遇到突发紧急状况，这就要求护士要常备不懈、沉着冷静，运用专业知识和经验快速对患者的病情做出准确的判断和恰当的处理，确保患者得到及时、有效的救治，绝不能忙中出乱、乱中出错。

（三）优化技能，强化功底

护士需要不断学习和提高专业技能，不断强化护理基本功，以适应急救工作的多变性和复杂性，保障患者的安全和健康。

（四）同情关爱，呵护心灵

需要急救的患者往往承受着巨大的身体和心理压力，护士要理解、同情患者的痛苦和患者家属的焦虑，给予患者亲切的关怀和照料，同时要多关注患者及其家属的心理需求，给予必要的心理支持和安慰。

三、特殊人群护理伦理

（一）精神疾病患者的护理伦理

精神疾病患者是一个特殊的群体，在失去理智的情况下，他们的行为具有较大的盲目性和不可预料性，常会对自己和他人造成严重的伤害。鉴于精神疾病患者的特殊性，护士在护理精神疾病患者过程中应遵循以下伦理要求。

1．尊重患者

尊重精神疾病患者的人格和权利是精神科护士应当遵循的首要伦理要求。尽管精神疾病患者在发病期间会有很多病态表现，如怪异的思维、无礼的言语或粗暴的行为等，但护士不能对其有任何的歧视、耻笑或惩罚，不能冷漠地对待或责怪他们。相反，护士应以高度的同情心和耐心去对待他们，理解他们的这些行为是疾病的表现，并尽力提供相应的心理和情感支持。

2．保守秘密

护士对精神疾病患者的病情、隐私具有保密责任，不能向任何无关人员泄露。此外，护士也不能向精神疾病患者泄露医院的内部情况，也不能随意透露医务人员的家庭信息及住址，以防意外情况的发生。

3．恪守慎独

多数情况下，护士的工作是独立完成的，因此在护理精神疾病患者这一特殊护理工作中，“慎独”就显得尤其重要。具体而言，无论患者的神志是否清楚，无论是否有人监督，护士都不得马虎行事，必须一丝不苟地按照护理程序自觉、主动、定时、准确、尽心尽责地完成护理工作，不做任何有损患者利益的事情。

4．工作严谨

精神疾病患者的护理工作异常繁杂，要求护士在护理过程中要精细、严谨。例如，护士应按时巡视病房，严守岗位职责；应认真检查病房内有无刀、剪、绳等危险物品；应注意了解和掌握每个患者的思维惯性和行为特点。

5．保障安全

精神疾病患者发病期间可能会出现危险行为。当患者有危险行为时，护士应协助医生采取强制措施来约束患者，但要以保护患者和他人的安全为目的；在患者的危险行为停止后，应立即解除对其的强制约束，严格遵守护理规章制度，以最大限度保护患者的安全。

6．举止端庄

精神科疾病患者的心理状态较为特殊，护士语言、行为、表情的任何变化都可能会引起其情绪的变化。因此，护士在与患者交流时，举止要端庄、稳重。尤其是照护异性患者时，护士更要与患者保持一定的心理距离，对患者态度要和蔼但不可过分殷勤，以免患者产生误会，导致不良后果。

（二）老年患者的护理伦理

进入 21 世纪以来，我国人口老龄化速度加快，老年人的医疗护理需求不断增长，老年护理工作的范围愈发广泛、任务愈发艰巨，这对护士的道德修养提出了更高的要求。总体来说，护士在护理老年患者过程中应遵循以下伦理要求。

1．尊重理解，耐心倾听

老年人由于身体机能减退，多患有各种疾病，加上心理比较脆弱，因此对护士的依赖性较大。护士应充分尊重和理解老年患者，以和蔼可亲、真诚友善、平易近人的态度对待老年患者。在护理过程中，要尊重老年患者的意愿和选择，尊重其人格及生活习惯，不要强求其改变。此外，老年患者可能由于年龄、疾病等原因，言语表达不够清晰或语速较慢，护士要耐心倾听他们的需求和困扰，给予他们足够的时间和空间来表达自己的想法，为他们提供更加贴心的服务。

2．任劳任怨，热情服务

老年患者的护理工作往往比较烦琐，需要护士付出更多的时间和精力。这就要求护士具备高度的责任感和敬业精神。在护理工作中，护士要能够承受工作压力，不辞辛劳地完成各项护理任务，确保老年患者的安全和舒适；同时还要善于应对各种突发情况，

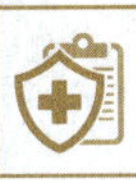

如病情变化、意外事件等，能够及时采取措施，保障老年患者的生命安全。此外，老年患者往往因为年龄、疾病等原因而感到孤独、无助，需要得到更多的关心和支持。护士要热情、友好地与老年患者沟通，了解他们的需求和困扰，主动提供帮助和支持，最大限度地为老年患者提供多角度、全方位的服务，帮助他们树立战胜疾病的信心。

3. 认真细致，鼓励安慰

老年患者身心衰老、反应迟钝，有些可能口齿不清，甚至语无伦次，还有一些疑心重、脾气大、固执己见，不愿意配合诊疗、护理。而老年患者的疾病又相对复杂，容易发生变化。因此，护士要审慎从事、认真细致，加强对老年患者的病情观察，及时发现老年患者病情各方面的细微变化，防微杜渐，积极维护老年患者的身体健康。

此外，老年患者容易患心脑血管疾病及认知障碍疾病，此类疾病一般病程长、易反复，导致老年患者易产生较大的心理压力，严重时可能会出现自暴自弃、悲观失望，甚至绝望厌世的心理。这就要求护士始终以深切的同情心和人道主义精神悉心护理老年患者，多留心老年患者的情绪变化，多开导、安慰、鼓励老年患者，增强他们的心理承受能力，调动他们的主观能动性，激发他们战胜疾病的信心。此外，护士还应该帮助老年患者培养自我护理能力，使其从被动接受卫生保健服务转变为主动管理自己的健康。

老年人生活自理能力评估表

4. 转变理念，做好沟通

护士要树立“患者优先”的服务意识，以患者满意为服务标准，以患者需求为服务目标，做老年患者的守护神。为此，护士必须转变服务理念，从以疾病为中心转变为以患者为中心，关注老年患者的心理健康，加强与老年患者的交流和沟通。

由于老年患者心理比较脆弱、敏感，比较在意护士的态度，所以与老年患者交流时要格外注意礼貌，注意说话的语气、语调和语速。例如，说话时要面对老年患者，以便彼此都能看到对方的面部表情，增强沟通的效果；要用平等的方式与老年患者交流，不要居高临下，以免老年患者的自尊心受到伤害。当老年患者心情不好或感到害怕、恐惧时，护士应多陪伴老年患者，并适当地通过身体接触（如握手）来表达温暖、传递关爱。

（三）儿科患者的护理伦理

儿科患者年幼，多认识不到疾病的影响，也难以诉说自己的感受，给护理工作带来很大的不便。对儿科患者的护理与对成年患者的护理有所不同，护士在护理儿科患者过程中应遵循以下伦理要求。

1. 耐心体贴

儿科患者通常不能自诉病情，而且常常不能有效地配合护士的护理操作。对儿科患者，护士必须要有相当的耐心，要态度和蔼、语气温和、表情亲切，让儿科患者感受到护士对自己的喜爱和善意。此外，可以通过触摸、安抚、宽慰、逗乐、鼓励、表扬等方式，稳定儿科患者的情绪，赢得儿科患者的好感和信赖，建立亲情式护理关系，使儿科患者尽快适应医院环境，以更好地配合医疗护理工作，从而早日康复。

2. 认真负责

儿童的健康成长关系到国家、社会的未来与家庭的美满，更关系到儿童自身的终身幸福，因此护士在护理工作中一定要认真负责、精益求精，要严格按照规章制度和操作规程护理儿科患者，绝不能因护理不当而给儿科患者带来终身的痛苦、伤害或遗憾。

3．严谨细致

由于儿科疾病通常发病急、病情变化快，因此护士要加强巡视，要严谨细致地观察儿科患者的病情变化，如细致地观察儿科患者的精神状态、体温、脉搏、呼吸、吸吮、大小便及啼哭的声音等。儿科患者一个细小的异常表现，都有可能是病情变化的先兆，因此护士不应放过任何一个疑点，及时向医生报告，以免贻误治疗。

0～6岁儿童健康管理观察记录表

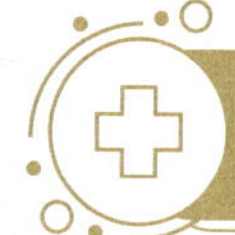

第四节　社区保健护理伦理

随着人们健康观念的更新及社会老龄化进程的加快，单纯的医院诊疗已不能满足广大人民群众的健康需求，尤其是高血压、糖尿病、冠心病、关节炎等慢性病患者，社区保健已成为广大社区居民的必然选择，也是我国卫生改革的重要内容。

一、社区保健护理的含义

社区保健护理又称社区卫生护理或社区护理，是指将护理学和公共卫生学理论相结合，以健康为中心，以社区人群为对象，以促进和维护社区人群健康为目标，集预防、保健、临床护理、康复及健康教育为一体的综合性护理服务。

二、社区保健护理的特点

社区保健护理具有以下几方面的特点：

（1）社区保健护理是第一线的护理服务，是与基层群众最先接触的护理服务，是整个医疗护理体系的门户。

（2）社区保健护理是全方位的综合性护理服务，其服务对象不分年龄、性别和疾病类型，服务内容与范围也极为宽泛，涵盖预防、医疗、康复等多个层面。

（3）社区保健护理是一种协调性服务。提供卫生服务的护士掌握家庭和社区内、外各种资源的情况，并与之建立相对固定的关系，并通过会诊、转诊和咨询等协调性措施调动整个医疗保健体系和社会其他力量共同解决人们的健康问题。

三、社区保健护理的伦理要求

（一）深入基层，热情服务

社区保健护理要求护士深入社会基层，直接面向社区人民群众开展护理服务。在社区保健护理过程中，护士应将社区的每一户、每个人都作为护理服务的对象，并重点关

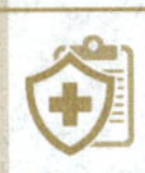

照社区内的老弱病残、儿童及女性的健康，同时开展社区内的健康教育、卫生防疫、康复治疗、紧急救助等多方面的工作。

社区人口结构复杂，各居民的年龄、文化水平、道德修养水平差异较大，对社区保健护理服务的态度和要求也不尽相同。这就要求护士在社区保健护理工作中尊重服务对象，公正地对待每一个人，服务态度热情，举止文明礼貌，宣教耐心细致，审慎地处理各种问题和矛盾，为社区居民提供高质量的护理服务。

（二）钻研技术，全面考虑

社区保健服务是一项综合性服务，因此，护士要刻苦钻研业务，拓宽知识面，具备多个学科的医疗护理知识与技能。例如，为剖宫产术后女性社区保健护理，不仅要掌握成年人的一般保健要点，还要掌握女性的生理和心理护理要点、术后护理要点以及婴幼儿护理要点等业务知识与技能。同时，护士还应在决定护理服务的内容次序及相应的替代服务时，全面考虑，认真权衡利弊，如根据护理对象的经济承受能力选择护理服务项目等。

（三）任劳任怨，真诚奉献

由于社区护理工作以健康教育与健康促进为主，工作效果有明显的滞后性，所以从事社区保健护理的护士常不容易被理解和信任，常会遇到冷言冷语、不配合的情况。对此，护士应任劳任怨、真诚奉献，在工作中认真踏实地做好每项工作，坚持“预防为主”的方针，不为名利、不图回报，坚守岗位、默默奉献。

（四）严守规则，不忘“慎独”

在社区保健护理工作中，护士要严格执行各项规章制度和操作规程，谨慎地开展工作，不能因自己的粗心过失而使护理对象的身心受到伤害；在操作中，要做好用物的清洁或消毒，做到单人单用，防止医源性交叉感染的发生；要有职业防护意识和能力，减少职业伤害，以严谨的科学态度保证自己的安全和健康。在独自执行保健护理任务时，护士更要严格要求自己，秉持“慎独”精神，使自己的工作始终以维护社区居民的健康利益为目标。

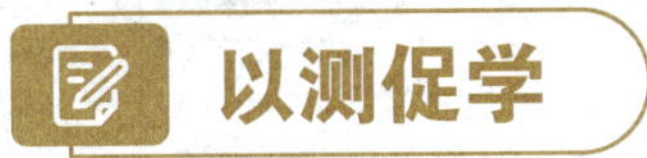

一、单项选择题

1. 临床护理工作的伦理原则不包括（　　）。
   A. 尊重患者　　B. 生命至上　　C. 团结协作
   D. 关怀照顾　　E. 审慎勤勉
2. 下列选项中，不属于整体护理的伦理要求的是（　　）。
   A. 以患者为中心，全面关心患者
   B. 工作自觉主动，勇于承担责任
   C. 提高业务水平，搞好医患关系
   D. 树立整体意识，工作协调统一
   E. 努力刻苦钻研，积极开拓进取

3．下列选项中，不属于急诊护理的伦理要求的是（　　）。

A．小心谨慎，避免风险

B．争分夺秒，全力以赴

C．常备不懈，沉着冷静

D．优化技能，强化功底

E．同情关爱，呵护心灵

4．精神科护士刘某在无人监督的情况下仍然尽心尽责地完成护理任务，不做任何有损患者利益的事情。以上情景中，护士刘某遵循了（　　）的伦理要求。

A．尊重患者　　B．保守秘密　　C．恪守慎独

D．工作严谨　　E．举止端庄

5．患者，男，76 岁，癌症晚期。近来病情发展迅速，生活无法自理，常由护士杨某悉心处理照顾。以上情景中，护士杨某遵循的伦理要求是（　　）。

A．尊重理解，耐心倾听　　B．认真细致，鼓励安慰　　C．转变理念，做好沟通

D．关爱呵护，态度真诚　　E．任劳任怨，热情服务

二、判断题

1．基础护理强调人的生理、心理、社会和精神层面的整体性。（　　）

2．尊重精神病患者的人格和权利是护士应当遵循的首要道德伦理规范。（　　）

3．社区保健护理是第一线的护理服务，是整个医疗护理体系的门户。（　　）

三、简答题

1．临床护理工作应遵循的伦理原则是什么？

2．基础护理和整体护理的伦理要求分别有哪些？

3．护理老年患者时，护士应遵循的伦理要求有哪些？

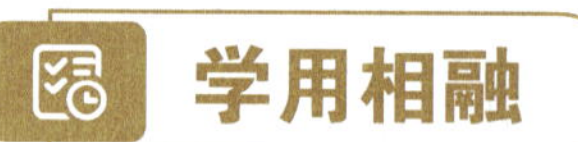

实践中的智慧与抉择
——护理伦理案例分享会

【活动背景】

随着医疗技术的不断发展和患者对自身权益的日益重视，护理伦理问题在临床实践中日益凸显。如何高效、合理地处理好这些护理伦理问题，是每位护士应思考、学习和掌握的。

【活动内容】

为增强对护理伦理的认识和理解，激发同学们对护理伦理问题的思考和讨论，帮助同学们培养批判性思维和决策能力、提升护理伦理实践水平，请以“实践中的智慧与抉择”为主题，在班级内举办一场护理伦理案例分享会活动。具体实施步骤如下：

（1）以小组为单位，查阅相关资料，结合所学知识，搜集护士在实际工作中遇到的护理伦理案例。要求：所搜集的案例要有一定的代表性和讨论价值。

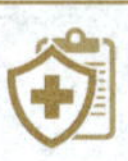

（2）各小组选出一名代表轮流上台分享一则护理伦理案例。每一小组的案例分享结束后，其他小组均可向分享者提问或发表自己的看法和意见。

（3）任课老师点评案例分享和讨论结果。

学识评价

结合自身的学习情况，按照表 7-1 中的评价标准对本章的学习成果进行自评，并请老师进行评价。

表 7-1　学习成果评价表

<table>
<tr><th rowspan="2">评价项目</th><th rowspan="2">评价标准</th><th rowspan="2">分值</th><th colspan="2">评价得分</th></tr>
<tr><th>自评分</th><th>师评分</th></tr>
<tr><td rowspan="6">知识</td><td>了解护理、护理伦理、基础护理、整体护理、心理护理，以及社区保健护理的含义</td><td>5</td><td></td><td></td></tr>
<tr><td>了解护理伦理的作用</td><td>5</td><td></td><td></td></tr>
<tr><td>掌握临床护理工作的伦理原则</td><td>10</td><td></td><td></td></tr>
<tr><td>熟悉基础护理、整体护理、心理护理、社区保健护理的特点</td><td>10</td><td></td><td></td></tr>
<tr><td>掌握基础护理、整体护理、心理护理、社区保健护理的伦理要求</td><td>15</td><td></td><td></td></tr>
<tr><td>掌握门诊护理伦理、急救护理伦理、特殊人群（精神疾病患者、老年病患者、儿科患者）护理伦理的要求</td><td>15</td><td></td><td></td></tr>
<tr><td rowspan="2">能力</td><td>能够灵活运用本章所学知识，提高解决护理伦理实际问题的能力</td><td>10</td><td></td><td></td></tr>
<tr><td>能够端正学习态度，课前预习相关知识，课中积极参与课堂互动，课后认真完成“以测促学”和“学用相融”</td><td>10</td><td></td><td></td></tr>
<tr><td rowspan="2">素质</td><td>能够热爱护理事业，爱岗敬业，积极奉献，始终把患者的利益放在首位</td><td>10</td><td></td><td></td></tr>
<tr><td>能够增强自己的人文关怀素养，为患者提供更加贴心、温暖的护理服务</td><td>10</td><td></td><td></td></tr>
<tr><td colspan="2">合计</td><td>100</td><td></td><td></td></tr>
<tr><td colspan="2">总分（自评分×40%＋师评分×60%）</td><td colspan="3"></td></tr>
<tr><td>自我评价</td><td colspan="4"></td></tr>
<tr><td>教师评价</td><td colspan="4"></td></tr>
</table>

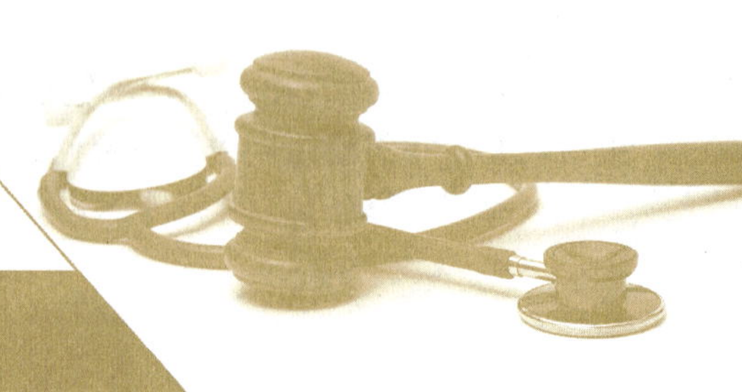

第八章 公共卫生与健康伦理

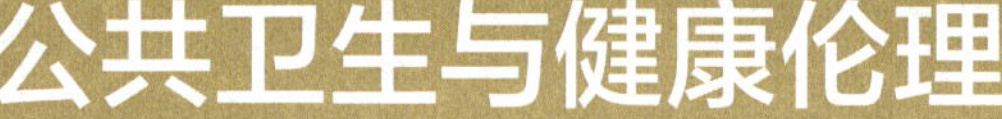

学习目标

知识目标

- 了解健康伦理的含义。
- 熟悉公共卫生的定义与内涵、公共卫生工作的特点、职业病的预防与控制伦理、健康责任伦理。
- 掌握公共卫生工作者的伦理责任、公共卫生工作的伦理原则、慢性非传染性疾病的预防与控制伦理、传染病的预防与控制伦理、突发公共卫生事件防控伦理、健康教育伦理、健康促进伦理。

能力目标

- 通过学习本章知识，能够运用公共卫生伦理与健康伦理的观点，分析公共卫生实践活动与健康实践活动中的伦理问题，并承担相应的伦理责任。

素质目标

- 树立“大卫生”观念，增强健康责任意识，提高职业道德感和使命感，努力为全体社会公民提供全方位的健康服务。

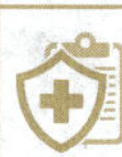

情景导入

16—17世纪，英国鼠疫频发，除导致大量人口死亡外，还带来了经济崩坏、社会失序、道德沦丧等问题，给当时的英国政府带来了巨大的压力。面对鼠疫，当时以巫术、魔法为主要手段的民间医学与以古希腊罗马医学为主要手段的正统医学几乎一筹莫展。传统上以教会为主的应对机制，也因文艺复兴、宗教改革等对教会的压制而变得难以为继。在这种情况下，英国政府责无旁贷地承担起应对鼠疫的责任，在应对鼠疫的过程中，逐渐建立了严格的隔离检疫制度、疫情上报制度及国家救助制度等。自此，近代意义上的公共卫生体系初见雏形。

资料来源：邹翔，《16—17世纪英国鼠疫与近代公共卫生体系的雏形》，《光明日报》2020年2月24日，有改动

思　考：

（1）什么是公共卫生？公共卫生体系的建立有什么意义？

（2）随着公共卫生的不断发展，除传染病的防治外，还有哪些领域被纳入公共卫生的范畴？

（3）你认为政府、公共卫生工作者及公民在公共卫生中应分别承担哪些伦理责任？

公共卫生问题源于人类生活的社会性。在复杂的社会生活中，公共卫生工作旨在改善、维护和提高公共社会环境（如生活环境、工作环境等），以保障人民群众的健康。公共卫生工作有其自身的特点、研究内容、相关伦理原则。同时，在开展具体的疾病防控工作、突发公共卫生事件防控工作、健康教育与健康促进等工作时，各公共卫生工作主体肩负的道德责任和在实际工作中履行的道德行为亦有所不同。

公共卫生伦理是伦理学的基本理论和观点在公共健康与卫生领域的具体应用，其核心在于维护人民群众的健康权益。

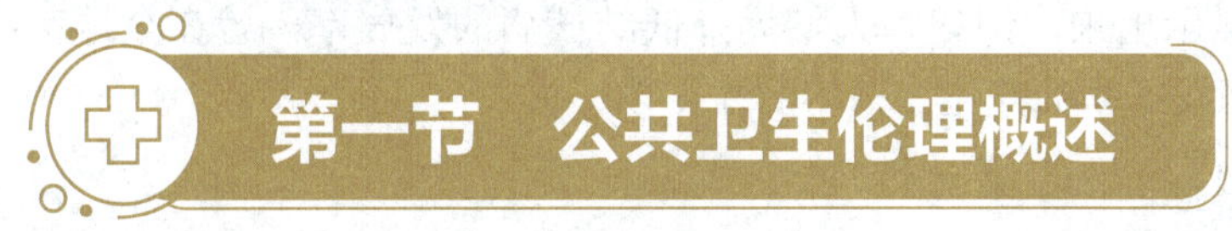

第一节　公共卫生伦理概述

一、公共卫生的定义与内涵

（一）公共卫生的定义

公共卫生一方面是指一个国家和地区通过有组织的活动来预防疾病、延长生命、促进心理和身体健康，另一方面是指一个国家或地区中与人类健康有关的生产和生活环境的卫生状况。

（二）公共卫生的内涵

（1）公共卫生的主体：公共卫生一般由政府负责和主导，除此之外，医疗卫生机构、

社区和相关医学组织也都是公共卫生的主体。

（2）公共卫生的客体：即公共卫生工作的对象，为全体社会成员。公共卫生措施虽然最终会落实到个体身上，但公共卫生关注的核心仍是群体和群体的健康水平。

（3）公共卫生的手段：公共卫生通过行政、法律法规和其他手段改善环境卫生条件、提供医疗服务，控制疾病在人群中的流行。

（4）公共卫生的目标：应对突发公共卫生事件和传染病流行，教育全体社会成员养成良好的卫生习惯和健康的生活方式，保证人民群众的健康权益。

二、公共卫生工作的特点

（一）工作对象的群体性

公共卫生工作的对象是全体社会成员，关注的核心是全体社会成员的健康，即群体健康。公共卫生工作的具体内容是在政府的领导下，社会各方面力量共同努力，改善影响健康的自然和社会环境，防止疾病的发生，控制疾病的蔓延，提高全体社会成员的整体健康水平。因此，从这个角度来说，公共卫生工作的对象具有群体性。

（二）工作过程的社会性

公共卫生工作是面向全体社会成员开展的，虽然存在主要的组织者和实施者，如政府卫生行政部门、医疗卫生机构等，但是如果没有多数社会成员的积极参与、没有全体社会成员的大力支持，公共卫生目标就难以实现。

（三）工作目标的前瞻性

公共卫生工作的目标是降低那些在将来有很大可能发生的疾病的发生率，从整体上改善群体的健康状况，其以未来为导向，关注的是尚未发生的人类未来的身心痛苦。

（四）工作效果的滞后性

公共卫生工作的效果往往不能立竿见影，其产生的社会效益和经济效益往往需要多年时间才能逐渐显示出来。例如，人们为降低结核病的发病率，曾在全球范围内推行计划免疫，而结核病发病率的变化在多年后才得以评估。

（五）工作结果的统计性

公共卫生工作主要针对的是群体，所以获得显示在群体层面的结果才更具有意义。例如，在儿童保健工作中，虽然工作内容是对每一位儿童进行体检和健康宣教，但工作结果是统计某个年龄段的儿童的生长发育及患病等情况。

三、公共卫生工作者的伦理责任

（一）自觉树立大卫生观

大卫生观主要包括以下内容：由以疾病、患者及其治疗为中心，扩大到以健康、健康人和保健、康复为中心；由治疗服务扩大到预防服务；由关注疾病的自然原因，扩大到关注疾病的社会原因；由生理服务扩大到心理服务；由院内服务扩大到院外服务；由个

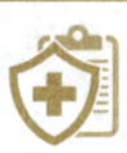

体服务扩大到群体服务；由技术服务扩大到社会服务；由消极治疗与被动康复，扩大到积极预防和主动提高健康水平；预防保健的责任由医疗卫生行业扩大到社会各行各业；卫生事业活动的主题由医务人员扩大到人民群众。

公共卫生工作者要自觉树立大卫生观，要清晰地认识到大卫生观是指导、约束公共卫生工作的观念性规范，并要积极动员全体社会成员共同参与到公共卫生工作中。

（二）积极倡导健康教育

实现公共卫生的预期工作目标，需要全体社会成员具备维护健康的知识和技能，而这些知识和技能的获得必须通过全社会范围内持续开展健康教育活动来实现。此外，从实现途径和效果看，健康教育是提高全体社会成员健康水平最直接、最有效、最经济的手段。公共卫生工作者对开展健康教育活动负有不可推卸的社会责任，应在日常工作中积极倡导健康教育，把健康教育放在首位。

（三）贯彻落实公共卫生的工作目标

公共卫生工作者要始终牢记公共卫生的工作目标，并以科学、严谨的态度和高度负责的精神贯彻落实。一方面，公共卫生工作者要重点关注影响公共卫生的常见问题，确保全体社会成员都有一个良好的生活环境。例如，在农村地区，公共卫生工作者要做好提供干净的饮用水、人畜粪便无害化处理等工作，降低自然环境因素导致的疾病的发生率，提高当地居民的健康水平。

另一方面，公共卫生工作者要积极开展全民预防保健活动，降低流行性疾病的发生率。例如，公共卫生工作者要积极地检测和防控传染病，及时发现疫情并采取有针对性的措施，防止疫情扩散；要及时对健康人群进行免疫接种、对地方病和流行病开展流行病调查。

四、公共卫生工作的伦理原则

公共卫生工作的伦理原则是根据伦理学的基本原则，结合公共卫生实践特点和要求概括出的原则性规范，具体包括以下内容。

（一）全社会参与原则

以全体社会成员的健康为主要目标的公共卫生工作是一项面向全社会的工作，需要政府和全体社会成员的共同参与和努力。公共卫生工作要达到预防疾病、促进健康和提高生活质量的目的，不能单靠公共卫生工作者的孤军奋战，必须依靠政府、社会、团体和公民的广泛参与。

（二）社会公益原则

公共卫生工作的公益性是指国家的公共卫生制度和方针政策是为了谋求全体社会成员的健康利益。社会公益原则是由“人人受益，人人共享”的公共卫生工作宗旨决定的，是公共卫生工作区别于其他医疗卫生工作的特殊性原则。在公共卫生工作中坚持社会公益性原则，要求政府主导公共卫生工作，由政府主办或者购买公共卫生服务，并向全体社会成员提供。公共卫生制度和方针政策的制定必须从维护全体社会成员的整体健康利益出发，公共卫生资源的配置也必须符合全体社会成员的健康利益。同时，社会公益性原则也要求全体社会成员共同参与公共卫生工作，加强体育锻炼，形成良好的生活方式，为最大限度地维护公共健康利益而努力。

（三）社会公正原则

在公共卫生领域，社会公正包括公共卫生资源的分配公正，政策、规划、措施的实施公正，公民利益的回报公正（对在公共卫生行动中做出贡献的人，社会应予以适当的回报；反之，对严重损害人民群众健康的人，则应予以相应的处罚）等。公共卫生应当努力赋予每个社会成员基本的健康资源和必要的健康条件，促进人民群众的健康。

（四）互助协同原则

互助协同原则强调每位公民在公共卫生工作中都应履行自己的义务，共同协助公共卫生工作的开展。具体而言：一方面，每位公民要充分理解公共卫生工作对个体、群体和社会健康的重要性，以积极合作的态度参与到公共卫生工作中；另一方面，当个体行为影响到他人或群体健康时，应主动约束，并采取积极、有效的措施，控制自身的行为给他人和社会带来进一步的负面影响。

当前，社会中个体、民族、国家之间的联系日益紧密，公共卫生工作的范围和影响也逐步扩展至全世界、全人类，这就更加需要国家、政府、民族、地区、社会、个体团结一致、紧密合作，共同协助公共卫生工作的开展，真正实现公共卫生的目标。

（五）信息公开原则

信息公开原则是针对公共卫生工作中人民群众享有知情权提出的。信息公开原则要求医疗卫生行政部门要向人民群众公开流行病疫情、公民健康状况、政府公共卫生政策和措施等信息。尤其在突发公共卫生事件中，政府必须做到信息公开、透明，以让人民群众及时、准确地了解到相关信息。

大医精诚

公卫之肇始 农卫之先驱——回溯“中国公共卫生之父”陈志潜生平

1903 年 9 月，陈志潜出生在成都的一个书香门第之家。1921 年，他以第一名的成绩考入北京协和医学院。求学期间，受到公共卫生系主任兰安生教授的影响，陈志潜对中国农村保健问题和公共卫生制度有了一定的认识。当时国内流行各种疾病，人们普遍缺乏卫生常识，陈志潜便开始联合同学创办《医学周刊》等读物，宣传普及卫生科学知识，提升大众健康意识。

1930 年，陈志潜经兰安生教授推荐到美国进修学习，于 1931 年获得公共卫生学硕士学位。1932 年，留学归国的陈志潜前往河北定县工作。当时的定县约有 40 万人口，但县城内仅有 2 位没有接受过正规医学教育的医生。定县的医疗条件，正是那个年代基层医疗资源匮乏、疾病预防工作空白的真实写照。

陈志潜认为，定县的卫生工作应扎根基层，面向农村，保证广大农民享受现代医学科学进步带来的益处。在前期考察了解实际情况后，陈志潜将定县的农村保健

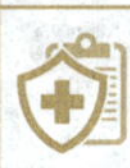

工作划分成村、区、县三级，进一步明确任务分工，落实责任到人，织密农村保健网。他主张：村级由村保健员负责疾病预防宣传、种痘、井水消毒、治疗沙眼和头癣、为伤员提供急救服务、帮助改良水井和厕所、登记村里出生和死亡情况等工作，以及将需要诊治的患者转诊到区保健所；村以上设区保健所，区保健所的医生除了出门诊，还要兼管全区的预防工作，并对村保健员进行辅导和管理；区以上设县保健院，院内医务人员需接受过现代医学教育，院内需最少设置 50 张床位，用以收治区保健所转诊来的危重症患者，保健院要负责全县的预防工作，培训保健人员，并要与平民教育促进会的学校教育及成人教育密切合作，开展卫生教育。

此外，为降低产妇和婴儿的死亡率，陈志潜还组织开展了一系列妇婴卫生工作，如分批为各村培训接生员、调查当地新生儿破伤风和产褥热的原因、组织年轻母亲学习妇婴保健知识等。

在陈志潜等人的努力下，“定县模式”持续推行，到 1935 年，定县农村保健网已经从最初试点的 2 个区 13 个村庄发展到 6 个区，约覆盖全县半数村庄，村保健员数量增至 220 名。1935 年，定县保健院收治住院患者 600 余人，开展手术 260 例；6 个区的保健所共治疗患者 6.5 万人次；全县村保健员开展急救、治疗共计 14 万人次，为 14 万人种了牛痘。当地的农民掌握了更多卫生知识，很多人家改良了水井和厕所。农民不再受新生儿破伤风、产褥热、天花、黑热病等疾病的威胁，各种肠道传染病也大大减少。难能可贵的是，整个保健网的经费平均每人每年仅 0.1 元。

“定县模式”的推行，创造性地为当时的华北农村找到了一条推行现代医疗保健服务的可行道路。1978 年，联合国发布《阿拉木图宣言》，推广陈志潜革命性的创举，为全世界初级医疗保健树立标杆。

资料来源：李盛、王俊瑞、喻文苏，《公卫之肇始 农卫之先驱——回溯“中国公共卫生之父”陈志潜生平》，《健康报》2023 年 12 月 5 日，有改动

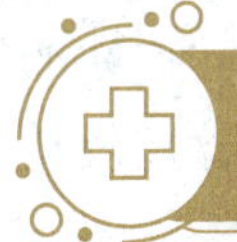

第二节　公共卫生领域的相关伦理

一、疾病预防与控制伦理

（一）慢性非传染性疾病的预防与控制伦理

1. 慢性非传染性疾病概述

慢性非传染性疾病，简称“慢性病”，它不是特指某种疾病，而是指一类起病隐匿、病程长且病情迁延不愈，缺乏确切传染性生物病因证据，病因复杂且发病机制尚未明确，患病率高，需要持续治疗和护理的疾病的总称。在我国，具有代表性的慢性病主要有心脑血管疾病（高血压、冠心病等）、癌症、糖尿病、慢性呼吸系统疾病（慢性支气管炎、支气管哮喘等）和精神疾病等。

慢性病的发生和流行与经济、社会、人口、环境等因素密切相关。随着我国工业化、城镇化、人口老龄化进程的不断加快，生活方式、生态环境、食品安全状况等因素对健康的影响逐步显现，慢性病发病、患病和死亡人数不断增多。因此，慢性病的预防与控制十分重要。

近年来，我国深化医药卫生体制改革，着力推进环境整治、烟草控制、体育健身、营养改善等工作，已初步形成慢性病综合防治工作机制和防治服务网络。

2．慢性非传染性疾病预防与控制的伦理要求

在慢性非传染性疾病预防与控制工作中，公共卫生工作者应遵循的伦理要求包括以下内容。

（1）积极开展健康教育活动

公共卫生工作者要通过多种多样的健康教育活动，如开展健康知识讲座、印发健康知识手册等，普及健康知识和各种健康问题的解决办法，转变人们对卫生保健问题的态度，促使人们自觉养成有益于健康的行为和生活方式，控制不良行为和不良生活方式。

同时，公共卫生工作者应重点关注对慢性病患者及其家属的健康知识教育与行为指导。慢性病患者寻求医学帮助的基本模式是“症状驱动式”，即患者已经出现明显症状且不能承受症状之苦时才开始寻求治疗。实际上，很多慢性病的症状可以通过采取恰当的行为与生活方式来减缓或消除。因此，公共卫生工作者应针对特定的慢性病人群及其家属进行专门的辅导训练。

（2）认真贯彻三级预防理念与措施

三级预防是在社会层面预防与控制慢性病的最有针对性的方法，具体内容如下：

一级预防又称病因预防，是预防慢性病发生的第一道防线，包括三个方面：一是针对个体的预防；二是针对环境的预防；三是针对社会致病因素的预防。在这一阶段，公共卫生工作者应加强改善影响人群健康的各种因素、引导人们戒除不良习惯和养成良好的生活习惯等工作。

二级预防又称“三早”预防，是指通过早期发现、早期诊断、早期治疗来有效地延缓慢性病进程，提高患者的生活质量，减少社会损失。二级预防是在疾病初期采取的预防措施。在这一阶段，公共卫生工作者应通过普查、筛检、定期健康检查及教育公众进行自我监测等方式，及早发现疾病初期患者，并提供及时、合理的治疗。

三级预防又称康复治疗，即在疾病进入后期阶段时采取的对症治疗及各种康复治疗，目的是减少患者痛苦，延长患者生命，力求病而不残、残而不废。在这一阶段，各级政府应通过建立公平的医疗费用负担机制和医疗服务获取机制，来保障患者得到充分的医疗卫生服务。

（3）关注慢性病患者的心理健康

慢性病患者往往要带着疾病长期生活，这使其容易产生较大的心理压力和痛苦。因此，公共卫生工作者应加强对慢性病患者心理健康的关注，给予慢性病患者充分的心理和社会支持，改善其不良心理状况，促使其积极面对疾病，提升其战胜疾病的勇气和身心和谐水平。

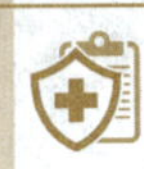

（二）传染病的预防与控制伦理

1. 传染病概述

传染病是指由各种病原体引起的，能在人与人、动物与动物或人与动物之间相互传播的疾病。传染病具有传染性，能迅速在人群中散播，影响人民群众的健康，社会危害性大。

随着传染病防控策略和体系的逐步完善，传染病发病率和死亡率显著下降，但随着社会经济发展和疾病谱变迁，传染病防控仍然面临诸多挑战。例如，艾滋病、结核病等传染病仍然在全球范围内广泛流行，且难以消除；全球人口流动加剧、生态环境破坏、全球性温室效应等因素加剧了传染病的传播风险；突发新发传染病成为重大公共卫生问题；等等。对此，需要建立现代化的传染病防控体系，以应对传染病带来的健康威胁。

稽古振今

《瘟疫论》是我国医学史上一部论述急性外感性传染病的专著，书中记载治疗疫病的方法，一直为后世推崇，其作者是明末清初的杰出医家吴有性。

吴有性，字又可，号淡斋，江苏吴县人。根据现有历史证据推测，吴有性生活在明末清初，其大部分医学实践是在明代末期。

明代末期，各种瘟疫、灾难频发，加之时局动荡，使这一时期的人民陷入“水旱灾—饥荒—瘟疫”的恶性循环之中。面对瘟疫的多次流行，上至帝王下至百姓，大多认为瘟疫是上天的某种惩罚，并把向上天祷告看作祛除瘟疫最主要的方式。但是，当时的医生群体却不信“天命”，他们不断探寻治疗瘟疫的方法。其中，吴有性就是当时的代表人物。他虽为族长，却不畏疫毒传染，亲身救治病患；他不仅细览古训，而且精于思考，创造性地提出了疫病的“杂气”致病学说，使当时的中医外感病因学观点取得了突破；他不盲从自囿，重视理论与实践结合，创造了“达原饮”一方，该方剂被后世称为“治瘟疫之仙方”，在当时及以后的多场瘟疫中发挥了巨大的救治作用。吴有性对防治瘟疫做出了杰出贡献，他将对瘟疫的认识与治疗取得的众多成就汇成了《瘟疫论》一书，为清代温病学派的形成发出了先声，他也因此得到了“治温证千古一人”的赞誉。

资料来源：甄雪燕，《治疫先锋——吴有性》，
《中国卫生人才》2019 年第 4 期，有改动

2. 传染病预防与控制工作的伦理要求

在传染病预防与控制工作中，公共卫生工作者应遵循以下伦理要求。

（1）严格执行隔离和消毒措施

隔离和消毒是传染病预防与控制工作中的重要环节，也是公共卫生工作者与传染病斗争的重要途径和方法。公共卫生工作者必须秉持高度的社会责任感，严格按照相关规范做好传染病的隔离和消毒工作，防止传染源扩散，以切实对人民群众的健康负责，避免因疏忽大意而给人民群众的健康带来严重威胁。

（2）坚持预防为主的积极防疫思想

预防是最经济、最有效的健康策略，可以最大程度地减少人群患病，是保障人民群众健康的关键一环。公共卫生工作者应积极开展预防传染病的健康教育工作，倡导文明健康的生活方式，提高人民群众对传染病的预防意识和应对能力；应加强环境卫生建设工作，消除鼠害和蚊、蝇等病媒生物的危害；同时做好对传染病患者、病原携带者和疑似传染病患者的隔离管理工作；等等。

（3）尊重传染病患者的人格和权利

由于传染性疾病具有较短时间内危害较多人民群众健康的特点，因此传染病患者容易产生自卑、焦虑等心理，甚至其人格和权利常会遭到他人的侵害。公共卫生工作者应多尊重传染病患者的人格和各项正当权利，多给予其人文关怀，维护其自尊心，禁止指责、歧视和排挤传染病患者。但需要注意的是，当患者的隐私权、自主选择权与人民群众的健康权相冲突时，公共卫生工作者应在维护人民群众健康权的前提下，充分尊重患者的合理权利。

（4）认真做好疫情监测与上报工作

按照国家法律规定，主动关注、通报疫情是公共卫生工作者的法定义务。公共卫生工作者应认真做好传染病的监测工作，及时发现、隔离传染病患者，及时上报疫情，切实维护人民群众的健康利益。

进德修业

请以小组为单位，查阅相关资料，收集有关传染病疫情报告制度的法律法规，并对相关内容进行学习。

传染病疫情报告制度的法律法规

（三）职业病的预防与控制伦理

1．职业病概述

职业病是指企业、事业单位和个体经济组织的劳动者在职业活动中，因接触粉尘、放射性物质和其他有毒、有害物质等而引起的疾病。最常见的法定职业病种类有职业性尘肺病、职业性化学中毒、职业性皮肤病等。

职业病的界定

2．职业病预防与控制的伦理要求

（1）始终坚持“预防为主，防治结合”的工作方针

对防治职业病来说，预防重于治疗。随着科学知识和技术的发展与进步，相当一部分职业病已经有了成熟的预防方法。公共卫生工作者应以《中华人民共和国职业病防治法》为指导，贯彻“预防为主，防治结合”的职业病防治方针，积极主动地普及职业卫生知识、宣传预防技术，高度重视生产环境及作业场所有害因素检测，聚焦职业病危害严重的行业领域，深化职业病防治攻坚工作，持续推进职业病危险因素治理，加强对特定职业劳动者健康的保护力度。

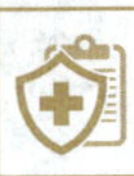

(2)始终坚持“深入一线，监督指导”的工作方式

监督指导的对象有两个：一是生产单位；二是劳动者。在职业病预防与控制工作中，公共卫生工作者只有始终坚持“深入一线，监督指导”的工作方式，才能取得真实、良好的效果。从相关劳动场所的设计审查、竣工验收，到开工后的经常性监督检查；从对相关劳动者的职业病预防行为指导、定期体检，到发现问题后及时报告与治疗，都需要公共卫生工作者亲临一线、监督落实。

(3)始终坚持“依法防治，落实责任”的工作态度

职业病预防与控制工作离不开法律的规范和责任的落实。国家必须完善相关标准规范，健全相关法律法规体系，让职业病防治工作实现规范化、法制化管理；必须完善相应疾病诊断标准，确保职业病诊断的客观公正，做到既要保障劳动者的健康权利，也要维护企业和国家的利益；此外，必须落实各级政府的领导责任、各级部门的监管责任、各用人单位的主体责任及劳动者的个人责任，推进职业病预防与控制工作高效、有序开展。

除上述要求外，公共卫生工作者还应针对社会发展中新出现的职业病问题开展科学研究，以提高对职业病未知领域的认识，促进职业病预防与控制工作与时俱进。

二、突发公共卫生事件防控伦理

(一)突发公共卫生事件概述

1. 突发公共卫生事件的概念

由国务院颁布的《突发公共卫生事件应急条例》对突发公共卫生事件定义如下：突然发生，造成或者可能造成社会公众健康严重损害的重大传染病疫情、群体性不明原因疾病、重大食物和职业中毒以及其他严重影响公众健康的事件。

2. 突发公共卫生事件的分级

由国务院颁布《国家突发公共卫生事件应急预案》明确规定了突发公共卫生事件的分级和特别重大突发公共卫生事件的主要内容，具体如下：

根据突发公共卫生事件的性质、危害程度、涉及范围，突发公共卫生事件划分为特别重大（Ⅰ级）、重大（Ⅱ级）、较大（Ⅲ级）和一般（Ⅳ级）四级。

其中，特别重大突发公共卫生事件主要包括以下内容：

(1)肺鼠疫、肺炭疽在大、中城市发生并有扩散趋势，或肺鼠疫、肺炭疽疫情波及2个以上的省份，并有进一步扩散趋势。

(2)发生传染性非典型性肺炎、人感染高致病性禽流感病例，并有扩散趋势。

(3)涉及多个省份的群体性不明原因疾病，并有扩散趋势。

(4)发生新传染病或我国尚未发现的传染病发生或传入，并有扩散趋势，或发生我国已消灭的传染病重新流行。

(5)发生烈性病菌株、毒株、致病因子等丢失事件。

(6)周边以及与我国通航的国家和地区发生特大传染病疫情，并出现输入性病例，严重危及我国公共卫生安全的事件。

(7)国务院卫生行政部门认定的其他特别重大突发公共卫生事件。

3. 突发公共卫生事件的特点

(1) 突发性

突发性主要体现在突发公共卫生事件的发生时间、发生地点、发生方式、发生后影响的深度和广度等是始料未及的。一般来说，突发公共卫生事件不易预测、突如其来，但其发展和转归具有一定的规律。

(2) 公共性

突发公共卫生事件是一种公共事件，它所危及的对象不是特定的个体，而是事件发生区域内或影响范围内的广泛的社会群体。当事件发生时，这些广泛的社会群体的健康都有可能受到威胁和损害。例如，全球性的传染病大流行，会对全世界所有人的健康造成威胁。

(3) 复杂性

突发公共卫生事件往往发生突然、时间紧迫、有效信息较少，且涉及的人员、部门较多，因此其现场抢救、场面控制、转运救治、原因调查、善后处理等情况常较为复杂。有些突发公共卫生事件波及范围较广，会存在跨地区、跨省市，甚至跨国家之间的交流与协助，会使事件的复杂性进一步增加。

(4) 紧迫性

突发公共卫生事件发生突然、情况紧急、危害严重，如果得不到及时有效的处理，事件的影响范围会进一步扩大、局势会更加复杂，造成巨大的损失。这就要求政府及公共卫生工作者等必须迅速做出反应，及时开展有效应对措施，尽快控制事件发展。

(5) 危害性

突发公共卫生事件涉及范围广，且又往往是在毫无防范的情况下突然发生的，因此常会带来重大人员伤亡、财产损失、生态环境破坏，可对社会造成破坏性影响。重大和特重大的突发公共卫生事件，不仅会损害人的身心健康，还会影响社会的稳定、经济的发展，造成全国性甚至全球性的公共卫生危机。

(6) 综合性

许多突发公共卫生事件往往不仅是一个公共卫生问题，还是一个社会问题，需要多系统、多部门之间共同参与处理，甚至全社会共同参与处理。某些突发公共事件甚至会影响多个国家，需要国际间的交流与协作。面对突发公共卫生事件时，只有齐心协力、共同参与、共同面对，才能把危害降到最低。

(二) 突发公共卫生事件防控的伦理问题

1. 公众知情权与个人隐私权带来的伦理冲突

从本质上来说，知情权是一种扩张性、进攻性的权利，而隐私权是一种封闭性、防御性的权利，两者的天然对抗性决定了它们不可避免地存在冲突，而突发公共卫生事件的暴发更会加剧两者之间的冲突。两者的冲突主要体现如下：发生突发公共卫生事件时，政府相关部门需要通过及时、全面地公开确诊患者的信息来保障人民群众的知情权，提高人民群众的防护意识，确保事件的处理有序进行；但患者信息的公开会对患者的个人隐私权造成一定的侵害，有些人会通过公开的患者信息肆意挖掘和传播患者的个人隐私，给患者的工作和生活带来严重影响。

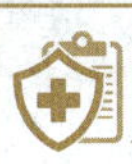

2．信息分享带来的伦理冲突

向世界及国际公共卫生机构及时地共享数据可以打破信息孤岛，得到国际社会及相关机构的协助，更加高效地应对和解决突发公共卫生事件，并可促进世界范围内突发公共卫生事件防控的发展。但是，这种信息分享也可能会带来地域污名化、地域歧视等问题，给事发国家及地区的公民带来不良影响。同时，得到共享数据的相关国家或国际公共卫生机构是否有较高的分析与研究能力，信息分享的成果是否能真正惠及数据获得地区，也是突发公共卫生事件信息分享后需要进一步思考和讨论的伦理问题。

3．人身自由受限带来的伦理冲突

人身自由是宪法赋予公民的基本权利，是神圣不可侵犯的个人权利。突发公共卫生事件防控措施中可能会存在强制隔离和强制撤离等限制人身自由的措施，虽然这些措施可以减少疾病传播，保护大部分公民的健康不受侵害，减轻突发公共卫生事件的影响，但是部分公民认为限制人身自由的措施损害了个人的根本利益，是对人权的不尊重，从而引发伦理冲突。

4．救治选择带来的伦理冲突

在突发公共卫生事件中，每位患者均享有被救治的机会，但公共卫生工作者需要恪守科学准则，按照急重优先的原则对患者进行救治，这就可能会造成一定的伦理冲突。例如，在传染病流行且医疗资源匮乏时，优先救治一名重症患者造成多名轻症患者的救治资源不足，就会引发这种伦理冲突。

此外，在突发公共卫生事件的救治中，公共卫生工作者以尽最大可能保护患者生命为原则，但是救治结束后留下的后遗症、肢体残缺或心理损伤等往往会对患者的个人尊严造成冲击，引发一系列后续问题。所以，公共卫生工作者以保护生命为救治原则与患者个人尊严之间存在伦理冲突。

5．知情同意与应急救援带来的伦理冲突

患者在就诊时通常对自己的治疗方案、治疗风险、治疗预期等享有知情同意权，但发生突发公共卫生事件时，公共卫生工作者为争取用最短的时间挽救患者的生命、维护患者的健康，可能会在未征得患者或其家属知情同意的情况下，自主实施医疗救助行为。这种情况造会成患者的知情同意权被侵犯与公共卫生工作者遵循应急救援原则之间的伦理冲突。

（三）突发公共卫生事件防控的伦理要求

1．预防为主，防治结合

预防为主、防治结合的思想是应对突发公共卫生事件最重要的伦理要求。一方面，在突发公共卫生事件发生前，公共卫生工作者应实施安全防范教育、消除诱发性因素等工作，提高人民群众的防范意识；各级政府及机构应建立健全突发公共卫生事件防治体系，相关部门及人员应做好相应准备，平时多开展应急预防的演练工作，做到有备无患。另一方面，遇到突发公共卫生事件后，各级政府及机构要立即反应、迅速判断，防止事件影响进一步扩大；公共卫生工作者要协助政策落实，迅速展开行动；相关的公民要积极配合政策的实施，避免事件开始或进一步损害自身权益。

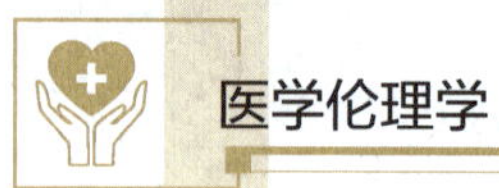

2. 勇于担当，无私奉献

应对突发公共卫生事件时，公共卫生工作者要时刻牢记自己肩负的神圣职责，勇于克服自身困难，迎难而上、临危不惧、沉着应对、无私奉献，竭尽所能地保护每位公民的生命健康安全，即使医疗条件艰苦，也应做到最大限度的保护。知难而退、贪生怕死、斤斤计较、人为延误治疗等行为，都是不符合医学伦理要求的。同时，政府也应最大程度地保证公共卫生工作者的身心健康，尽可能地避免其受到伤害。

3. 团结协作，科学应对

应对突发公共卫生事件需要信息报告、医疗救助、卫生防护、物资保障、财力支持等全方位的协调和保障，加之突发公共卫生事件具有突发性、紧迫性等特点，发生突发公共卫生事件时需要多部门通力合作、各尽其责，需要公共卫生工作者之间相互支持、相互协作。同时，在国际化发展的大环境下，政府各部门及公共卫生工作者还需要加强与其他国家、国际卫生机构等的交流与合作，以共同预防和控制突发公共卫生事件的危害在国家间的蔓延。

应对突发公共卫生事件会在短期内牵涉多个部门，若没有科学的规划，则有可能出现各自为政或无人过问的情况。因此，政府各部门及公共卫生工作者在平时要积极学习突发公共卫生事件的相关知识，总结先进经验，讨论科学的规划策略，从而形成较完善的处理体系。在面对突发公共卫生事件时，政府各部门及公共卫生工作者应保持清醒的头脑，根据科学、完善的处理体系积极应对，以确保事件的应对效果，保障人民群众和社会的健康与稳定。

视野纵横

突发公共卫生事件信息报告

突发公共卫生事件信息报告是保障突发公共卫生事件监测系统有效运行的主要手段，也是各级政府和卫生行政部门及时掌握突发公共卫生事件信息、提高处理速度和处理效果的保障。《突发公共卫生事件应急条例》的第十九至二十三条明确规定了突发公共卫生事件信息报告的相关要求，具体如下：

（1）国家建立突发事件应急报告制度。国务院卫生行政主管部门制定突发事件应急报告规范，建立重大、紧急疫情信息报告系统。有下列情形之一的，省、自治区、直辖市人民政府应当在接到报告1小时内，向国务院卫生行政主管部门报告：① 发生或者可能发生传染病暴发、流行的；② 发生或者发现不明原因的群体性疾病的；③ 发生传染病菌种、毒种丢失的；④ 发生或者可能发生重大食物和职业中毒事件的。

国务院卫生行政主管部门对可能造成重大社会影响的突发事件，应当立即向国务院报告。

（2）突发事件监测机构、医疗卫生机构和有关单位发现有本条例第十九条规定情形之一的，应当在2小时内向所在地县级人民政府卫生行政主管部门报告；接到报告的卫生行政主管部门应当在2小时内向本级人民政府报告，并同时向上级人民

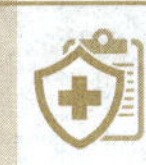

政府卫生行政主管部门和国务院卫生行政主管部门报告。

县级人民政府应当在接到报告后2小时内向设区的市级人民政府或者上一级人民政府报告；设区的市级人民政府应当在接到报告后2小时内向省、自治区、直辖市人民政府报告。

（3）任何单位和个人对突发事件，不得隐瞒、缓报、谎报或者授意他人隐瞒、缓报、谎报。

（4）接到报告的地方人民政府、卫生行政主管部门依照本条例规定报告的同时，应当立即组织力量对报告事项调查核实、确证，采取必要的控制措施，并及时报告调查情况。

（5）国务院卫生行政主管部门应当根据发生突发事件的情况，及时向国务院有关部门和各省、自治区、直辖市人民政府卫生行政主管部门以及军队有关部门通报。

突发事件发生地的省、自治区、直辖市人民政府卫生行政主管部门，应当及时向毗邻省、自治区、直辖市人民政府卫生行政主管部门通报。接到通报的省、自治区、直辖市人民政府卫生行政主管部门，必要时应当及时通知本行政区域内的医疗卫生机构。县级以上地方人民政府有关部门，已经发生或者发现可能引起突发事件的情形时，应当及时向同级人民政府卫生行政主管部门通报。

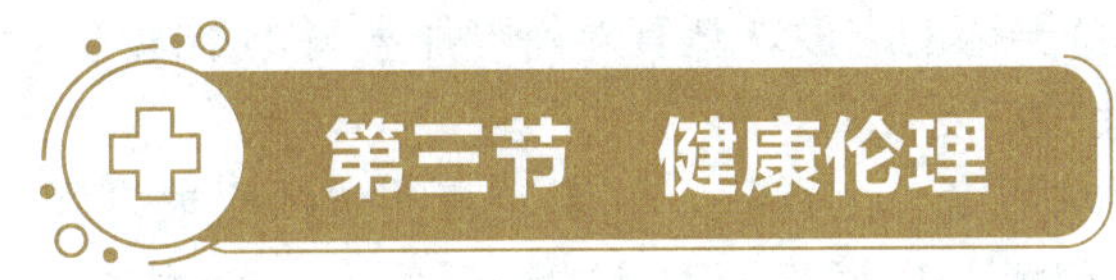

第三节 健康伦理

一、健康伦理的含义

由 WHO 生命伦理合作中心发布的《全球健康伦理关键问题》指出，健康伦理是一个跨学科研究和实践领域，专门用于认知卫生保健、卫生研究和卫生政策中决策和行动的价值观念，并在这些价值观念发生冲突时为行动提供指导。健康伦理是在医学伦理的基础上发展而来的，是把原来研究医疗与疾病的关系以及两者的行为规范问题引申为“社会”与“人群健康”的伦理研究，其以人群健康为最高目标，以人群与环境为主要研究对象，以研究健康道德的本质及发生、发展的客观规律为主要内容。

健康伦理以健康道德为基础和核心。健康道德是指依靠舆论、信心、习惯、传统和教育等力量来规范和调整社会经济发展与环境健康之间关系的行为规范的总和。它的核心内容如下：公民的健康是包括卫生系统在内的一切社会部门的共同责任，所有部门都要把自己的工作与公民的健康联系起来，努力防止自己的工作过程和结果对公民健康可能带来的危害，并以自己的工作成果去维护和增进公民健康。

健康的具体标准

二、健康教育伦理

（一）健康教育的概念

健康教育是指通过信息传播和行为干预，帮助个体和群体掌握卫生保健知识、树立健康观念、自觉建立有利于健康的行为和生活方式的教育活动与过程。健康教育的目的是消除或减轻影响健康的危险因素，预防疾病，促进健康和提高生活质量。

（二）健康教育的伦理要求

1. 立足长远，耐心坚持

习惯的养成受生活环境、生活观念等诸多因素影响，要纠正不良的生活习惯和健康观念，不是一朝一夕就可以完成的，因此健康教育是一项漫长的、艰巨的社会工作，且具有隐效性和滞后性。但是，健康教育是提升人民群众健康素质的重要举措，也是提高人民群众健康水平的有效途径。这就需要公共卫生工作者立足长远、耐心坚持，充分利用一切机会和场合积极主动地开展健康教育。

2. 内容科学，态度严谨

健康教育的内容应准确、科学，不能包含伪科学和封建迷信的内容，也不能包含道听途说和杜撰的内容，每项教育宣传的内容都应有科学依据。同时，公共卫生工作者在进行健康教育时，要秉持严谨的态度，认真对待健康教育，不能随意敷衍。

3. 知识大众化，传播广泛化

健康教育的内容要求适度、大众化，健康教育的传播要求多样、广泛，因此，公共卫生工作者要降低教育门槛，根据不同群体的接受能力，通过多种形式传播健康教育知识，让人民群众真正有机会接触健康教育知识，真正理解和掌握健康知识，以提高人民群众的健康素养。

三、健康促进伦理

（一）健康促进的概念

健康促进是指运用行政或组织手段，广泛协调社会各相关部门以及社区、家庭和个体履行各自对健康的责任，共同维护和促进健康的一种社会行为和社会战略。

健康促进是在健康教育的基础上进行的，可以通过政策支持和环境改善为个体和群体采取健康行为生活方式提供支持和保障；可以减少那些直接改变社会、经济和环境条件的活动对个体和群体健康的不利影响，增大决定健康的活动的有利影响。

（二）健康促进的伦理要求

1. 自觉积极参与

自觉积极参与健康促进的相关活动有利于健康促进政策的制定、支持环境的创建和相关体系的发展。因此，政府应积极促进健康促进相关行业的发展，公共卫生工作者应积极完成健康促进工作，人民群众应自觉积极参加健康促进的相关活动。

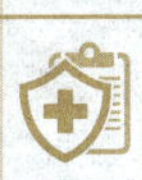

2. 工作深入一线

健康促进工作只有切实深入到社会初级卫生保健工作中，将政策支持和保障落到实处，才能有效提高公民的健康素质水平。这就要求公共卫生工作者深入一线，宣传、传播和落实卫生保健、健康行为养成等知识和技术，并担负起监督人民群众选择有利于健康的生活方式的责任。

3. 工作形式创新

公共卫生工作者需要在工作形式上展开创新，要以人民群众最能够接受和理解的形式开展健康促进活动，以帮助人民群众加深对健康促进的理解，提升人民群众对健康促进的参与度。

四、健康责任伦理

（一）个人健康责任伦理

每个人都对自己的健康负有责任。人不单是一个独立的个体，还是社会中的一员，个人健康不仅关系着自己的利益，还维系着社会的稳定和发展。

个人要承担自己的健康责任，意味着个人需要在合理的控制范围内减少健康风险，选择健康的生活方式，养成良好的生活习惯；意味着个人在患病时应充分认识到患病是不符合社会需求的一种状态，尽可能地寻求和利用医疗服务，把康复作为己任。

为提高个人对自己健康的责任感，有些卫生经济学家认为，在医疗资源分配时应该考虑患者的自身行为对患病的作用，即对有损害自身健康行为的个人给予较低的医疗优先地位。但是，这种做法有可能会减弱医务人员的良善本能，即减弱对患者的同情和关怀。由此可见，个人健康责任的承担问题仍是一个需要积极探讨和解决的问题。

（二）社会健康责任伦理

社会对健康肩负着积极消除不良影响因素、提升人民群众健康水平的责任，这需要个人和政府的共同参与。

在个人方面，承担社会健康责任是指个人要采取超越利己行为的健康职责行为或者利他健康行为，具体体现在以下方面：① 积极参加与群体健康行为有关的社会公共活动，如植树造林等环保活动、传染病防治宣传活动等；② 不做危害他人健康的举动，不侵犯他人的健康权益，如不在公共场所吸烟等。

在政府方面，承担社会健康责任的主要形式为提供卫生服务，具体体现在以下方面：① 政府应把增进公民的健康作为卫生工作的首要目标；② 政府应协调各个部门，把卫生工作的目标、内容和任务变成或量化为各自目标、内容和任务的一部分，各尽其责；③ 政府应制定公正合理的卫生法律法规及各项规章制度，保证各项卫生事业有法可依；④ 政府应组织实施健康教育，促进公民建立良好的生活习惯；等等。

进德修业

请以小组为单位，查阅相关资料，探讨：健康中国战略的实施对我国公民的健康有什么影响？该战略体现了我国政府怎样的健康伦理观点？

《“健康中国 2030”规划纲要》

以测促学

一、单项选择题

1. 下列关于公共卫生工作特点的表述，错误的是（　　）。
   A. 公共卫生工作关注的核心是人民群众
   B. 公共卫生工作需要组织者、实施者和人民群众的共同参与
   C. 公共卫生工作的目标以现在为导向
   D. 公共卫生工作效果的显现往往需要较长时间
   E. 公共卫生工作需要统计结果来说明和发现问题
2. 下列选项中，不属于传染病预防与控制的伦理要求的是（　　）。
   A. 严格执行隔离和消毒措施
   B. 坚持以治疗为主的积极防疫思想
   C. 尊重传染病患者的人格和权利
   D. 及时收集与上报疫情
   E. 严格遵守国家各项法律规定
3. 突发公共卫生事件的特点不包括（　　）。
   A. 突发性　　B. 公共性　　C. 复杂性
   D. 危害性　　E. 前瞻性
4. 下列关于健康伦理的表述，错误的是（　　）。
   A. 健康伦理以健康道德为基础和核心
   B. 健康教育的目的是消除或减轻健康的危险因素，预防疾病，促进和提高生活质量
   C. 健康教育工作具有隐效性和滞后性
   D. 健康促进以健康教育为基础
   E. 个人只承担个人健康责任，不承担社会健康责任

二、判断题

1. 只有个人对自身的健康负有责任，社会对个体的健康没有责任。（　　）

2. 健康伦理以人群健康为最高目标，以人群与环境为主要研究对象，研究健康道德的本质及发生、发展的客观规律。（　　）

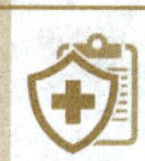

3．突发公共卫生事件会引发公共知情权与个人隐私权之间的伦理冲突。（ ）

4．在开展慢性病的预防与控制工作时，公共卫生工作者应注意慢性病患者的心理健康问题。（ ）

5．公共卫生工作的相关信息只面向公共卫生工作者公开，人民群众没有该类事件的知情权。（ ）

三、简答题

1．公共卫生的伦理原则有哪些？

2．传染病预防与控制的伦理要求有哪些？

3．突发公共卫生事件防控的伦理要求有哪些？

4．什么是健康促进？

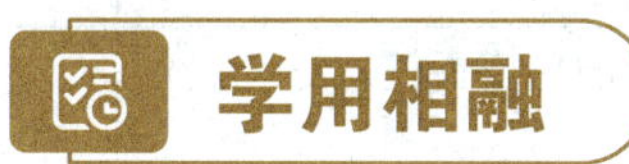

守护健康，关注公共卫生
——公共卫生机构参观、交流活动

【活动背景】

随着全球化的加速和人口流动的增加，公共卫生问题已经成为全球性的挑战。在应对公共卫生事件的过程中，伦理问题尤为突出。如何实现公共卫生工作的利益最大化，如何保障公民的公共健康利益，这些问题都需要公共卫生伦理进行指导和解答。但是，如何将这些伦理知识落到实处，如何灵活解决公共卫生伦理问题，需要一定的实践工作经验。现代医学教育越来越重视培养学生的实践能力，医学生作为未来的公共卫生工作者，需要了解公共卫生伦理实际情况，汲取前辈工作经验，以为未来更好地完成相关工作打下坚实的基础。

【活动内容】

为提高同学们对公共卫生与健康伦理的认识，了解公共卫生与健康实践工作，请以班级为单位组织一次“守护健康，关注公共卫生”公共卫生机构参观、交流活动。具体要求如下：

（1）班级内成立组织策划小组，负责人员联系、活动策划、活动流程安排等工作。班长为小组长，负责统筹工作。

（2）组织策划小组之外的同学，每人思考 1 个与本章学习内容相关的问题交由班长汇总。全班同学票选出 5 个问题，用于咨询公共卫生机构工作人员。

（3）参观、交流活动结束后，每人写一篇活动感想，题目不限，内容需与本章知识相关，字数不少于 500 字。

学识评价

每 5 人一组，各组成员结合自身的学习情况，按照表 8-1 的评价标准对本章的学习成果进行自评和互评，并请老师进行评价。

表 8-1　学习成果评价表

评价项目	评价标准	分值	评价得分	
			自评分	师评分
知识	熟悉公共卫生的定义与内涵、公关卫生工作的特点	10		
	掌握公共卫生工作者的伦理责任、公共卫生工作的伦理原则	15		
	掌握慢性非传染性疾病的预防与控制伦理	5		
	掌握传染病的预防与控制伦理	10		
	熟悉职业病的预防与控制伦理	10		
	掌握突发公共卫生事件的概念、分级、特点，突发公共卫生事件防控的伦理问题和伦理要求	15		
	了解健康伦理的含义	5		
	掌握健康教育、健康促进的概念和伦理要求	10		
	熟悉健康责任伦理	5		
能力	能够正确分析公共卫生实践活动与健康实践活动中的伦理问题，并提出自己的观点	5		
	能够端正学习态度，课前预习相关知识，课中积极参与课堂互动，课后认真完成“以测促学”和“学用相融”	5		
素质	能够转变理念，树立“大健康”观念，能够增强健康责任意识，提高职业道德感和使命感	5		
合计		100		
总分（自评分×40%＋师评分×60%）				
自我评价				
教师评价				

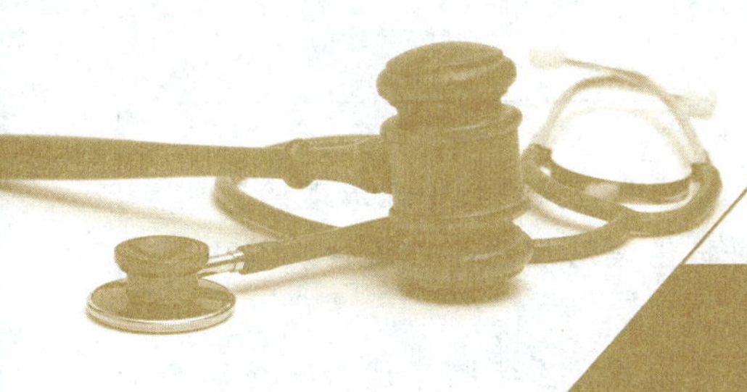

第九章 医学科学研究伦理

学习目标

知识目标

- 了解医学科学研究的含义、特点，医学科学研究伦理的含义，涉及人的生命科学与医学研究的含义、作用与类型，动物实验的含义和特点，实验动物福利的基本内容。
- 熟悉医学科学研究的伦理问题、涉及人的生命科学与医学研究的价值与伦理问题。
- 掌握医学科学研究的伦理要求、涉及人的生命科学与医学研究的伦理原则、动物实验的伦理原则。

能力目标

- 通过学习本章知识，能够在医学科学研究中做出正确的伦理决定。

素质目标

- 大力弘扬科学家精神，追求真理、实事求是，遵循科研伦理准则和学术规范，杜绝急功近利、浮躁浮夸。
- 培养医学科学研究的伦理意识，提升医学科学研究的伦理实务能力，自觉贯彻和执行医学科学研究伦理要求。

情景导入

2022年，中共中央办公厅、国务院办公厅印发《关于加强科技伦理治理的意见》（以下简称《意见》），成为我国首个国家层面的科技伦理治理指导性文件。其中，医学、生命科学、人工智能，是在文件中被重点提及的3个学科。

这3个学科有个共同的特点——与“生命”紧密相关。医学临床试验直接涉及人类受试者，生命科学探索的是生命的未知与边界，人工智能能创造出模拟人类思维的智能体。正因如此，它们面临着最迫切的伦理治理需求。

关于《意见》，生命伦理学家、国家科技伦理委员会翟晓梅说：“伦理学界需要再三阐述生命伦理学对科技发展的价值所在。”但她也清楚，要让学术界真正理解科技伦理的价值和含义，尚需时日。

在一次会议上，当谈论起猪心移植案例时，有学者直接提出，我国医学界伦理审查的立场阻碍了我国开展类似的临床试验，阻碍了医学科研的“创新”。同在会上的翟委员听罢直言：“开展异种移植物的临床试验，我们仍然面临着无法逾越的科学和伦理挑战。科学上，实现动物实验到临床应用的跨越，再到安全地实现诸如心脏等人体器官所拥有的复杂功能，路途还极其遥远；伦理上，许多专家认为动物身上仍可能存在未知的传染性微生物，如果疾病从动物传播至异种移植接受者以及更广泛的人群，将会导致灾难性的、难以控制的公共卫生后果。”

类似的争论，翟委员常在开会时经历。每当遇到这类问题时，她总会耐心地向科学家说明，一些看似“创新”“前沿”的临床试验，为什么从伦理的角度看是不能做的。

翟晓梅明确提出对科学研究的伦理审查要求是：“研究要有社会价值，产生可以被普遍化的知识，且这种知识的产生不能以对受试者的重大伤害为代价。”

资料来源：倪思洁，《医学伦理治理：在张力中前行》，《中国科学报》2022年5月26日，有改动

思　考：

（1）医学科学研究有哪些类型？医学科学研究的伦理要求有哪些？

（2）不同类型的科学研究应分别遵循哪些伦理原则？

临床诊疗技术的发展，离不开医学科学的发展，而医学科学的发展，既受政治、经济、文化等因素的影响，又与研究者的聪明才智、道德品质等因素息息相关。当前，医学科学研究机构的规模越来越庞大，从事医学科学研究的研究者越来越多，医学科学研究伦理也就显得尤为重要。由于医学科学研究的对象是人体生命现象，其成果是为人类的健康服务的，所以医学科学研究的伦理道德与研究者的道德品质，无疑是现代医学伦理学关注的重点之一。医学科学的发展历史表明，所有医学科学研究成果的取得，无不是研究者聪明才智、献身精神和高尚的道德品质的结晶。

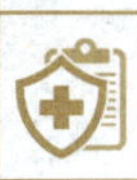

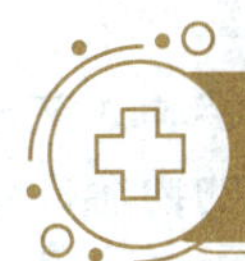

第一节　医学科学研究及其伦理要求

一、医学科学研究概述

（一）医学科学研究的含义

医学科学研究是指探求人类生命活动的本质、规律及其与外界环境的相互关系，揭示疾病发生发展的客观过程，探寻防病治病、增进健康的途径和方法的一系列实践活动。具体而言，医学科学研究主要是指运用医学及其相关知识对人类疾病、生命健康程度、药物有效性、流行病预防等领域进行的研究。例如，药物、疫苗的研发，器官移植研究，人工器官和人工骨骼的研究，等等。

医学科学研究的目的

（二）医学科学研究的特点

医学科学研究具有以下几方面的特点。

1. 研究对象的特殊性

医学科学研究的对象是人体生命现象。人体生命现象是物质世界长期演变、进化的产物，与非生命现象具有共同的存在根据和规则，但作为高级的物质存在方式，生命现象又具有不同于非生命现象的客观属性和逻辑。已有的生命科学研究表明：人的生命现象是最为复杂的，与非生命现象相比，它的本质及物质结构、功能、进化规则、个体差异等格外复杂，可以说是世界万事万物中最难把握的现象。同时，由于人的生命只有一次，因此，研究者在面对这样具有特殊性的研究对象时，应从多角度进行思考和研究，要考虑到人的自然属性、社会属性及其生命的重要性，并慎重对待。

医学科学研究的分类

2. 研究过程的复杂性

医学科学研究过程的复杂性不仅取决于研究对象的复杂性，更取决于研究自身的复杂性。人类不仅有复杂的生理活动，还有复杂的心理活动和明显的社会属性，因此，有关人体生命现象的实验设计、实验过程均会受到许多不可控因素的干扰和影响，使其与其他生命现象或非生命现象的同类研究相比，研究过程的连续性、可控制性和客观性更差。

3. 研究方法的多样性

医学科学研究的方法是多种多样的，既包括传统的研究方法，也包括很多从其他学科中吸收的研究方法。例如，医学心理学中的观察法、实验法、测验法和临床评估法，社会医学中的现场调查法、社会考察法、社会实验法、流行病学法，医学工程技术学中的技术预测法、技术原理构思法、技术设计法、技术试验法，等等。

4. 研究内容的广泛性

现代医学包括基础医学、临床医学、公共卫生与预防医学、康复医学和人文医学等众多学科，各学科又有其专业领域和亚专业领域。因此，医学科学研究的内容广泛，既包括医学本身的研究内容，也有医学与其他学科交叉渗透后形成的研究内容。此外，随着医学科学研究的不断深化，医学科学研究逐步冲破国界、跨越地域，不同国家之间、不同地域之间的合作逐渐增多，开始走上全球化的道路。

5. 研究影响的争议性

非生命现象的研究成果及其运用，直接影响和改变的只是非生命界，对生命界只有间接影响和改变的作用。同时，就其影响性质而言，由于正负效应界限比较分明，而且人们有信心通过控制措施使其正效应远远大于负效应，故对非生命现象研究的争议不大。但是，医学科学研究的成果及其运用，无论是对生命界、人类，还是对整个物质世界，不仅会造成直接影响，还会造成间接影响。同时，就其影响性质而言，由于此类研究结果直接、长远地作用于人类命运，正负效应的界限短时间内难以划清，人们对其安全性、负效应的忧虑要沉重得多，故对医学科学研究的争议也特别大。例如，20 世纪末以来，人们对克隆人的激烈反应便是典型案例。

同时，任何一项医学科学研究都具有两重性，利弊相生。因此，在使用医学科学研究结果时需特别慎重，必须以维护患者的最大利益为道德标准，一旦有充分事实说明该医学科学研究结果弊大于利时，应立即停止使用。

二、医学科学研究伦理概述

（一）医学科学研究伦理的含义

医学科学研究伦理即医学科研道德，是指在医学科学研究中，调节研究者与受试者、团队及社会之间关系的行为规范或准则。医学科学研究伦理是医学伦理学的一个重要组成部分，它是研究者在医学科学研究中必须遵循的行为准则，是开展医学科学研究、取得医学科学研究成果的重要保证。

医学科学研究伦理的产生与发展

（二）医学科学研究的伦理问题

1. 研究主体与研究对象之间的利益矛盾

随着社会的进步与发展，人们越来越重视被作为研究对象的人及其他物种（主要指动物）的权利。研究主体与研究对象之间利益矛盾的核心是双方的权利义务关系及社会伦理问题。20 世纪中叶以后，一些国际文献已明确地提出了相关问题，并确立了相关基本伦理准则。

2. 研究对象的权益与医学科学发展之间的价值冲突

如果一项研究可能对医学发展有明显的意义但对研究对象的伤害较大，而研究对象是人以外的其他生命，那么可能不会带来太大的伦理冲突和问题，但是，如果研究对象是人，那么一定会出现激烈的伦理冲突和问题。此时，在研究对象健康价值与医学发展价值不能两全的情况下，谁服从谁？如何化解这一冲突是医学科学研究的一大伦理难题。

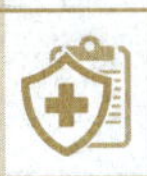

3. 研究者内部的利益矛盾

医学科学研究课题开题之前，研究者之间可能会出现分工的矛盾，如主课题与子课题分配的矛盾、主持人与课题组成员分工的矛盾等；研究过程中，研究者之间可能会出现信息交流的矛盾，如信息如何共享的矛盾、先行完成的子课题可否先行一步独立公开发表论文及成果的矛盾等；研究结束后，研究者之间可能出现成果分享的矛盾，如署名、荣誉和奖金如何分配的矛盾等。要想解决上述这些矛盾，参与医学科学研究的研究者必须具备良好的医学科学研究道德素质与表现。

4. 研究过程中的不正当行为

不正当行为是指研究者在研究过程中出现的不符合伦理准则甚至违背伦理准则的做法。在医学科学研究领域中，不正当行为主要表现在：医学科学研究的设计缺乏全面、充分的论证，尤其缺少人文理念的参与；弄虚作假，骗取伦理审查；重结果、轻过程，导致实验的完整性、可信度大打折扣；编造、篡改、隐瞒、生拼硬凑实验数据，急功近利；抄袭、剽窃，化他人成果为己有；人体实验中的侵权、违规行为，如仅满足知情同意形式而不做好知情同意的实质等。医学科学研究中的不正当行为具有极大的危害性。它不仅会损害医学科学事业，败坏医学科学道德，而且会造成严重的社会问题和生态问题，甚至可能导致人类研究对象的伤害、残疾、死亡等问题。因此，医学科学研究必须加强伦理建设，既强化医学科学研究道德的他律机制，又强化研究者的自律素养，从而有效克服医学科学研究中的不正当行为。

（三）医学科学研究的伦理要求

医学科学研究伦理要求既表现为研究者在从事医学科学研究时应具备的价值追求和人格，也具体反映在指导研究者正确处理个人与个人、个人与集体、个人与社会之间的相互关系的行为准则和规范之中，具体来说，主要表现在以下几个方面。

1. 动机纯正，目标唯一

医学科学研究的唯一目标是推进医学发展、造福人类，但医学科学研究是一项复杂而艰巨的工作。因此，只有具有纯正的动机和唯一的目标的研究者才能勇于献身医学科学研究事业，发扬敢于创新、直面挑战、百折不挠、奋斗不息的精神；才能在进行科学研究时不图名利，始终坚持以救死扶伤、防治疾病、促进人类健康为目标。

2. 尊重科学，严谨治学

许多医学科学研究的成果都是在实验基础上，经过认真严密地综合、分析、概括总结后产生的。实验取用的各种材料、数据等是否可靠、真实、客观、精确，将直接影响实验能否顺利开展及结果是否正确，在实际应用时还可能会影响到患者的健康，甚至影响患者的生命安全。

因此，在医学科学研究的过程中，研究者应以科学严谨的态度，严格按照设计的实验方案来完成所有的实验项目和步骤，不能以任何借口取消或停止其中任何一个项目或步骤，更不能按照自己的主观愿望和要求，随心所欲地修改实验数据，甚至伪造资料，撰写一些虚假的结果。

3. 谦虚谨慎，团结协作

医学科学研究成果的取得离不开团队中每个人的努力。因此，每个人在团队中的地位和作用都应当得到充分的尊重和肯定。如果忽视和否定这一点，既不利于调动个人的积极性和创造性，也不利于医学科学研究的开展。

但在肯定个人作用的同时，也不能忽略集体的力量在医学科学研究中的作用。疾病和健康问题，需要医学、生物学、物理学、化学、计算机科学、心理学、伦理学以及社会学等多学科的互相协助才能得到解决。一项医学科学研究成果，往往不是依赖个人的力量就能取得的，而是需要各方面力量的有机组合、通力合作，如情报的相互提供、思想的相互交流、实验的相互配合、同事间的相互帮助、部门间甚至单位间的相互协作等。因此，研究者应尊重分工、谦虚谨慎、甘当配角，不侵占他人成果，不争权夺利。

4. 合理保密，反对垄断

医学科学研究是为人类健康服务的事业，它的每一个进展、发现、成果，都是为人类谋利益的。从这个意义上讲，医学科学研究应是公开面向全世界、全人类的，应没有绝对的保密。但是，由于现实社会生活和世界局势的复杂性，医学科学研究常常会受到社会、政治、经济等多种因素的影响和制约。因此，为保证一些新发现、新成果的发明者拥有相关知识产权，保密也是完全有必要的。此外，对于涉及民族、国家利益的医学科学研究成果或研究资料，应该进行必要的保密。例如，关于我国人类遗传资料方面的对外合作研究，必须按照国家有关的法律法规开展，绝对不能擅自将我国的遗传资料和研究成果泄露出去。

不过，保密并不意味着垄断。如果一个人或一个组织为了自己的私利，把医学科学研究成果和新发现当作绝对的秘密垄断起来，会在一定程度上阻碍医学科学的进步，有损人类的利益。

大医精诚

“糖丸爷爷”顾方舟

脊髓灰质炎又称小儿麻痹症，是一种由脊髓灰质炎病毒引起的严重危害儿童健康的急性传染病，可导致患儿不同程度的瘫痪且无法恢复。20 世纪 50 年代，脊髓灰质炎在我国多地流行。

1957 年，顾方舟临危受命研制脊髓灰质炎疫苗。在动物实验通过后，顾方舟以身试药，验证了疫苗的安全性。不过，成人大多对脊髓灰质炎病毒有免疫力，必须证明该疫苗对儿童也安全才行。于是，在对研制的疫苗有充分信心的前提下，顾方舟决定拿自己刚满月的儿子做试验。在他的感召下，同事们也纷纷给自己的孩子服用了疫苗。毕竟是未知的新疫苗，这些初为人父母的年轻人，度过了一生中最煎熬的 10 天测试期。最终结果证实大家前期的努力没有白费，疫苗是安全的。

随后，脊髓灰质炎疫苗的Ⅰ、Ⅱ、Ⅲ期临床试验紧锣密鼓地展开并获得了成功。1960 年，首批 500 万人份脊髓灰质炎疫苗在全国推广，很快遏制了当时我国脊髓灰质炎蔓延的形势。1965 年，顾方舟所在的团队又研制出方便运输、儿童爱吃的脊髓灰质炎“糖丸”疫苗并在全国逐步推广。从此，我国脊髓灰质炎的发病率明显下降，最终进入了无脊髓灰质炎的时代。

资料来源：李枫、秦华，《顾方舟：护佑千万儿童健康 “糖丸爷爷”的一生一事》，人民网，2023 年 10 月 24 日，有改动

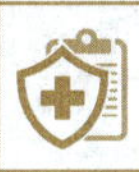

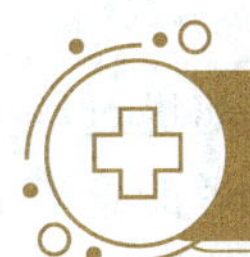

第二节　涉及人的生命科学与医学研究伦理

涉及人的生命科学与医学研究是医学科学发展的基础和前提。由于其研究对象是人，虽然其会涉及研究者、受试者、资助者等各方利益人之间的伦理问题。但出于医学科学发展和人类健康的需要，其不仅不能被阻止和禁止，反而会呈现研究规模越来越大、研究内容越来越广、研究程度越来越深入、所需受试者越来越多的趋势。因此，制定相应的伦理原则、建立相应的伦理审查机制，对促进涉及人的生命科学与医学研究的发展、维护人类自身利益具有极其重要的意义。

一、涉及人的生命科学与医学研究概述

（一）涉及人的生命科学与医学研究的含义

涉及人的生命科学与医学研究，通常又称人体试验或人体研究。人体试验有广义和狭义之分。广义的人体试验包括所有以人为受试对象的科学研究；狭义的人体试验是指以人为受试对象，以发展医学和生命科学为目的，以精心设计的实验方案为指导，有计划、有控制地进行研究的科学活动。

（二）涉及人的生命科学与医学研究的作用

1．人体试验是医学科学研究的重要组成部分

人体试验是医学科学研究的特殊表现形式，是医学科学研究中一个很重要的方面。人与动物是有种属差异的，经动物实验所获得的研究成果必须经过人体试验做最终验证，以确定其临床应用价值。更为重要的是，人有不同于动物的心理活动和社会特征，人的某些特有疾病不能用动物复制出疾病模型。对这类疾病的研究就更离不开人体试验。如果取消人体试验，而把只是经过动物实验验证的药物和技术直接地应用于临床，那就等于把所有的患者当作试验对象。这是对广大民众的健康和生命不负责任的行为，是极不道德的。所以，无论是基础医学研究，还是临床诊断、治疗及预防等方面的研究，都离不开人体试验。

2．人体试验在医学发展中具有重要的作用

通过人体试验，人们可以深化对人体结构、功能的认识，更进一步认识人体生理、生化、病理变化的特点，了解致病因素影响人体的特点及规律，了解药物在人体内的代谢过程及作用机理等。人体试验不管是成功还是失败，都具有科学价值，都对医学的发展起到重要作用。若试验成功，可以进一步推广、应用；若试验失败，可以总结教训，为下一步科学探索积累经验。

（三）涉及人的生命科学与医学研究的类型

1．根据研究者的干预情况分类

根据研究者对试验的干预情况不同，人体试验可分为天然试验和人为试验。

（1）天然试验

天然试验又称自然人体试验，是指试验的发生、发展和结果是一种自然演进过程的人体试验。这种人体试验不受研究者控制，是在自然条件下进行的，与研究者的意志无关。由于在天然试验中，研究者没有任何损害受试者的直接行为，研究者一般不存在道德责任问题，所以这种试验是没有道德代价的，其道德价值是肯定的。这种试验多是在事件发生后进行，具有回顾性。例如，战争、瘟疫、地震、水灾、放射性物质泄露、水质污染、食物污染及突发疾病流行等，都会对人体造成伤害，研究者利用这些时间，对人体抗病、抗害机制和能力所进行的观察与研究，都可以看作是对人体的天然试验。天然试验不损害受试者的自主性，有得无失，但可供利用的机会较少。

（2）人为试验

人为试验又称试验室人体试验，即狭义的人体试验。它是研究者对受试者进行有干预的观察和研究，以检测研究成果正确与否或安全性、效用性大小的过程。

2．根据受试者参与意愿分类

根据受试者参与意愿的不同，人体试验可分为自愿试验、欺骗试验、强迫试验。

（1）自愿试验

自愿试验是指受试者本人在无任何外力强迫或诱惑的情况下，自觉自愿参加的人体试验，是受试者经过深思熟虑后的理性选择。受试者可能是出于寻求新治疗或助人的目的，也可能是出于经济目的。受试者可以是患者，也可以是志愿者。自愿试验是人体试验中最常见的一种。

（2）欺骗试验

欺骗试验是指通过向受试者传达虚假的、不真实的信息的方式，欺骗受试者参加的人体试验。研究者明知试验会有风险或可能会对受试者造成较大的伤害，但为了达到试验目的，利用患者的求生欲望，或利用某些人的利益追求，采用引诱、隐瞒、传递虚假信息等方式，使受试者接受试验。例如，利用在押犯人渴望减刑的需求，以减刑作为承诺，引诱犯人接受试验，而不告知试验可能造成的伤害。欺骗试验是不道德的，是对受试者的极度不负责任，甚至可能是触犯法律的。

（3）强迫试验

强迫试验是指违背受试者意愿而强制进行的人体试验。该试验一般发生在战争年代，是指利用一定的政治或武力手段，强迫受试者接受，或没有经过受试者的知情同意强制受试者进行的人体试验。强迫试验侵犯、剥夺了受试者的人身自由，并且可能给受试者造成严重的身体和精神上的伤害，是最不正当的人体试验。例如，第二次世界大战期间，日本731部队在中国用平民百姓进行的活体野外冷冻试验、活体细菌试验研究等。强迫试验不论目的及结果如何，都是不道德的，应该受到道德上的谴责和法律上的制裁。

3．根据应用价值分类

根据应用价值，人体试验可分为临床人体试验和非临床人体试验。

（1）临床人体试验

临床人体试验是指以探求、增加和改善临床医学知识、技术为目的的人体试验。

（2）非临床人体试验

非临床人体试验是指以探求、增加和改善关于病因、病理及卫生保健等非临床医学

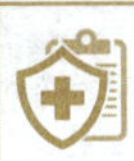

知识、技术为目的的人体试验。

4. 根据正当性分类

根据正当性，人体试验可分为正当人体试验和非正当人体试验。

（1）正当人体试验

正当人体试验是指能得到功利论的辩护和人本人道伦理的支撑，经得起现代公正论追问的人体试验。

（2）不正当人体试验

不正当人体试验是指与正当人体试验伦理宗旨背道而驰，只追求功利，经不住人本人道伦理即现代公正论拷问的人体试验。

由此可见，具有普遍应用价值的人为试验可以得到正当性的伦理辩护，但其正当性有待具体解读；天然试验由于不损害受试者的自主性，有得无失，其正当性是十分充分的，但可供利用的机会太少；强迫试验是最不正当的；自愿试验的自愿性可以为其正当性提供必要的保障，但仍然需要满足更充分的理由。

二、涉及人的生命科学与医学研究的伦理问题

（一）社会利益与个人利益的矛盾

每一种新药物、新技术、新方法的广泛应用或淘汰都是建立在人体试验的基础上的。但人体试验在实施过程中，不可避免地存在着得失两重性。失败的人体试验会损害受试者的利益，从而产生社会利益与个人利益的矛盾。因此，在试验得失不明的情况下，研究者应以受试者的利益为出发点，在不会对受试者造成严重伤害或不可逆损害的条件下认真、谨慎地进行人体试验，力求获得最佳效果。

（二）自愿与强迫的矛盾

人体试验应该完全以受试者的自愿为前提，避免任何形式的诱导、欺骗和强迫。需要注意的是，由于未成年人、智力障碍者等弱势群体缺乏自主选择的能力，其监护人需要替代其做出参与试验的决定，但这往往存在强迫的可能。因此，以未成年人、智力障碍者等弱势群体作为受试者的人体试验在取得其监护人同意的同时，必须事先经过动物实验和非弱势群体人体试验证明该试验有益无害。

（三）主动与被动的矛盾

在人体试验中，研究者是整个试验的主持者和决策者，能够计划试验的目的、方法、步骤，能够预测并干预试验中可能出现的偏差和问题，在试验中处于主动地位。相比而言，受试者大多医学知识匮乏，对试验过程陌生，所以处于被动地位。因此，研究者要充分尊重受试者的人格和权利，耐心地向受试者解释说明试验的目的、意义、内容和方法，甚至危险性，在取得受试者的知情同意和自主选择后，方能进行人体试验。

（四）受试者权利与义务的矛盾

受试者是否同意参加人体试验，是否中途退出都取决于个人意愿，这是受试者的权利。同时，每个公民都有支持医学发展的义务。当这种权利和义务发生冲突时，研究者

必须保证受试者的权利高于义务。即使受试者的退出会对研究结果造成严重影响，研究者也无权拒绝和干涉。

视野纵横

解读《涉及人的生命科学和医学研究伦理审查办法》

2023 年，国家科技伦理委员会审议通过了《涉及人的生命科学和医学研究伦理审查办法》[以下简称《办法》（2023）]。目前，《涉及人的生物医学研究伦理审查办法》（以下简称《办法》）与《办法》（2023）处于并行状态。

一、《办法》和《办法》（2023）适用范围有何区别？

随着我国科技创新投入的持续加大和生物技术发展，高等学校、科研院所也越来越多地参与到涉及人的生命科学和医学研究中。党中央、国务院高度重视维护研究参与者权益，积极推进统一的伦理审查制度体系建设。为此，国家卫生健康委员会会同教育部、科技部、中医药局等有关部门制定了《办法》（2023），为医疗卫生机构、高等学校、科研院所等开展相关研究提供统一的伦理审查制度遵循，并明确了监督检查的部门分工。

《办法》（2023）和《办法》的主要制度框架、伦理审查方式、知情同意等总体上是一致的，并结合国家新出台的法律法规要求和高等学校、科研院所的实际情况对部分规定进行了细化和完善。在一定期限内，对机构的具体伦理审查实践，可以以《办法》（2023）作为指导；对医疗卫生机构伦理审查的违规行为，各级卫生行政部门可以《办法》为依据进行处理。

二、对比《办法》，《办法》（2023）有哪些调整？

《办法》（2023）坚持了《办法》的基本原则和制度框架，主要包括以下内容：一是坚持机构主体责任，要求机构建立伦理审查委员会对开展的涉及人的生命科学和医学研究进行伦理审查；二是坚持知情同意和伦理审查两大支柱的制度；三是遵循国际公认的伦理准则，坚持基本的伦理要求。与此同时，结合实际情况，进行了优化完善，为不同研究主体开展涉及人的生命科学和医学研究提出了统一的遵循。

（一）扩大伦理审查适用范围，按照行政隶属关系明确部门监管职责。将“涉及人的生物医学研究”拓展为“涉及人的生命科学和医学研究”，将涉及人的生命科学研究纳入管理范围。扩展管理对象包括医疗卫生机构、高等学校、科研院所等，并按照行政隶属关系，明确伦理审查的监管职责。

再次获取知情同意和免除签署知情同意书的情况

（二）建立委托审查机制，允许委托有能力的伦理审查委员会开展伦理审查。一是建立委托审查机制，实现伦理审查全面覆盖，明确未设立伦理审查委员会的机构可以书面委托区域伦理审查委员会或者有能力的机构伦理审查委员会开展伦理审查；二是提出区域伦理审查委员会管理要求，是进一步提高伦理审查效率的重要探索；三是企业开展研究，可以通过委托伦理审查实现伦理审查监管，并明确监督管理责任。

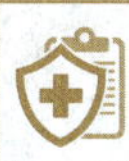

（三）优化伦理审查规范，细化知情同意程序。一是细化对无行为能力、限制行为能力的研究参与者知情同意过程的规定；二是根据生物医学研究进展和生命伦理学进展，将“受试者”拓展为“研究参与者”，强化对人的尊重，扩大保护范围；三是平衡规范和创新，设立“免除伦理审查”制度安排；四是对伦理审查的时限作了细化规定，以进一步提高效率。

资料来源：《〈涉及人的生命科学和医学研究伦理审查办法〉文件解读》，中华人民共和国国家卫生健康委员会官方网站，2023年2月27日，有改动

三、涉及人的生命科学与医学研究的伦理原则

国际上，《纽伦堡法典》是最早的关于人体试验伦理准则的文件，《赫尔辛基宣言》是当前最具影响力和普遍性的伦理文献。近些年，我国也相继制定、发布了《药物临床试验管理规范》《医疗器械临床试验质量管理规范》《涉及人的生命科学与医学研究伦理审查办法》等相关文件，并不断进行修订。根据上述国际、国内伦理规范的要求，人体试验的伦理原则可概括为以下几个方面。

《药物临床试验质量管理规范》

（一）维护受试者利益原则

维护受试者利益是人体试验的前提，也是人体试验首要的、根本的伦理原则。当维护受试者利益原则与人体试验的其他原则发生矛盾的时候，应该优先遵循这一原则。

根据维护受试者利益原则，在开展人体试验前必须进行详细的受益与代价评估，只有当评估结果为试验给受试者或他人带来的好处超过给受试者带来的风险和伤害时，人体试验才能得以进行。若人体试验有可能对受试者造成身体及精神上较为严重的伤害，那么这项试验无论科学价值有多大，对医学的发展和人类的健康具有多么重要的意义，将也不能进行。

在人体试验过程中，必须有充分的安全措施，保证将受试者在身体上、精神上受到的不良影响降到最低限度，这是维护受试者利益原则的表现，也是医学伦理学不伤害原则的具体体现。当试验过程中出现严重危害受试者利益的情况时，无论试验多么重要，都应该立即将其终止。此外，为了维护受试者的利益，人体试验必须在有关专家和具有丰富医学研究及临床经验的医生的参与或指导下进行。

（二）医学目的原则

医学目的是人体试验的唯一目的，也是人体试验的根本原则。医学目的原则要求人体试验必须是有利于医学发展的，即人体试验的开展只能是为了研究人体的生理机制，探索疾病的病因和发病机制，改进疾病的预防、诊治措施，等等。凡是出于政治、军事、经济以及个人利益等非医学目的的人体试验，已经被历史证明是严重违背人类伦理的。

（三）科学性原则

科学性原则要求人体试验的设计、方法、过程、评价等必须符合普遍认可的科学原理。人体试验必须以动物实验为基础，只有经过动物实验已获得真实的、充分的科学依

据，且已证明的确对动物无毒、无害的实验才能进入人体试验阶段。人体试验的方法和过程必须科学严谨，应遵循随即、对照、重复和均衡等原则。数据应完整、准确、可靠，试验结果应经过科学的分析和评估。

（四）知情同意原则

知情同意原则是人体试验必须遵循的重要伦理原则，具体来说，这一原则在人体试验中表现如下：① 人体试验必须得到受试者本人或其监护人的知情同意；② 研究者应如实地向受试者告知有关人体试验的全部基本信息，如试验的性质、目的、期限、经费来源、试验方法，以及任何可能的利益冲突、研究者与其他单位之间的从属关系、潜在的风险等；③ 只有经伦理委员会审查批准后方可合理地免除人体试验所需的知情同意；④ 受试者可以随时更改、终止原有的知情同意；⑤ 研究者应给受试者足够的时间和机会，并鼓励他们提出问题；⑥ 研究者应与受试者随时保持联系保证受试者真正做到知情同意；⑦ 避免欺骗、不正当影响及恐吓受试者的现象发生；⑧ 只有在受试者充分了解试验相关信息之后，方可征求受试者是否参加人体试验的意见；⑨ 如果人体试验的研究、条件及步骤有实质性的改变，每位受试者的知情同意书须重新修改。

受试者知情同意有书面和口头两种形式，一般应采用书面形式。对无法采用书面形式者，应当事先获得口头知情同意，并提交获得口头知情同意的证明材料。

（五）伦理审查原则

伦理审查是人体试验不可缺少的程序。人体试验本身内含着十分尖锐的伦理矛盾，而化解伦理矛盾一方面需要研究者自律，另一方面需要研究者接受他律。伦理审查便是一个他律性质的切实可行的机制。

人体试验的维护受试者利益原则、医学目的原则、科学性原则、知情同意原则是实体性伦理原则，而伦理审查原则是程序性伦理原则，只有通过程序性伦理原则才能保证实体性伦理原则得以实现。

伦理委员会的工作内容

实施伦理审查的主体为伦理委员会。伦理委员会是由医学、药学及其他相关学术背景的人员组成的组织，其职责是对人体试验的方案及其修正案、获取受试者知情同意的方法和书面文件等材料进行独立的审查、同意或提出建议，并对人体试验跟踪审查，以确保受试者的权益和安全受到保护。

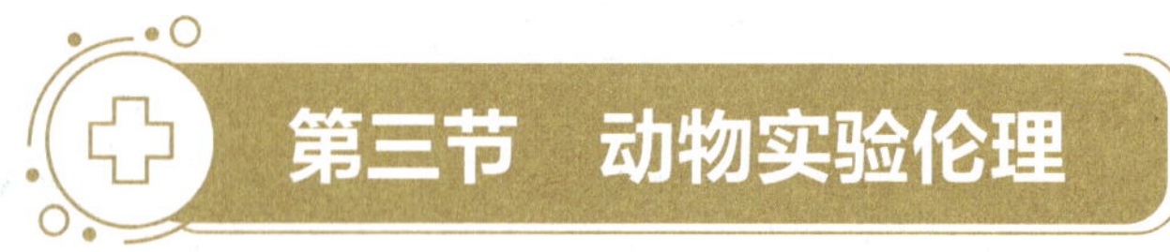

第三节　动物实验伦理

一、动物实验概述

（一）实验动物与动物实验的含义

实验动物是指经人工饲育和控制所携带的微生物，遗传背景明确或来源清楚，用于科学研究、教学、生产、检测及其他科学实验的动物。动物实验是指为了获得有关生物

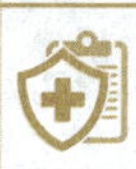

学、医学等方面的新知识或解决具体问题，而使用动物开展的科学研究。

生物医学的每一次重大发展与进步，几乎都与动物实验相关，动物实验在整个生物、医学发展的历程中具有举足轻重的作用。动物实验是人体实验的基础，只有在动物生命现象研究的基础上，才能进一步对人体进行研究，探求人类生理、病理变化及疾病的发生、发展规律等。

（二）动物实验的特点

1. 具有简化、纯化的作用

虽然实验可以排除次要的、无关大局的影响因素，使要研究的问题在简化的条件下进行，但研究人类的健康和疾病是非常复杂的工程，即便在实验条件下也会受到各种因素的影响。而用动物做实验，可以排除人为的社会因素的干扰和影响，使有待研究的问题简化、纯化，从而有利于发现问题的本质和规律。

2. 周期短，易控制，可借鉴

人类的疾病复杂多样，病情有急有缓，病程长短不一，这些变量都不利于医学科学研究，而动物实验可以控制发病时间，缩短病程，降低研究费用。同时，人类疾病的发生是不允许在人体上做重复试验的，而动物实验则可以不受这个限制，而且还可以人为地控制实验对象的数量，突破实验对象数量的限制。这些都有利于对疾病的研究，有利于医学研究的开展。此外，由于人在生理、病理上与某些动物具有许多相通之处，因此，动物实验的结果为研究者认识和研究人的疾病提供了借鉴，为人体试验提供了一定的依据。

二、实验动物福利的基本内容

经过动物权利论和人类中心主义这两种对立观点的长期辩论、交锋及融合，形成了国际上普遍认可的动物福利论。根据动物福利论，实验动物福利的具体内容包括以下“五大自由”：

实验动物环境的分类

（1）为动物提供充足的清洁饮水，以及保持健康和精力所需的食物，使动物免受饥渴之苦，获得不受饥渴的自由。

（2）为动物提供适当的房舍或栖息场所，使其能够舒适地休息和睡眠，不受困顿之苦，获得生活环境舒适的自由。

（3）为动物做好防疫，预防动物疾病，及时给患病的动物诊治，使动物不受病痛之苦，获得免受伤痛与疾病威胁的自由。

（4）保证动物拥有好的处置条件，使动物不受恐惧之苦，获得免受恐惧和悲伤感的自由。

（5）为动物提供足够的空间、适当的设施及使同类动物伙伴在一起，使动物能自由表达正常习性，获得表达所有自然行为与心理的自由。

以上 5 条内容实质上是为了让动物在康乐的状态下生存，即为了使动物能够健康、快乐、舒适地生活，而采取的一系列行为，以及提供的相应的外部条件。

视野纵横

动物权利论和人类中心主义

动物权利论者认为，用动物来做实验是不合理的，是不科学的。因为动物也是有生命的道德主体，动物和人一样拥有平等的权利，人类不应该让动物来承担自己的医疗风险。动物权利论的主要包括以下内容：① 动物与人一样都具有自身固有的内在价值。人的内在价值值得尊重，动物的内在价值也同样应当得到尊重。② 动物和人都是生态伦理学意义上的道德主体。动物和人一样具有道德权利，人的权利需要得到保护，动物的权利也同样应当得到保护。③ 人和动物的生态价值是平等的，动物与人一样，都应当在生态系统中得到公平的对待。人们要摒弃人优于动物的传统信条，走出人类中心主义，不能任由人的意志围困、杀害动物，不能歧视动物，要把道德权利的解放运动从人推广到动物。④ 人具有平等对待动物的义务。应承认动物具有“天赋价值”，承认动物作为道德主体的地位。⑤ 极端的动物权利论者认为，动物权利运动应当实现 3 大目标，包括完全废除把动物应用于科学研究、完全取消商业性的动物饲养业、完全禁止商业性和娱乐性的打猎和捕兽行为。

人类中心主义者认为，整个世界中，人类才是主体，才是中心。人类为了自身的健康与福祉，进行一些必要的动物实验是合理的、可行的。人是唯一影响自然的行为主体，只要是有利于人类福祉或有利于保护与高扬人类正义与人权的，就是正当的、道德的。因此，人类只对人类自身有道德责任，并且只有人类才有道德权利。人类关心动物、关心自然、保护环境、维护生态系统平衡，最终都是为了人类的利益，人类没有责任和义务去保护和提高非人类生物（包括动物）的利益。

三、动物实验的伦理原则

（一）替代原则

常用的替代方法分为绝对替代和相对替代。绝对替代是指在实验中不使用动物，而使用没有知觉的实验材料代替活体动物，现在比较先进的做法是运用计算机技术进行模拟实验，如细胞芯片的使用；相对替代是指在能获得相同实验效果的前提下，使用低等动物或者动物的细胞、组织、器官替代高等动物进行实验，如用鱼来替代灵长类动物。

（二）减少原则

减少是指在动物实验中尽量减少动物的使用量，或使用较少的动物获取同样多的实验数据，或使用一定数量的动物获取更多的实验数据的伦理原则。具体的方法如下：一体多用，重复使用；充分利用已有的数据（包括以前已获得的实验结果及其他信息资源等）；用低等动物，以减少高等动物的使用量；使用高质量的动物，以质量换取数量；使用正确的实验设计和统计学方法，减少动物的使用量。

（三）优化原则

优化是指在必须使用动物进行实验时，给动物创造一个好的实验环境或减少给动物

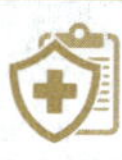

造成的疼痛和不安，以提高动物福利的伦理原则。其主要方法如下：优化实验方案设计和实验指标选定，如选用合适的实验动物种类、品系、年龄、性别、规格、质量标准，采用适当的分组方法，选择科学、可靠的检测技术指标等；优化实验技术和实验条件，如麻醉技术的使用、实验操作技术的熟练掌握、实验环境的适宜等。例如，在利用动物制备抗体的过程中，通常会使用一种弗氏佐剂，但它对动物的刺激性很强，容易造成动物局部组织肿胀、脓肿、坏死，为此荷兰一位科学家研究出 5 种替代物，优化此实验。

（四）责任原则

责任原则要求研究者在动物实验中增强伦理观念，呼吁研究者对动物要有责任感。例如，很多研究者会在动物实验前做道德默哀：感谢实验动物，宣誓尽量做好实验减少实验动物的痛苦、对得起实验动物的牺牲。又如，涉及动物实验的科研论文及科研项目要求须获得医学伦理审查委员会的伦理审查批准，研究者须详细介绍实验动物的品种、数量、选取原则，对实验动物采取的麻醉方法，为减轻动物的恐惧和疼痛所采取的操作方法等。

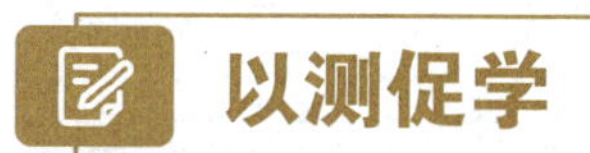

以测促学

一、单项选择题

1．医学科学研究的特点不包括（　　）。
A．研究对象的特殊性　B．研究对象的多样性　C．研究内容的广泛性
D．研究结果的两重性　E．研究过程的复杂性

2．下列选项中，属于医学科学研究伦理要求的是（　　）。
A．动机纯正　B．尊重患者的人格　C．自律原则
D．主动奉献　E．公平公正

3．下列选项中，不属于涉及人的生命科学与医学研究类型的是（　　）。
A．天然实验　B．人为实验　C．自愿实验
D．对照实验　E．正当人体试验

4．涉及人的生命科学与医学研究的伦理问题不包括（　　）。
A．社会利益与个人利益的矛盾
B．自愿与强迫的矛盾
C．主动与被动的矛盾
D．受试者权利与义务的矛盾
E．金钱收益与研究结果的矛盾

5．涉及人的生命科学与医学研究的伦理原则不包括（　　）。
A．医学目的原则　B．社会监督原则　C．科学性原则
D．知情同意原则　E．伦理审查原则

6．动物实验的伦理原则不包括（　　）。
A．替代　B．减少　C．优化
D．责任　E．怜悯

二、判断题

1．涉及人的生命科学与医学研究，通常又称人体试验或人体研究。人体试验有广义和狭义之分。（　　）

2．根据人体实验中受试对象参与意愿的不同，人体实验又可分为自愿实验、欺骗实验和强迫实验。（　　）

3．动物实验是指为了获得有关生物学、医学等方面的新知识或解决具体问题，而使用动物开展的科学研究。（　　）

三、简答题

1．涉及人的生命科学与医学研究中，研究者要向受试者提供哪些信息？

2．简述实验动物福利的基本内容。

学用相融

寻前人之迹，探索医学科学研究道德之路
——“医学科学研究伦理”故事分享会

【活动背景】

科研伦理是科研活动中需要遵循的价值理念和行为规范，它贯穿于科研立项、研究实施、成果发表等科研活动的全过程。科研伦理失范是全球共同面临的问题，医学科学研究领域是科研伦理失范的重灾区，也是国家科研伦理治理的重点。作为未来的医学科学研究领域的研究者，医学生应努力提升自己对相关伦理的重视程度，积极倡导开展负责任的研究与创新，以避免科研伦理失范的发生。

【活动内容】

为加强同学们对医学科学研究伦理的认识，更好地培养科学精神和提升医学科学研究道德素养，请以小组为单位，以“寻前人之迹，探索医学科学研究道德之路”为主题举办一场“医学科学研究伦理”故事分享会。具体实施步骤如下：

（1）全班同学分成若干小组，每组 4～6 人。

（2）结合本章所学知识，查阅相关资料，各小组分别选择一则医学科学研究伦理故事进行整理。要求：故事必须真实。

（3）每组选出 1 名代表，在班级内讲述小组整理的医学科学研究伦理故事。要求：可为故事讲述选配合适的背景音乐；可结合 PPT、视频等进行讲述；讲述时间不超过 3 分钟；讲述应富有感情，生动、流畅。

学识评价

请结合自身的学习情况，按照表 9-1 中的评价标准对本章的学习成果进行自评，并请老师进行评价。

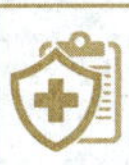

表 9-1　学习成果评价表

评价项目	评价标准	分值	评价得分	
			自评分	师评分
知识	了解医学科学研究的含义与特点	5		
	了解医学科学研究伦理的含义	5		
	熟悉医学科学研究的伦理问题	5		
	掌握医学科学研究的伦理要求	15		
	了解涉及人的生命科学与医学研究的含义、作用与类型	5		
	熟悉涉及人的生命科学与医学研究的价值与伦理问题	5		
	掌握涉及人的生命科学与医学研究的伦理原则	15		
	了解动物实验的含义和特点	5		
	了解实验动物福利的基本内容	5		
	掌握动物实验的伦理原则	15		
能力	能够在医学科学研究中做出正确的伦理决定	5		
	能够端正学习态度，课前预习相关知识，课中积极参与课堂互动，课后认真完成“以测促学”和“学用相融”	5		
素质	能够大力弘扬科学家精神，追求真理、实事求是，遵循科研伦理准则和学术规范，杜绝急功近利、浮躁浮夸	5		
	能够培养医学科学研究的伦理意识，提升医学科学研究的伦理实务能力，自觉贯彻和执行医学科学研究伦理要求	5		
合计		100		
总分（自评分×40%＋师评分×60%）				
自我评价				
教师评价				

第十章 生育医学干预伦理

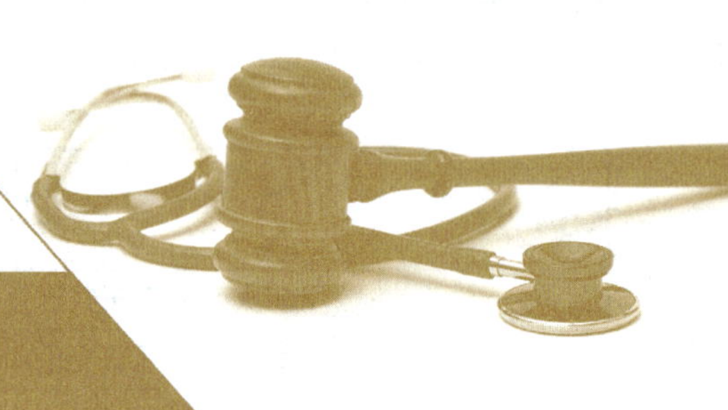

学习目标

知识目标

- 了解优生的含义和分类，产前诊断的含义，遗传咨询的含义，遗传筛查的含义，生育控制的含义，人类辅助生殖技术的含义、主要类型和伦理意义。
- 熟悉优生的伦理意义，产前诊断的伦理争议和伦理原则，遗传咨询的意义、伦理问题和伦理要求，熟悉遗传筛查的伦理争议和伦理要求，熟悉生育控制措施的伦理争议。
- 掌握人类辅助生殖技术的伦理问题和伦理原则。

能力目标

- 通过学习本章知识，能够在生育医学干预中做出正确的伦理决策。

素质目标

- 培养生育干预伦理意识，树立以伦理保障生育医疗安全的远大理想。
- 培养防范生育干预应用风险的意识，大力弘扬严格遵守国家有关法律法规、规章制度和技术规范的新风尚。

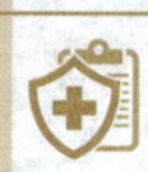

情景导入

2015 年 3 月，英国一名母亲因给自己的同性恋儿子充当了一次“代孕母亲”而引发争议。27 岁的凯尔·卡森是一家超市的员工，虽然还没结婚，但他已经在独立抚养一个 8 个月大的男孩。卡森是英国第一个通过代孕生子的未婚男性，也是第一个让自己的妈妈为其代孕的英国人。

卡森的母亲回忆说：“当初卡森来找我的时候，我没有任何犹豫就答应了他的请求。有人觉得不理解，但我觉得没有什么，这个孩子就是我的孙子。”卡森显然很清楚并不是所有人都理解自己的做法，但他说：“我现在有了自己的儿子，我很开心。只要你能给孩子提供一个家，每个人都有当父母的权利。”

思　考：

（1）阅读上述案例后，你认为谁是这个 8 个月大男孩的父母？为什么？

（2）代孕会对父母子女伦理关系产生什么影响？

（3）除了上述案例，生育医学干预伦理还在哪些领域存在争议？

人口素质关系到国家和民族的盛衰，而出生人口素质是整体人口素质的决定性因素之一。随着现代科学技术的快速发展和社会的进步，人们开始积极利用医学知识和技术，通过优生优育、生育控制、辅助生殖等措施来有效降低先天性畸形及遗传性疾病等的发生率，从而增强人口素质。但同时，这些措施也带来大量的伦理问题，需要医务人员在医学实践中进行伦理判断与选择。

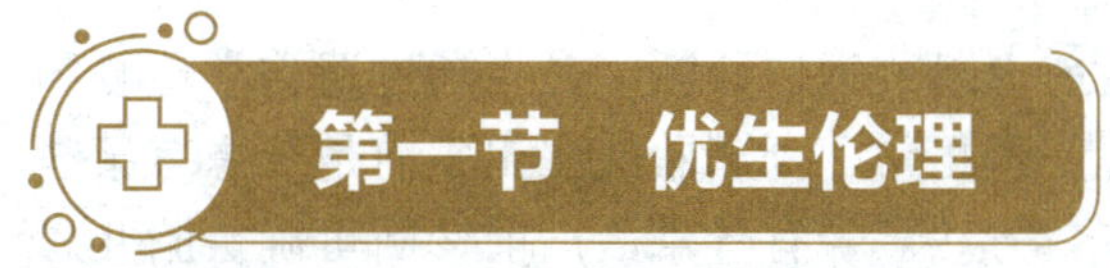

第一节　优生伦理

一、优生概述

（一）优生的含义

优生是指通过医学手段改良人的遗传素质、提高人的体力和智力水平，即通过医学干预措施来生育身心健康的婴儿，以繁衍体力和智力优秀的人类个体。人类的优生意识和思想源远流长，文明社会早期就已有禁止乱伦和禁止近亲结婚的习俗与宗教戒律，这些都反映了人类在早期文明时代的优生观念。

（二）优生的分类

优生有积极和消极之分。积极优生的目的在于增加或促进具有体力、智力有利基因的优秀个体的繁衍，可利用的技术包括人工授精、试管婴儿和胚胎移植等。但是，积极优生面临着许多伦理难题，如优秀个体的标准等。消极优生又称预防优生，其目的在于减少或消除人

如何做好孕期保健

群中不良基因的发生频率，即预防有严重遗传病和先天性疾病的个体出生。与积极优生相比，预防优生更易得到人们的理解和支持，也比较容易操作。

（三）优生的伦理意义

1. 优生有利于改善和提高人口素质水平

21 世纪是竞争的时代，这种竞争归根到底取决于人口素质水平的高低。提倡优生优育、采取优生技术控制和减少有缺陷胎儿的形成和出生，可以提高总人口中具有优良遗传素质个体的比例，从而改善和提高人口整体质量水平。

2. 优生有利于创造更大的经济效益

优生能保障个体具有优良的遗传素质，使个体能够成为高素质的社会人，能够适应较复杂的社会、生活及工作环境，这不仅能减轻家庭和社会的负担，还能为社会创造更多的财富。所以从经济效益上讲，对遗传素质优良的人投资所产生的社会、经济效益一般会远远大于遗传素质较差的人。

二、优生措施伦理

婚前医学检查

优生措施是指使人们能够获得和选择安全、有效、合理的生育调节方法与适当的保健服务，使女性能够安全怀孕和分娩，并得到一个健康婴儿的各种措施的总称。优生措施主要包括婚前医学检查、产前诊断、遗传咨询与遗传筛查等。

（一）产前诊断伦理

常见的遗传病

1. 产前诊断的含义

产前诊断又称出生前诊断或宫内诊断，是指通过遗传学检测和影像学检查，诊断胎儿是否正常，预测胎儿在出生前是否患有某些遗传病或先天畸形的有效方法。若有异常，产前诊断可确定胎儿患病的性质和程度是否严重，帮助父母做出是继续怀孕还是终止妊娠的决定，从而降低出生缺陷率。产前诊断有利于生育健康的孩子，有利于家庭幸福，有利于提高人口素质。

产前诊断的适应证

2. 产前诊断的伦理争议

产前诊断在社会上和伦理道德上有不同的看法。产前诊断的支持者认为，产前诊断对诊断胎儿是否有遗传病、先天畸形及宫内感染有重要价值，它有利于优生，对于提高人口素质、维护社会和家庭稳定、减轻社会和家庭负担等具有积极作用。而产前诊断带来的最大的伦理争议是在实施过程中可能造成的性别比例失衡。

通常情况下，胎儿性别测定和人工控制性别是被禁止的，因为人为地选择胎儿性别会破坏人群中男女比率，从而带来严重的伦理问题。然而，为了预防伴性遗传病的发生，需要对某些胎儿施行性别测定。伴性遗传病即伴随某一种性别而传递的遗传病。例如，X 连锁的、以凝血机制障碍为主要特征的遗传病——血友病，大部分表现在男孩。如果一对正常夫妻已生过一个血友病患儿，其未来孩子的性别就是一个关键。由于根据血友

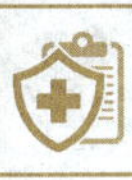

病的遗传规律可知这对夫妻中的母亲是致病基因携带者，若其再怀男胎，则有50%的可能性为血友病患者；若再怀女胎，则为正常人或致病基因携带者。因此，对这类孕妇进行胎儿性别预测是十分必要的。

《中华人民共和国母婴保健法实施办法》第二十三条明确规定：“对怀疑胎儿可能为伴性遗传病，需要进行性别鉴定的，由省、自治区、直辖市人民政府卫生行政部门指定的医疗、保健机构按照国务院卫生行政部门的规定进行鉴定。”

3. 产前诊断的伦理原则

（1）保密原则

医务人员应在产前诊断的过程中严格遵循医疗保密原则，不向他人透露进行产前诊断的夫妻的个人信息及诊断信息等，同时除特殊情况外也决不向受检查的夫妻透露胎儿的性别。

（2）自主性原则

产前诊断的目的是排除胎儿可能带有的特殊医学问题，因此医务人员应尽可能地将所有与临床有关的信息提供给受检查的夫妻，让其自主决定，并尊重其决定。例如，实施终止妊娠手术前须经孕妇本人同意，医务人员要尊重其自主选择，若其本人无自主能力的，应当经其监护人同意，并签署意见。

（二）遗传咨询伦理

1. 遗传咨询的含义

遗传咨询是指遗传咨询医师应用遗传学和临床医学的基本原理和技术就咨询对象所提出的关于遗传病的发病原因、遗传方式、诊断、防治、预后以及患者同胞或子女中此病的再发风险率等问题给予解答，并就咨询对象提出的婚姻、生育等问题给予必要的医学指导。

遗传咨询与医疗的区别如下：所涉及的疾病主要是基因异常的结果；做出决定的焦点通常是未来的子女，即某种疾病在一对夫妻的后代中发生和复发的概率如何；主要关心的对象不是患者，而是夫妻或家庭。遗传咨询的目的不是治疗，而是了解有关信息，这种信息为咨询对象做出决定提供科学的依据。

扫码学习

遗传咨询的对象和程序

2. 遗传咨询的意义

遗传咨询是预防严重遗传病患儿出生的最有效程序。广泛开展遗传咨询，并配合有效的产前诊断和选择性流产的措施，能大大降低遗传发病率，减轻家庭和社会的精神负担和经济负担，从根本上改善和提高社会人口的质量和素质。

3. 遗传咨询的伦理问题

（1）利益优先的问题

根据遗传咨询做出的决定涉及多方面的利益，如夫妻、孩子、家庭其他成员等。那么，谁的利益优先级最高呢？这对于任何一个咨询对象来说，都是十分现实而重要的问题。同时，遗传咨询医师与咨询对象对利弊的考虑可能因价值观念的不同而有差异，例如，有些夫妻认为残疾胎儿一样有出生的权利，而遗传咨询医师可能更强调残疾对孩子和家庭的不利影响。

（2）保密的问题

泄露遗传信息可能使咨询对象受到伤害，如在就业、保险等方面受到歧视等，因此，遗传咨询医师有保密义务。但是，对咨询对象的家庭成员也要保密吗？这是遗传咨询带来的又一个伦理难题。

（3）如实告知的问题

遗传咨询中，咨询对象想要得到确切的信息和诊断结果，以便决定自己的行为。因此，医务人员应该向咨询对象提供真实、确切和完全的信息。但是，有些遗传咨询结果可能会给咨询对象带来巨大的心理冲击，使其承受巨大的压力，这时遗传咨询医师就会遇到是否如实告知咨询对象的难题。例如，一对夫妻婚前进行遗传咨询，经检查发现妻子的染色体核型为男性，此时医务人员就需考虑如实告知可能给这位女性带来的巨大冲击。

4. 遗传咨询的伦理要求

在遗传咨询中，遗传咨询医师除了遵守医疗实践中的医患关系伦理外，还应遵循以下伦理要求。

（1）体谅同情，平等相待

咨询对象通常带有各种疑虑和心理压力，遗传咨询医师应体谅同情咨询对象的心情，努力减轻咨询对象的精神负担和心理压力，这既是咨询对象的期望，也是遗传咨询医师应具备的职业道德。因此，遗传咨询医师在接待咨询对象时，应热情、礼遇、尊重咨询对象，平等对待咨询对象，帮助其正确地认识遗传病。

（2）尊重咨询对象的隐私权

咨询对象的个人隐私应得到充分的尊重和保护。这就要求遗传咨询医师为咨询对象提供安静、整洁、保密的咨询环境。即使是夫妻一起咨询，必要时遗传咨询医师也可以分别与夫妻单独谈话。遗传病不只涉及患者本人，常牵涉到患者的家族，如父母、夫妻、兄弟、姐妹，甚至祖父、祖母或外祖父、外祖母等。因此，遗传咨询医师要高度重视、尊重、保护咨询对象的隐私权，做好咨询资料的保密工作，避免咨询资料信息外流，被他人利用。

（3）坚持自愿和知情同意的原则

遗传咨询服务分为指令性和非指令性的。采取何种遗传咨询，常取决于各国的相关法律法规。从伦理学的原则出发，理想的遗传咨询应该是非指令性咨询。根据我国的相关法律法规并结合我国的具体国情，在不违背我国相关法律的前提下，国家提倡非指令性的遗传咨询。非指令性的遗传咨询要注意两点：第一，进行遗传咨询的咨询对象，应是主观意愿，自觉自愿的，而非外部强制的；第二，咨询对象的信息，应是主动地、自愿地提供的，而非行政命令、强制的。因此，遗传咨询医师在提供咨询服务时，要认真贯彻自愿和知情同意的原则，向咨询对象讲明遗传咨询和检查的目的和必要性，争取咨询对象的积极主动配合，以便做出科学的指导和正确的结论。

（三）遗传筛查伦理

1. 遗传筛查的含义

遗传筛查是指对群体中的个体可能存在的某些遗传特性和与遗传病有关的基因进行测试，判断遗传病的携带者、发病率、分布情况和发病风险，以对测试发现的高风险人

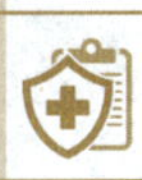

群采取进一步的基因诊断或相关的预防策略和措施，防止或延缓遗传病的发生。

2. 遗传筛查中的伦理争议

遗传筛查中伦理争议的焦点主要集中在以下几方面：

（1）遗传筛查人群的确定是自由选择的，还是带有政策性和强制性的。

（2）在研究机构和医疗卫生机构进行的遗传筛查是否有差别。

（3）遗传筛查使用的技术和方法是否正确，对受试者是否无伤害。

（4）在遗传筛查中发现有问题的个体，是否会受到社会的歧视和伤害；其个人利益，如婚姻、生育的自由，及其与社会群体利益是否会发生冲突。

（5）在遗传筛查中发现有问题的个体能否得到社会的经济援助，能否拥有公正、公平和人人享有的医疗救助服务机会。

（6）对儿童的遗传筛查，被测儿童是否享有知情同意权等。

3. 遗传筛查中的伦理要求

针对上述存在的伦理争论，对医务人员提出如下伦理要求：

（1）遗传筛查应是自愿的而非强制性的。在遗传筛查前，应向受试者提供适当的信息，如筛查的目的和可能的结果，以及可能带来的社会上和心理上的好处与风险。因科学研究做遗传筛查时，应告知受试者该遗传筛查对他人和对科学研究可能带来的好处，以及给个人及其家属带来的不便和风险，并积极地解答受试者提出的有关科学研究的问题。个人在任何时候都有撤回不接受筛检的权利。

（2）遗传筛查使用的技术和方法应是科学的、安全的，对人体是无伤害的。

（3）未经个人同意，不应将受试者的信息透露给工作单位、保险公司、学校或其他人，以避免产生可能发生的歧视。在极少的情况下，透露信息可能符合个人或公共安全的最佳利益，这时医务人员可与受试者一起讨论，让受试者自行做出决定。

（4）得出检查结果后应随即向受试者提供遗传咨询，尤其是当检查结果对受试者不利时。如存在有效的治疗或预防措施，应尽早公平、公正地向受试者提供相应的帮助。

（5）若早期诊断和治疗有益于新生儿，则新生儿遗传筛查可列为必要且不予收费。

（6）接受遗传筛查后的个人及其家属无论做出什么决定，他们应享有的医疗卫生服务及服务水平都不应降低。

（四）有严重缺陷的新生儿的处置伦理

尽管遗传咨询、遗传筛查、产前诊断和选择性流产等优生措施，能够大大减少有严重缺陷的新生儿的诞生，然而，由于医疗资源紧缺，加之我国地域辽阔、人口众多，因此想在全国范围内杜绝有严重缺陷的新生儿出现尚存在困难，如何处置有严重缺陷的新生儿是人类所面临的不可回避的，严肃而重大的伦理问题。

过去，绝大多数有严重缺陷的新生儿要么出生前自然流产，要么出生后不久死去。然而，随着医学科学的发展、进步和科学技术水平的不断提高，很多过去不能存活的有严重缺陷的新生儿，借助高新医疗技术可以长久地维持生命，但却不能改善自身的生命质量。例如，脊柱裂患儿，尽管在其出生后可以通过手术方式使脊柱得以闭合，生命得以延续，但是这些患儿将在下肢麻痹、大小便失禁或智力低下的情况下度过一生。这样的治疗是否应该进行？关于这个问题一直存在着争议。

一种观点认为，新生儿就是人，一切人类的生命都是神圣的，有严重缺陷的新生儿应该享有人的第一权利，即生的权利。社会和父母有义务维持有严重缺陷的新生儿的生命，所以对待那些有严重缺陷的新生儿应该尽力抢救，不论后果如何，不然就是不人道，同杀人无异。另一种观点主张从优生角度出发，以生命的质量和价值作为治疗决策的基础，认为即使为有严重缺陷的新生儿提供精心治疗和抢救，但是他们的生命质量仍然很低，他们不具有正常人的意识和智慧，没有独立生存的能力，因此，放弃抢救有严重缺陷的新生儿是道德的。现实生活中大量的事实也表明医务人员的救治并没有给有严重缺陷的新生儿及其家庭带来幸福，反而为了维持他们的生命，家庭和社会承受着巨大的精神和经济负担。因此，从提高生命质量的角度来看，对有严重缺陷的新生儿放弃治疗，不应当被认为是不道德的。

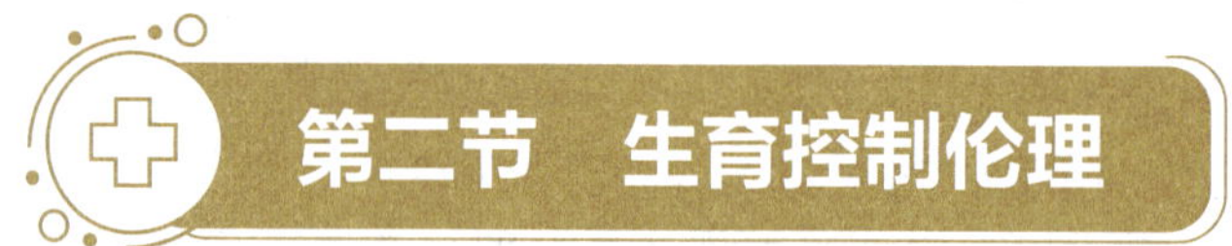

第二节 生育控制伦理

一、生育控制概述

生育控制，又称节制生育，是指采取人为措施来操纵生育的过程、数量和结果。生育控制的方法很多，主要包括避孕、人工流产、绝育等，其中涉及的许多伦理问题历来都是生命伦理学关注的焦点。

二、生育控制措施的伦理争议

（一）避孕的伦理争议

避孕是指为了满足控制人口数量和质量的需要以及某些医学或非医学目的，用一定的技术和方法防止怀孕的一系列措施，是生育控制的主要手段之一，发挥着不可替代的作用。但避孕技术也会带来许多伦理争议，主要集中在以下几个方面：

第一，避孕会不会造成社会性关系的混乱？避孕可以使人们不必顾虑意外受孕和生殖，从而改变了人们的性观念，使性关系远比过去自由。但是，这更是社会发展的结果，不应归罪于避孕，更不能因为害怕性关系混乱而反对避孕，解决这一争议的关键在于加强教育，以道德和法律来控制和约束人们的性行为。

第二，如何使避孕更公正？如何使需要避孕的人得到安全有效的服务？如何避免弱势群体受到强制性的避孕和绝育？这些也是亟待解决的有关避孕的伦理争议。

（二）人工流产的伦理争议

流产是指在胎儿具有可活性之前，自发地或诱发地终止妊娠，可分为自然流产和人工流产。自然流产不属于人的意志所能够控制的事件，一般不存在伦理争议。人工流产根据性质不同，可分为治疗性人工流产和非治疗性人工流产，这两种流产方式均存在着伦理争议。

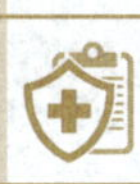

1. 治疗性人工流产的伦理争议

治疗性人工流产是指因母亲或胎儿健康因素而终止妊娠，是为了保护母亲健康或生命而采取的措施。当继续妊娠或者生产有可能对母亲健康和生命产生严重威胁时选择人工流产，在现代社会已经得到广泛的法律支持，也是合乎道德的选择。

但因胎儿有严重的遗传病或发育缺陷而选择人工流产的行为仍存在一定的争议。少数道德极端主义者认为不应选择人工流产；大多数人认为，如果是非常严重的缺陷，有可能导致胎儿出生后生活质量低下、极其痛苦，就应允许父母为了孩子的利益而选择人工流产。

2. 非治疗性人工流产的伦理争议

非治疗性人工流产一直存在激烈的伦理争论，主要为保守派、极端自由派和中庸派的三派之争。

保守派反对任何形式和任何阶段的非治疗性人工流产。他们认为，胎儿就是人，从怀孕开始胎儿就拥有生存的权利。任何形式的非治疗性人工流产都是不道德的，甚至是非法的、犯罪的，是无法接受的。

极端自由派认为，胎儿不是一个人，而是母体的一部分。因此，胎儿不存在任何权利。任何时间、阶段和任何理由的非治疗性人工流产都是可以接受的。

中庸派认为，胎儿是人发育的起点，具有一定的权利且不容忽视，但胎儿不具有完全的人权。

非治疗性人工流产的伦理争议非常复杂，并非黑白分明，而是存在很多渐变层级和模糊地带。解决非治疗性人工流产的伦理争议的关键是在胎儿的生存权利、母亲的权利以及民族、国家和全人类的利益之间找到一个平衡点，因此对这类伦理争议进行伦理研究，必须采取谨慎、严谨和科学的态度。

3. 人工流产的其他伦理争议

人工流产带来的其他伦理争议主要体现在以下几个方面：

（1）人工流产会对女性的身体健康造成一定的伤害，特别是一些医疗技术水平不高的医生或资质不够的诊所进行的不规范人工流产更会给女性造成极大的伤害，但很多女性对此不够了解，甚至很多人认为流产是无害的。

（2）人工流产可能会导致一些道德上的错误行为。对于性别选择性的人工流产我国已明令禁止，但道德上的错误行为很难通过立法等手段进行干预。

（3）能否完全禁止非治疗性人工流产？如果完全禁止非治疗性人工流产，那么是否会在客观上逼迫寻求非治疗性人工流产的女性去选择不安全的流产方式而对其产生伤害？这些问题已经转化为高度抽象的哲学、伦理学问题，甚至转化为社会学和法学的问题，因此无法简单回答和轻率处理，都需要深入研究和思考。

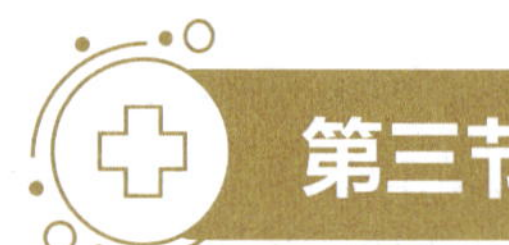

第三节　人类辅助生殖技术伦理

一、人类辅助生殖技术概述

人的自然生殖过程由性交、输卵管内受精、受精卵植入子宫、子宫内妊娠、分娩等步骤组成。但人类生殖系统有时会发生缺陷，为了改变、控制或改造自然生殖过程，就产生了人类辅助生殖技术。现阶段的人类辅助生殖技术主要包括人工授精、体外受精-胚胎移植、代孕技术等几种形式。

（一）人类辅助生殖技术的含义

人类辅助生殖技术是指代替人类自然生殖过程的某一环节或全部环节的技术手段，其运用医学技术和方法对人的卵子、精子、受精卵或胚胎进行人工操作，以达到受孕的目的。

（二）人类辅助生殖技术的主要类型

1．人工授精技术

人工授精是指用人工的方法将男性的精子注入女性体内，以使女性受孕的生殖技术。这种技术实际上是取代了自然生殖过程中的性交环节，是解决不育症的简单而有效的方法。

人工授精根据精液来源不同可分为两种：一是用丈夫的精液进行人工授精的夫精人工授精，也称同源人工授精，适用于丈夫精液中精子数量少、反向射精、因心理或生理困难导致性功能异常不能进行正常性交者，以及妻子子宫黏液太多，使精子被困杀而无法与卵子汇合等情况；二是用他人提供的精液进行人工授精的供精人工授精，又称异源人工授精，适用于丈夫精液中无精子、丈夫患有染色体显性遗传病、夫妻双方均为同一常染色体隐性杂合体、丈夫患有传染性疾病（如艾滋病等），以及夫妻双方血型不合等情况。

2．体外受精-胚胎移植及其各种衍生技术

体外受精-胚胎移植是指从女性体内取出卵子，在器皿内培养后，加入经技术处理的精子，待卵子受精后继续培养到早期胚胎时，再转移到女性子宫内着床、发育成胎儿直至分娩的技术。它是现代新型人类辅助生殖技术中最基本的技术，由于胚胎最初两天在试管内发育，因此人们将这种技术生育出来的婴儿称为试管婴儿，也称为第一代试管婴儿。

1993 年，比利时医生创造了第二代试管婴儿，即卵细胞浆单精子穿刺后先进行体外培养，然后再进行胚胎移植。这项技术是在显微镜下直接将单个精子注入卵细胞浆内完成受精过程，可使精子缺乏及少精症或弱精症患者不再需要向他人借精子。

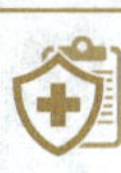

3. 代孕技术

代孕技术是指具有生育能力的女性，通过人工授精或体外受精技术，将受精卵植入自己的子宫内，为他人完成妊娠、分娩的技术。

代人妊娠的女性称为代孕母亲，可分为两种：一种是代孕母亲被植入的胚胎来源于其他女性和男性，其与所怀的孩子没有任何血缘关系；另一种是代孕母亲提供卵子并以人工授精的方式怀孕，其与所怀的孩子有一半的血缘关系，孩子生下后给签订合同的父母。

《人类辅助生殖技术管理办法》

我国明确规定禁止相关医疗卫生机构和医务人员实施任何形式的代孕技术。根据《人类辅助生殖技术管理办法》的规定，对实施代孕技术的医疗卫生机构给予警告和罚款，其有关责任人按情节轻重受到行政处分或被依法追究刑事责任。

大医精诚

青衿之志，白首方坚——“儿女最多的妈妈”卢光琇

卢光琇，女，汉族，1939年4月生，九三学社社员，中南大学教授、博士生导师。她在八旬高龄时仍坚守教学一线，与其团队培养了一批拔尖的创新人才；她深耕生殖、遗传、干细胞学科领域40余年，组建了人类干细胞国家工程研究中心、中信湘雅生殖与遗传专科医院，被誉为“儿女最多的妈妈”；她捐资1 000万元设立“卢惠霖教育基金”，引导学生树立科研报国梦想；她曾两次获国家科技进步奖二等奖，获“全国优秀教师”“全国优秀科技工作者”“中国十大女杰”“全国五一劳动奖章”等荣誉，2023年获评“湖南省教书育人楷模”。

卢光琇的父亲卢惠霖，是我国医学遗传学的奠基人。20世纪70年代末，世界第一个试管婴儿在英国诞生。年近八旬的卢惠霖叮嘱小女儿卢光琇：“加快研究，早日做出中国的试管婴儿。”为了圆父亲的“国人优生梦”，当时已在外科工作近20年的卢光琇毅然放下手术刀，投身生殖与遗传工程事业。

从父亲手中接过“优生优育”接力棒之始，卢光琇就踏上了一条艰苦跋涉却矢志不渝的生殖科学探索之路。彼时，中国的试管婴儿技术是一片空白，卢光琇要闯入这个陌生的领域，就意味着一切从零开始。没有医学资料借鉴，她就翻阅动物胚胎的资料；没有细胞培养基础，她就到中国科学院遗传研究所学习，观察老鼠的胚胎实验。1981年，卢光琇和父亲将第一批健康人精子放到-196℃的液氮中，建立了中国第一个人类冷冻精子库。1983年1月，中国第一例人工授精婴儿诞生，随后经过八年奋战，中国首例供配移植试管婴儿终于诞生。

卢光琇说：“我父亲的愿望不是只帮助千万家庭怀上孩子，而是确保他们怀上的是健康的孩子，实现优生，进而实现国民身体素质提升。要实现我父亲一直追寻的‘国人优生梦’，需要很多代人的努力，我们团队今天取得的成绩不过是实现了父亲梦想的一小部分而已。”

在这"一小部分"成绩中，还有2012年，世界首批经大规模平行测序技术出生的试管婴儿；2015年诞生的我国首例"无癌宝宝"；2016年诞生的世界首例切割排除染色体易位的试管婴儿；2019年诞生的，湖南首例排除地中海贫血基因并联合干细胞HLA配型移植成功的"天使宝宝"……

卢光琇扎进生殖工程领域，一干就是40多载。在她看来，生殖医生是一类普通的人群，他们像所有的医生一样去倾听、判断、治疗；但他们又是特殊的一类医者，除了需要精通妇产科知识以外，还需生殖、内分泌、遗传、辅助生殖技术等专业的学习和实践经验。

这位致力于促进生殖健康和优生优育的医者说："医生是一个崇高的职业，绝大多数中国医生都有奉献精神，希望社会尊重医生；同时，医生要坚守'敬佑生命、救死扶伤、甘于奉献、大爱无疆'的初心和使命，不负人民的期望。"

资料来源：汤江峰、涂玲、何艳，《替父圆梦——访著名生殖医学与医学遗传学家卢光琇》，《大众卫生报》2012年10月30日，有改动

（三）人类辅助生殖技术的伦理意义

1. 满足不孕不育症患者的生育需求

不孕不育是影响夫妻身心健康的世界性问题。根据《中国不孕不育现状调研报告》显示，我国平均每八对育龄夫妻就有一对遭遇生育困境，而呈年轻化趋势。专家预测，继心脑血管病和肿瘤之后，不孕不育将成为威胁人类健康的第三大疾病。中国人口协会发布的调查结果也显示，中国的不孕不育患者人数呈现上升趋势。不孕不育症患者承受着来自社会、家庭和自身心理、生活等各方面的压力，例如，不孕女性因不能生育，不能成为母亲而觉得自己有缺陷；男性会因不育而感到自尊受伤害。人类辅助生殖技术能直接弥补不孕不育症患者的缺陷，满足不孕不育症患者生育的要求。

2. 促进优生优育

人类辅助生殖技术不仅可以帮助不孕不育症患者重新拥有生育能力，且某些技术还能预防遗传病。人类辅助生殖技术应用于优生，可以减少很多缺陷和疾病婴儿的出生，能有效提高我国人口素质和个体的生命质量，减轻社会和家庭的负担。

3. 实现生殖保险

人类辅助生殖技术可以提供生殖保险，即在夫妻的生殖细胞具有生育活力时，将生殖细胞或受精卵、胚胎进行冷冻保存，当生殖细胞质量出现问题，或者所生的子女在成长过程中不幸夭折，而这对夫妻已经失去生育能力时，则取出冷冻的生殖细胞、受精卵或者胚胎来生育后代。

从医学的目的来说，人类辅助生殖技术是为了保证不孕不育者的生育权，其作为一种医学实践形式，通过为不孕不育者提供生育的可能，为他们生命的延续带来希望，从而获得了自身的伦理价值与独特的存在意义。

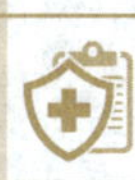

二、人类辅助生殖技术伦理问题

（一）冲击家庭伦理的问题

有人认为，孩子应该是婚内性活动的自然结果，没有孩子的夫妻不应以不自然的手段达到自然的目的，不应以机械操作代替爱的结合。人类辅助生殖技术使夫妻之间的性结合与生育分开，将家庭的神圣殿堂变成生物学的实验室，破坏了婚姻关系，是有悖人道的。目前持这种认识的人比较少，大部分人对同源人工授精是认同的，而异源性配子、合子常会引起人们关于伦理方面的异议。

人类辅助生殖技术可能造成以下情况：丈夫的精子和妻子的卵子、丈夫的精子与供者的卵子、妻子的卵子与供者的精子、供者的精子与供者的卵子，以上几种情况产生的胚胎植入妻子的子宫，或者植入代孕者的子宫，甚至丈夫的精子直接注入代孕者的子宫。在上述几种情况下，一个孩子最多可以有五个父母，即遗传学父亲、遗传学母亲、生育母亲、社会学父亲和社会学母亲。这就使人类原有的，在自然血缘基础上建立起来的亲缘关系遭到破坏，同时以此为依据构建的家庭和社会的传统伦理与法律关系也会受到威胁，这种混乱有可能引发一系列的社会问题。

（二）应用范围的问题

虽然目前人类辅助生殖技术主要用于不孕不育症患者，但已经出现未婚男女或同性恋者希望通过该技术生儿育女的情况。各国对此持有不同的态度。例如，英国于2006年立法，规定单身女性和同性恋女性可以采用人工授精、体外受精生育。我国2003年出台相关规定，不允许单身女性接受人工授精。

（三）商品化的问题

人类辅助生殖技术可能会造成生殖细胞商品化问题，而生殖细胞商品化有可能造成许多具有争议的行为。例如，供体为了出售生殖配子而有意或无意地隐瞒自己身体上、行为上和心理上的缺陷，如隐瞒遗传病史或性病史等，或者在不同的精子库或卵子库反复多次捐献；医疗卫生机构可能会因竞争或追求利润最大化忽视生殖配子的质量问题，或为了追求高质量而只选择和提供他们认为“质量最好”的生殖配子，从而使人类基因库变得单调而缺乏多样化，最终影响人类生存质量。人类自身组织、细胞和胚胎捐献的原则都是无偿自愿，目的在于帮助无法正常生育的人，而非为自己获得利益。如果将无偿自愿捐献转变为商业活动，不仅消解了辅助生殖技术自身的道德行为，还有可能促使在其他人体组织、人体器官使用过程中的道德滑坡。

（四）多余胚胎处置及生殖保险的问题

由于辅助生殖技术操作具有一定的失误率，因此医生通常会制作数个胚胎作为备份，这一操作引发了多余胚胎处置的伦理问题。例如，胚胎提供者是否对这些生命实体具有充分的处置权？如果他们可以自由处置多余胚胎，是否会引起对人类生命尊严的伤害？

此外，人类辅助生殖技术带来的生殖保险会引起很多伦理问题。例如，夫妻预存了胚胎但离婚了怎么办？夫妻双方都死亡了怎么办？女性改变主意不想再生育怎么办？

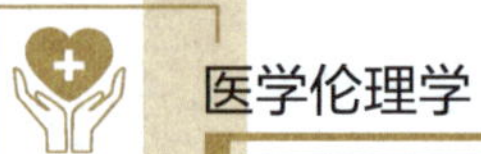

（五）代孕母亲的问题

允许代孕技术的应用有可能使孩子出现五个相关父母，这使孩子的归属变得很复杂。此外，将女性子宫和婴儿商品化，为了牟利而“出租子宫”，其性质与贩卖婴儿无异，是极其不道德的。同时，有学者认为，不孕夫妻通过花钱得到代孕母亲所生的孩子，这在某种程度上构成了对婴儿的买卖，也是极其不道德的。目前，允许代孕技术的国家都强调代孕母亲的“自愿性”，并且在处理亲缘关系纷争时普遍采用“婴儿利益优先”原则。但是，这种“自愿性”和“婴儿利益优先”是否能够真正得到保障，仍是值得关注的问题。

视野纵横

辅助生殖技术存在认知洼地，需重视青少年的生殖健康认知

随着我国不孕不育率的提高、国家生育政策的支持、辅助生殖技术的推广等，近年来，有关辅助生殖的讨论总是不断。有数据显示，我国已有近3%的婴儿通过辅助生殖技术降生。

“辅助生殖技术并非万能，并不能解决所有生育问题。”浙大医学院附属邵逸夫医院副院长在接受采访时表示，许多不孕不育患者通过心理疏导、卵泡监测或诱导排卵等简单治疗，或是手术治疗妇科良性疾病后就能自然怀孕了。只有经过上述治疗仍无法怀孕的患者，才需要考虑行辅助生殖技术治疗。

我国《人类辅助生殖技术管理规范》将辅助生殖技术分成人工授精技术和体外受精-胚胎移植及其衍生技术。有学者表示，解决生育的前提是要有健康的精子和卵子以及良好的子宫环境。患者应正确认识辅助生殖技术，避免盲目依赖。同时，女性应关注生殖健康，及时预防和治疗相关疾病，如盆腔炎、子宫肌瘤和卵巢囊肿等，以维护生育能力。

同时，生育年龄也影响着辅助生殖的成功率。“辅助生殖技术大数据显示，高龄女性辅助生殖技术的成功率远低于低龄女性。35 岁以下女性临床妊娠率可大于60%，活胎分娩率约 50%；而 40 岁以上女性临床妊娠率急剧下降至 20%以下。”重庆市妇幼保健院生殖医学中心负责人黄教授强调，高龄女性卵子的数量减少、老化程度增加是主要原因，且卵子老化可能导致减数分裂异常，产生染色体异常的胚胎。因此，适龄婚育也是提高辅助生殖技术成功率的关键因素。

南京鼓楼医院生殖医学科孙教授表示，青春期是生长发育的关键期，但当前许多青少年缺乏生殖健康知识，青少年中出现大量非意愿妊娠导致的人工流产，以及人工流产带来的生殖道感染等问题，这些都会明显影响青少年未来的生育能力。因此，将生育力保护拓展到青少年尤为重要。

2023 年，国家卫生健康委员会印发了《生殖健康促进行动方案（2023—2025 年）》，其中提及要开展青少年生殖健康促进行动，计划到 2025 年建设 100 个青春期特色保健专科。孙教授表示，青春期特色保健专科的建设，可以提高青少年对生殖健康的正确认知，增强青少年的自我保护意识，使其在青春期就将危害生殖健康的风险降

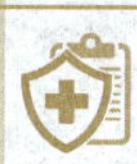

下来。“同时我们希望通过这种方式，增强青少年自我保护意识，通过促进心理和情感健康发展，树立正确的价值观、人生观。”

资料来源：王晨曦，《辅助生殖技术存在认知洼地·专家：并不能解决所有生育问题》，中国网财经分站，2024 年 4 月 16 日，有改动

三、人类辅助生殖技术的伦理原则

由于人类辅助生殖技术的发展与应用，其所涉及的伦理道德问题愈发凸显，越来越引起社会的广泛重视。为了规范人类生殖技术的研究和临床运用，使其安全、有效、合理地实施，保障个人、家庭以及后代的健康和利益，维护社会公益，国家颁布了一系列文件规范人类辅助生殖技术的实施，并进一步明确了人类辅助生殖技术的伦理原则。我国实施人类辅助生殖技术的主要伦理原则如下。

（一）有利于患者原则

医务人员应在综合考虑患者病理、生理、心理及社会等各方面因素的基础上，提出最有利于患者的治疗方案，同时告知患者可供选择的治疗手段及其利弊和风险。

（二）知情同意原则

具体来说，知情同意原则包括以下几点：

（1）实施人类辅助生殖技术前，医务人员必须让患者了解技术实施的必要性、技术实施的程序、需要承受的风险、成功率和大致费用等。

（2）人类辅助生殖技术必须在夫妻双方自愿同意并签署书面知情同意书后方可实施。同时，接受该技术治疗的夫妻有随时终止该技术实施的权利。

（3）医务人员必须告知接受人类辅助生殖技术的夫妻对其孩子进行随访的必要性。

（4）医务人员有义务告知生殖配子捐赠者对其进行健康检查的必要性，并获取其签署的书面知情同意书。

（三）保护后代原则

具体来说，保护后代原则包括以下几点：

（1）医务人员有义务告知接受人类辅助生殖技术的夫妻，其通过人类辅助生殖技术生出的后代与自然受孕分娩的后代享有同样的法律权利和义务，如继承权、受教育权、赡养父母的义务、父母离异时对孩子监护权的裁定等，同时，其对通过该技术出生的孩子（包括对有出生缺陷的孩子）负有伦理、道德和法律上的权利和义务。

（2）如果有证据表明实施人类辅助生殖技术将会对后代产生严重的生理、心理和社会损害，医务人员有义务停止该技术的实施。

（3）医务人员不得对近亲间及任何不符合伦理、道德原则的精子和卵子实施人类辅助生殖技术，不得实施代孕技术，不得实施胚胎赠送助孕技术，不得实施以生育为目的的嵌合体胚胎技术。

（4）在尚未解决人卵细胞移植和人卵核移植技术安全性问题之前，医务人员不得实

施以治疗不育为目的的人卵胞浆移植和人卵核移植技术。同一供者的精子、卵子最多只能供 5 名女性受孕。

（5）医务人员不得实施以生育为目的的嵌合体胚胎技术。

（四）社会公益原则

具体来说，社会公益原则包括以下几点：

（1）医务人员必须严格遵守国家相关的人口和计划生育法律法规及政策，不得对于符合国家人口和计划生育法规与条例规定的夫妻或单身女性实施人类辅助生殖技术。

（2）进行辅助生殖技术过程中，除因夫妻中有一方或双方有与性别相关的严重遗传性疾病而有必要进行胎儿的性别选择外，医务人员禁止实行非医学需要的性别选择。

（3）医务人员不得进行各种违反伦理、道德原则的配子和胚胎实验研究及临床工作，不得实施生殖性克隆技术，不得将异种配子和胚胎用于人类辅助生殖技术。

（五）保密和互盲原则

具体来说，保密和互盲原则包括以下几点：

（1）实施人类辅助生殖技术的机构和医务人员有义务对使用人类辅助生殖技术的所有参与者（如卵子捐赠者和接受者）进行匿名和保密。其中，匿名是藏匿供体的身份；保密是藏匿受体参与配子捐赠的事实以及受者的有关信息。

（2）对于使用供精实施的人类辅助生殖技术，供方与受方夫妻应保持互盲、供方与实施人类辅助生殖技术的医务人员应保持互盲、供方与后代应保持互盲。

（3）捐赠者不可查询接受者及其后代的一切信息，并签署书面知情同意书。

（六）严防商业化原则

具体来说，严防商业化原则包括以下几点：

（1）实施人类辅助生殖技术的机构和医务人员不可因经济利益的驱动而滥用该技术，必须将其用于合适的患者，要严格掌握适应证。

（2）供精、供卵只能以捐赠助人为目的，禁止买卖。但是可以给予捐赠者必要的误工、交通和医疗补偿。

（3）禁止以多胎或商业化供卵为目的的促排卵。

（4）患者的生殖细胞和胚胎，未经患者本人或其代理人同意任何人不得进行任何处理，更不能买卖。

（七）伦理监督原则

具体来说，伦理监督原则包括以下几点：

（1）为确保以上原则的实施，实施人类辅助生殖技术的机构应建立由医学伦理学、心理学、社会学、法学、生殖医学、护理学专家和群众代表等组成的生殖医学伦理委员会，并接受其指导和监督。

（2）生殖医学伦理委员会应根据上述原则对人类辅助生殖技术的全过程和有关研究进行监督，开展生殖医学伦理宣传教育，并对实施中遇到的伦理问题进行审查、咨询、论证和建议。

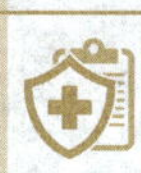

进德修业

一对夫妻结婚三年未育。经查，丈夫张某患有无精子症。但是妻子李某很爱丈夫，并没有嫌弃丈夫患病。听说人工授精技术可以解决生育问题，夫妻就决定去试一试。他们去了某大学医学院附属医院，在没有签订任何协议的情况下，利用医院精子库的精子接受了手术。一年后，他们有了一个男孩，十分可爱。当孩子长到三岁时，夫妻俩带孩子回丈夫的农村老家探亲。丈夫家人发现孩子与他的父亲长得不像，就起了疑心。于是到张某曾经就诊的医院，向为其做手术的医生进行了秘密询问，最终得知了实情。得知真相的丈夫的家人十分恼火，他们认为自己家的血脉被破坏了。在家人的干预下，夫妻最终反目离婚。

认真阅读上述案例，思考案例中医生的做法违反了人类辅助生殖技术的哪些伦理准则？

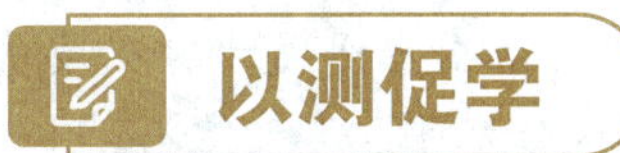

以测促学

一、单项选择题

1. 下列选项中，属于产前诊断的伦理原则的是（　　）。

A. 不伤害原则　　B. 保密原则　　C. 科学原则
D. 有限伤害原则　　E. 半自主原则

2. 下列选项中，不属于遗传筛查中的伦理要求的是（　　）。

A. 遗传筛查使用的技术和方法应是科学的、安全的，对人体是无伤害的
B. 接受遗传筛查后的个人应享有的医疗卫生服务及服务水平都不应降低
C. 得出检查结果后应随即向受试者提供遗传咨询
D. 遗传筛查应是强制性的
E. 未经个人同意，不应将受试者的信息透露给其他人

3. 下列选项中，不属于人类辅助生殖技术伦理原则的是（　　）。

A. 有利于患者原则　　B. 知情同意原则　　C. 保护后代原则
D. 社会公益原则　　E. 科学操作原则

4. 下列选项中，属于人类辅助生殖技术伦理问题的是（　　）。

A. 商品化问题　　B. 性关系混乱问题　　C. 放弃生育义务问题
D. 终止妊娠问题　　E. 人工流产问题

二、判断题

1. 优生学包括预防性优生学和演进性优生学。（　　）

2. 遗传咨询的目的是减少遗传病带给咨询对象及其家庭的痛苦，因此遗传咨询医师在必要时应代替患者及家属做出选择。（　　）

3．人类辅助生殖技术是指代替人类自然生殖过程全部环节的技术手段。　（　　）

三、简答题

1．简述遗传筛查的伦理争议。

2．简述人类辅助生殖技术的伦理原则。

学用相融

恪守伦理底线，生育干预向善而行
——生育医学干预伦理讨论会

【活动背景】

随着我国经济的飞速发展和人民生活水平的提高，人们对生殖健康提出了更高的要求。同时，生殖医学是一门融合妇产科学、胚胎学、遗传学、男科学、社会学、伦理学等多方面的学科，且涉及人类繁衍等众多伦理问题。医学生是生育医学未来的参与者与实践者，提高其生育医学干预伦理的认知水平是十分必要的。因此，任课教师应组织专题培训，提高学生的生育医学伦理认知水平。

【活动内容】

为加强同学们对生育医学干预伦理的认识，做到恪守生育医学干预伦理底线，请以小组为单位，以“恪守伦理底线，生育干预向善而行”为主题，举办一场生育医学干预伦理讨论会。具体实施步骤如下：

（1）全班同学分成若干小组，每组 4～6 人。

（2）结合本章所学知识，查阅相关资料，各小组分别选择一个或数个生育医学干预伦理问题作为本组的议题。议题可参考夫妻离婚冷冻胚胎如何处理、剩余胚胎的伦理管理等问题。

（3）组内对选定的议题进行讨论，思考在面对这种情况时，什么样的决定和措施是符合医学伦理的。

（4）组内讨论完毕后，每组选出 1 名代表，在班级内讲述小组整理的议题与面对这种情况时应该做出的决定和措施。其他小组的成员应认真倾听并对此进行讨论，勇敢地提出不同的观点。

学识评价

请结合自身的学习情况，按照表 10-1 中的评价标准对本章的学习成果进行自评，并请老师进行评价。

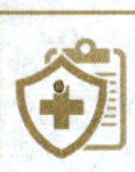

表 10-1　学习成果评价表

评价项目	评价标准	分值	评价得分	
			自评分	师评分
知识	了解优生的含义和分类	5		
	熟悉优生的伦理意义	5		
	了解产前诊断的含义	5		
	熟悉产前诊断的伦理争议和伦理原则	10		
	了解遗传咨询的含义	5		
	熟悉遗传咨询的意义、伦理问题和伦理要求	10		
	了解遗传筛查的含义	5		
	熟悉遗传筛查的伦理争议和伦理要求	10		
	了解生育控制的含义	5		
	熟悉生育控制措施的伦理争议	5		
	了解人类辅助生殖技术的含义、主要类型和伦理意义	5		
	掌握人类辅助生殖技术的伦理问题和伦理原则	10		
能力	能够在生育医学干预中做出正确的伦理决策	5		
	能够端正学习态度，课前预习相关知识，课中积极参与课堂互动，课后认真完成“以测促学”和“学用相融”	5		
素质	能够培养生育干预伦理意识，树立以伦理保障生育医疗安全的远大理想	5		
	能够培养防范生育干预应用风险的意识，大力弘扬严格遵守国家有关法律法规、规章制度和技术规范的新风尚	5		
合计		100		
总分（自评分×40%＋师评分×60%）				
自我评价				
教师评价				

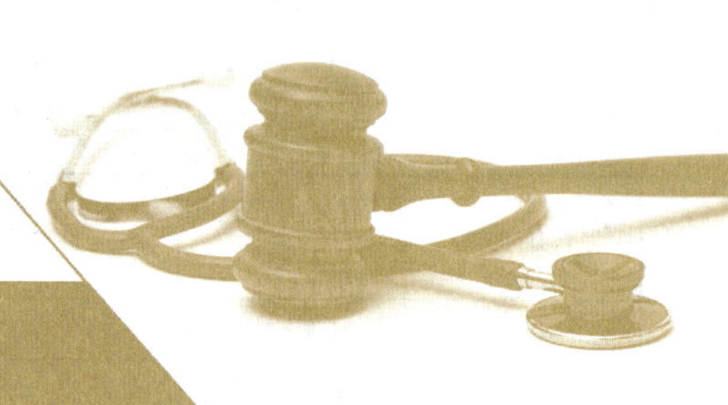

第十一章 临终关怀与死亡伦理

学习目标

知识目标

- 了解临终的含义，临终关怀的含义、历史发展和特点，死亡的概念和死亡的分期，安乐死的含义和类型。
- 熟悉死亡标准的历史演变、我国脑死亡标准实施的伦理困境。
- 掌握临终关怀的伦理意义和伦理原则、安乐死的伦理争议。

能力目标

- 通过学习本章知识，能够在为临终患者服务时采取符合伦理要求的措施。

素质目标

- 培养医学责任心，树立“爱心、细心、耐心、热心、诚心”的五心服务意识。
- 大力弘扬医者仁心的崇高理念和奉献精神，贯彻执行“服务全人群、全生命周期”的要求，为人民提供更加优质高效的健康服务。

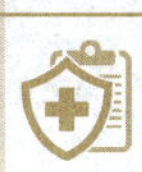

情景导入

患者，女，60 岁。三年前患甲状腺癌行根治术，两年前局部复发再次手术，现颈部又出现肿物并逐渐出现憋气状况，确诊为甲状腺癌复发，收入某医院肿瘤外科。本次癌复发的特点：

（1）以呼吸困难为主要症状，住院 10 天后出现严重的上呼吸道梗阻情况。

（2）CT 显示：气管内肿物于喉下 6 cm，气管间隙仅为 0.3～0.5 cm。这种情况增加了气管切开的难度。

患者本人神志清楚，因呼吸困难极度痛苦，强烈要求实施安乐死，并写下了遗嘱。对此患者，医院组织了耳鼻喉科及肿瘤科专家进行讨论。绝大多数专家认为，该患者肿瘤晚期、既往有两次手术史，目前不宜再次手术，其他治疗也并非适宜。仅极个别专家表示如果家属同意，可以试行急诊喉全切术，但要承担极大风险。

思　考：

如果你是上述案例中的医生，你会提出怎样的建议？

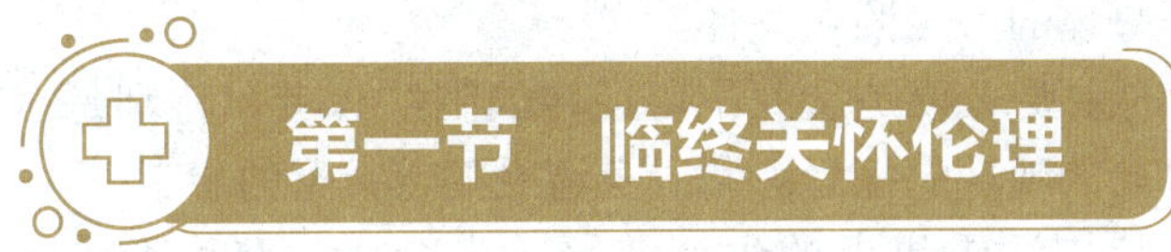

第一节　临终关怀伦理

临终关怀并非一种治疗方法，而是一种在患者逝世前减轻其疾病症状、延缓其疾病发展，使其以最小的痛苦度过生命的最后阶段的医疗护理手段。如何让临终患者能够有尊严地、安详地走完人生的最后旅程是临终关怀伦理要研究和解决的问题。

一、临终关怀概述

（一）临终的含义

临终是指由自然衰老、疾病或意外事故等造成人体主要器官的生理功能趋于衰竭，而现代医学又治愈无望，生命活动趋于终结的状态。临终患者即处于临终状态的患者。

临终患者的心理变化

（二）临终关怀的含义

临终关怀又称安宁疗护，是指由社会各界人士（如医生、护士、社工、志愿者等）为临终患者及其家属提供生理、心理、社会等方面的支持与照护，使临终患者的生命得到尊重、症状得到控制、心理得到安慰、生命质量得到提高，并使患者家属的身心得到照顾的过程。

（三）临终关怀的历史发展

临终关怀是一种文化，有着悠久的历史，但是作为一门学科，临终关怀的发展历史却只有几十年。现代临终关怀的奠基人和倡导者是英国的西塞莉·桑德斯博士，她在1967年创立了圣克里斯托弗临终关怀院，并提出了向临终患者及其家属实施全面照护的临终关怀模式。在西塞莉·桑德斯博士的影响和带动下，临终关怀得到快速、蓬勃、广泛地发展。

在我国，1988年7月，天津医学院（现为天津医科大学）率先成立了天津临终关怀研究中心；1988年10月，上海创办了中国第一所临终关怀医院——南汇护理院。自此，国内其他地区陆续建立起少数临终关怀医院，我国临终关怀事业开始有所发展。临终关怀事业进入我国仅仅40多年的时间，许多人只能从字面意思来解读它，甚至连一部分医务人员也不能深度解读它，因此，虽然临终关怀机构已经建立起来，并能够提供常规的临终关怀服务，但是临终关怀的重要性和必要性却只被一小部分人理解和接受，这在一定程度上限制了我国临终关怀事业的发展。

临终关怀的内容

（四）临终关怀的特点

临终关怀具有以下几个特点：

（1）临终关怀的目的不是治疗或治愈疾病，而是减轻患者的身心痛苦。临终关怀通过控制症状、采取姑息治疗和对症支持治疗等方式，给予患者生活护理、临终护理和心理安慰，把患者看作整体的人来照顾关怀。

（2）临终关怀的主要对象是疾病不可逆转的临终患者，特别是难以取得积极治疗效果的晚期癌症患者和心身遭受痛苦折磨的患者。

（3）临终关怀特别注重患者的生命尊严、生命质量和生命价值，强调个体化治疗、心理治疗和综合性、人性化的治疗和护理。

（4）临终关怀不仅关怀患者本人，而且关心其家属的身心健康，给予患者家属情绪支持，帮助家属缓解心理焦虑和负担。

（5）临终关怀的服务团队以医务人员为主，同时有患者家属、社会团体和各界人士的积极参与。这不是一个人所能胜任的工作，而是需要团队人员全体合作的工作，工作成员必须互相沟通、互相照应。

如何关照临终患者的心理

视野纵横

全国设有安宁疗护科的医疗卫生机构已超4 000家

近年来，我国积极推动安宁疗护服务发展，实施安宁疗护人才服务能力提升项目，已培训4 000名安宁疗护骨干医务人员，全国设有安宁疗护科的医疗卫生机构超4 000家，不断用心呵护患者“最后一程”。

国家卫生健康委数据显示，截至2022年底，全国60岁及以上老年人达到2.8亿，占总人口的19.8%。“随着我国老年人口数量不断攀升，患有恶性肿瘤等不可治愈疾病的老年人逐渐增多，对安宁疗护服务的需求也愈发迫切。”国家卫生健康委老龄健康司一级巡视员表示。

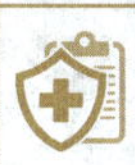

中国生命关怀协会理事长表示，安宁疗护作为一项保障人民健康、构建全生命周期的卫生与健康服务，是积极应对人口老龄化国家战略的重要举措。他强调，稳步扩大安宁疗护试点，推动安宁疗护机构规范化、标准化建设，支持社区和居家安宁疗护服务发展，建立机构、社区和居家相衔接的安宁疗护服务机制十分重要。

下一步，国家卫生健康委将不断规范安宁疗护服务，总结试点经验，稳妥有序地推进安宁疗护工作，协调推动完善安宁疗护服务收费和医保支持政策，“十四五”期间将至少培训 5 000 名安宁疗护医务人员，到 2025 年将建立覆盖试点地区全域、城乡兼顾的安宁疗护服务体系。

资料来源：李恒，《全国设有安宁疗护科的医疗卫生机构超 4 000 家》，中华人民共和国中央政府网，2023 年 10 月 14 日，有改动

二、临终关怀的伦理意义

临终关怀是现代医学发展的一个新领域，是社会的需求，是人类文明进步的标志，其伦理意义主要表现在以下几个方面。

（一）符合人道主义原则，体现了对生命的尊重和终极关怀

对于饱受病痛折磨、处于生命末期的临终患者来说，他们面对的是不可抗拒的死亡，因此往往会感到深深的恐惧、孤独与无助。临终关怀可以帮助临终患者缓解痛苦和各种不适，给予他们关爱和抚慰，最大限度地提高他们的生命质量，使他们感受到人间的温暖，获得精神上的满足、尊严，陪伴他们宁静、安详、有尊严地走完人生的最后一段旅程。临终关怀彰显了医学的人道主义精神，体现了对生命的尊重和终极关怀。

（二）体现了社会文明进步，符合社会道德要求

临终关怀一方面可以把从事临终关怀的医务人员与红十字会、工会及民政部门的社会工作者联合起来，使他们可以共同为临终患者及其家庭提供全方位服务，这种立体化、社会化的服务体现了社会文明的进步；另一方面，随着老龄化社会进程的加快，善待临终患者将成为社会生活中的重要主题，以及社会道德的重要组成部分，与之密切相关的临终关怀的价值和作用将愈加彰显。

（三）节约卫生资源，符合医学公益论

临终关怀通过减轻或解除患者的痛苦，以及防治并发症来提高患者的生命质量，这既有利于节约卫生资源，也符合医学公益论。例如，静脉维持和临终抢救时尽量不使用贵重药物、不做过度治疗，以减少对卫生资源的不必要的浪费，同时，把这部分节省下来的卫生资源进行合理地分配，可提高卫生资源的使用效率和利用价值，促进卫生资源分配的公平。

三、临终关怀的伦理原则

（一）照护为主

对于处于多重痛苦折磨下的临终患者，转移原有的治疗目标是十分必要的。医务人员的积极性应当放在对患者援助、照料上，应当把医疗从“治愈患者”转向“安慰和关心照料患者”，增加临终患者的舒适感和快乐，提高临终患者在临终阶段的生命质量，维护患者死亡的尊严。

（二）适度治疗

临终患者（尤其是晚期癌症患者）的躯体症状中，最难以忍受的是疼痛，且病程越长，痛苦越大。因此，临终关怀应该以控制患者的症状、减轻痛苦为重点，强调适度治疗而不是不惜代价的抢救。例如，对晚期癌症患者进行不间断的放疗、化疗或进行某些检查等，都可能造成患者的痛苦。

（三）满足心理需要

临终患者的心情是复杂的，一般来说都会经历否认、愤怒、协议、郁闷和接受五个心理阶段。加强对患者的心理治疗和护理，满足其心理需要，帮助患者尽快度过心理痛苦时间，减轻其精神痛苦，是十分必要过程。

（四）遵守人道主义

临终患者是一个特殊的人群，与普通患者相比，他们需要得到更多的同情、关心和理解。人道地对待临终患者，就是要求医务人员必须有更多的爱心、同情心和耐心，能够理解患者及其家属的身心痛苦，给予他们全面的照护和帮助，始终维护患者临终期的生命价值与尊严。

大医精诚

郭艳汝：为医者仁心，为人者德行

郭艳汝，女，1980年4月出生，沧州市人民医院安宁疗护科主任，曾荣获“中国孝亲敬老模范”等称号。多年来，郭艳汝带领其安宁疗护团队以诚心、爱心和精湛的医疗技术呵护着每一位患者的生命尊严。

郭艳汝说：“我很幸运，我一直热爱医者这个职业，终身不悔。”一路走来，她努力读最新的文献，学最先进的技术，她知道做一个医者，最重要的不是写了多少篇论文，也不是顶着多少个头衔，而是有一颗理智、善良、体贴的心。每个患者都是一个有独立意志的人，生命和身体是患者的，所有疾病和治疗带来的痛苦都由患者来承受，在生活的质量和长短之间的选择很难有对错之分，她懂得尊重患者的意愿。她说：“医者，一定要学会体谅患者的‘不那么通情达理’，学会从患者的角度换位思考。”

作为医务人员，郭艳汝总是站在患者的角度去思考他们在肿瘤末期时的真正需求。

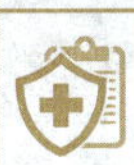

在肿瘤患者生命还剩时间不多时，郭艳汝以安心卡的方式让患者说出、写出想做的事、想说的话，引导患者说出内心真实的愿望和想法，使其在润物细无声的陪伴和引导中释放压力、不再纠结，并让他们认识到以往的人生不如意不再重要，重要的是活在当下。

此外，郭艳汝和团队成员还会精心布置病房，让治疗环境不再冰冷，让安宁疗护中心的每一个角落都给人静谧、舒适、安详之感。她和团队成员用现有的医疗和护理手段，尽最大努力地减轻患者身体痛苦，积极完成患者的心理、精神和社会需求，让患者不带有遗憾地在自然过程中离世。

“有时去治愈，常常去帮助，总是去安慰”，这是她常说的，也是她一直践行的。医者，不仅要医身，更要医心。郭艳汝深谙其理，她说：“我将一如既往地在帮助患者缓解身体上疼痛的同时，用同理心去满足他们的心理社会需求，让患者安宁地、愉快地走完人生最后路程。”

资料来源：孙绩效，《“双争”有我——2023 年 6 月“时代新人·河北好人”事迹展示》，张家口文明网，2023 年 7 月 3 日，有改动

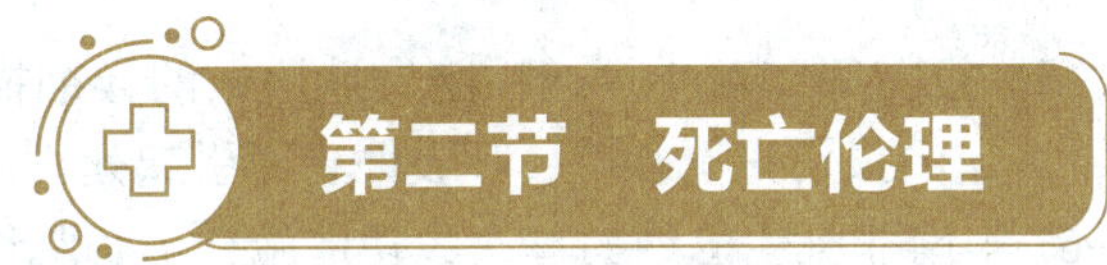

第二节　死亡伦理

一、死亡概述

（一）死亡的概念

死亡的概念有两种：一是生物学生命的终止，即死亡是个体生命活动和新陈代谢不可逆地终止；二是个体存在的完全结束，即对于个体来说，死亡代表自己生命的终结和自我意识的丧失。

（二）死亡的分期

一般来说，医学上把死亡过程分为以下三个阶段。

1．濒死期

濒死期是指主要生命器官的功能极度衰竭，濒于停止的时期。这一时期是死亡过程的开始阶段。

2．临床死亡期

临床死亡期是指主要生命器官的功能衰竭，延髓处于深度抑制和功能丧失状态，各种反射消失、心脏停搏。呼吸停止的时期。这是濒死期进一步发展的阶段，在宏观上人的整体生命活动已停止，但在微观上组织代谢过程仍在进行。

3．生物学死亡期

生物学死亡期是指中枢神经系统及机体各器官新陈代谢完全停止，生命现象彻底消失的时期，是死亡过程的最后阶段。

二、死亡标准的历史演变

关于死亡的标准及其判定，从古至今经历了一个很长的演变过程。

（一）传统的死亡标准

长期以来，人们都是以心肺功能作为判断生命本质的标准，因此个体心搏、呼吸停止就成了死亡的判定标准。这种观点在人类历史上延续了数千年，直到 20 世纪 50 年代，人们还普遍接受“血液循环的完全停止，呼吸和脉搏等生命活动终止”的死亡概念。时至今日，一些国家仍然以心肺功能作为判断死亡的最终标准。

（二）现代的脑死亡标准

随着医疗技术的进步，传统的死亡标准出现了一些新问题。例如，脑死亡的患者在自发呼吸停止后，仍能依靠人工呼吸等措施在一定时间内维持全身的血液循环和除脑以外的各器官的机能活动。这一情况使一些人对死亡标准提出了新的看法，他们认为脑是神经系统活动的高级中枢，是人类生存不可缺少的器官，一旦脑的功能永久性停止，个体也应被认为已经死亡。

1959 年，法国医学家莫拉雷等在对不可逆性脑昏迷所做的详细描述中首次提出了脑死亡标准——人脑受到不可逆的损伤先于心搏、呼吸停止而引起死亡。随着医学科学技术的不断进步，特别是 1967 年南非医生巴纳德首次成功地施行了心脏移植手术，使传统的心肺死亡标准受到很大的冲击，人们认识到原有的死亡标准必须加以修改。

1968 年，美国哈佛大学医学院特设委员会发表报告，提出了脑死亡诊断标准，即哈佛标准：一是对外部的刺激和身体内部的需求无感受性和反应性；二是自主的肌肉运动和自主呼吸消失；三是诱导反射消失；四是脑电波平直或等电位。符合以上标准，并且排除体温过低（＜32.2℃）及刚服用过中枢神经系统抑制性药物，经 24 h 连续检测无变化即可判定脑死亡。

同年，由 WHO 建立的国际医学科学组织委员会规定的死亡标准与哈佛标准基本一致：一是对环境失去一切反应；二是完全没有反射和肌张力；三是停止自主呼吸；四是动脉压陡降；五是脑电波平直。目前，世界上许多国家都采用哈佛标准或与其相近的标准。

1980 年，中国学者李德祥提出脑死亡应是全脑死亡，克服了大脑死亡（不可逆昏迷）、脑干死亡等脑的部分死亡等同于脑死亡的缺陷，这一观点获得中国学者普遍认同。2019 年，国家卫生健康委员会脑损伤质控评价中心以多年临床实践为基础，以病例质控分析结果为依据，以专家委员会、技术委员会和咨询委员会意见为参考，修改完善并推出中国成人《脑死亡判定标准与操作规范（第二版）》，指出脑死亡是指包括脑干在内的全脑功能不可逆转的丧失。

中国成人《脑死亡判定标准与操作规范（第二版）》

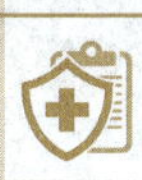

三、我国脑死亡标准实施的伦理困境

“脑死亡”概念的提出，颠覆了人类数千年来对死亡的经验判断，引发了广泛的伦理争议。即使脑死亡有充分的科学依据，医学界和医学伦理学界多赞同采用脑死亡标准，但脑死亡标准的实施还是要结合我国的传统文化和基本国情。

（一）脑死亡标准与传统文化的冲突

中国有源远流长的“孝”文化，孝道要求人对病危的亲人要尽心尽力、尽职尽责地陪伴并为其送终，而脑死亡观念同我国传统的“孝”文化是相冲突的。一个脑死亡的人仍存在心跳、呼吸、体温，在这种情况下判定其死亡，是让很多人在感情、良心上都无法接受的，并会让人内心极度不安和自我谴责。因此，与传统文化之间的冲突，是脑死亡标准在我国推广和实施的一大障碍。

（二）脑死亡标准的社会功利权衡

在脑死亡标准合理性的论证过程中，脑死亡标准的社会价值和医学意义是两个重要影响因素。脑死亡标准可为脑死亡患者减少痛苦且无意义的治疗，为国家和社会节约有限的医疗资源，为家庭缓解经济和精神负担，并且还有助于器官移植事业的发展。但是这些都是基于他人和社会利益考虑的，是一种典型的功利主义。实施脑死亡标准是否会人为地剥夺患者的生命权，也是社会广泛讨论的焦点话题。社会功利的权衡是脑死亡标准实施在现实中面临的另一个重要伦理问题。

（三）脑死亡判定的信任危机

由于医患双方之间信息不对称，公众难免会担忧：一旦脑死亡标准实施，医生是否会过早地使用脑死亡判定的权利，而使患者得不到应有的抢救和治疗；医生在判定过程中是否会存在失误或差错；这一标准会被滥用而造成违法活动频发，如合谋杀人、器官买卖等，从而影响社会的稳定。所以，脑死亡标准的实施过程需要必要的制约和监督。

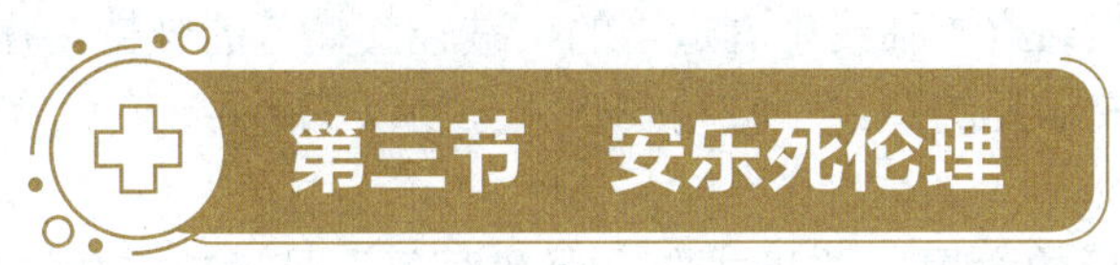

第三节　安乐死伦理

随着医学科学技术的进步和发展以及人们生活水平的提高，人们不仅关注和强调生命的神圣，同时也开始关注生命的质量和价值。具体表现为，人们除了关注优生外，也开始关注“优死”（即安乐死）。自 20 世纪 50 年代以来，许多国家的医学界、法学界、哲学界、伦理学界的学者一直在关注、研究、讨论安乐死这一焦点问题。

一、安乐死概述

（一）安乐死的含义

“安乐死”一词源自古希腊语，原意为“无痛苦地死亡”。从19世纪起，安乐死作为一种减轻死者痛苦的特殊医护措施在临床实践中展开，由此，现代意义的安乐死逐渐形成。现代医学伦理学认为，安乐死是指医务人员应临终患者或其家属的自愿请求，通过作为或不作为，消除患者的痛苦或缩短其痛苦的时间，使其安详地度过死亡阶段，结束生命。

（二）安乐死的类型

根据采取的方式，安乐死可分为主动安乐死和被动安乐死两大类。

1．主动安乐死

主动安乐死是指对符合安乐死条件的患者采取促使其死亡的措施，结束其生命。根据患者的意愿和执行者的不同，主动安乐死又分为以下三种。

（1）自愿的、自己执行的主动安乐死

当患者得知自己所患的疾病在现有的医疗技术条件下不能得到根治，病情又在进一步恶化，死亡已成为无法避免的事实时，为了缩短死亡过程，减少死亡中的痛苦，患者根据自己的意愿，亲自执行加速死亡的方式而结束自己的生命。

（2）自愿的、他人执行的主动安乐死

这是患者在无法忍受病痛，而医学又对此病无可奈何的情况下，由患者自己提出借助某些无痛苦的医学手段和措施，主动结束自己痛苦的生命或加速死亡过程的要求，并由医务人员或法律规定的人员执行。

（3）非自愿的、他人执行的主动安乐死

患者没有表达同意安乐死的能力，或没有行为能力，根据患者家属或监护人、代理人的请求，完全由医务人员或法律规定的人员执行的主动安乐死。

2．被动安乐死

被动安乐死是指对抢救中的患者如垂危患者不给予或撤除治疗措施，任其死亡。在被动安乐死过程中，应该给予临终患者适当的，减轻其痛苦的维持治疗。

根据患者是否有安乐死的意愿，被动安乐死分为以下两种。

（1）自愿被动安乐死

临终患者有安乐死的意愿，并正式向家属和医务人员提出安乐死的要求，经医务人员的认可后，停止一切治疗和抢救措施，而任其自然死亡。

（2）非自愿被动安乐死

临终患者始终未表示要求以安乐死的方式加速自己的死亡过程，或者在其无法表示意愿的情况下，根据其家属或监护人、代理人的请求，停止一切治疗和抢救措施，任其自然死亡。

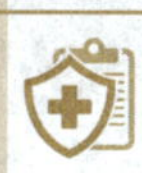

二、安乐死的伦理争议

安乐死涉及不同的群体，包括选择安乐死的患者本人及其亲属、医务人员，各方的社会身份、社会角色、责任和义务不同，世界观、人生观和价值观不同，因此安乐死一直存在一定的伦理争议。

（一）生命神圣论与生命质量论之争

生命神圣论与生命质量论之争是安乐死中首要的伦理争议。

生命神圣论否认安乐死具有伦理价值，认为人的生命神圣不可侵犯，任何人不得违背神的意愿而随意结束生命，包括自己的生命和任何他人的生命，即人活着不是一种选择，而是一种义务。

生命质量论则肯定安乐死具有伦理价值：一方面，人必须保证最低限度的生命质量才有必要继续存活；另一方面，人具有社会价值，当社会价值被破坏时，人的生命质量就失去了意义，人就有选择结束自己生命的自由。当患者有质量和意义的生命已经不再成为可能，死亡已经不可避免时，出于对患者利益的考虑，以及对患者自主权的尊重，为了解除患者的痛苦，满足患者有尊严地死去的愿望，加速其死亡过程是合乎道德的。

（二）救死扶伤原则与减轻痛苦原则之争

救死扶伤原则自古以来都是医务人员的根本行为准则和职业道德。成立于 1947 年的世界医学会制定了《日内瓦宣言》，强调医务人员必须以保护生命为己任。因此，恪守救死扶伤原则的人们认为，医学的目的是治疗疾病、挽救生命、与死亡做斗争，安乐死违背救死扶伤原则，是变相剥夺他人生命、有悖于医务人员职业道德的行为。

减轻痛苦原则也是医学伦理实践中的一条重要原则，该原则认为，医务人员的职责除了治愈疾病外，还包括为患者减轻痛苦。安乐死的支持者认为，为患者治疗疾病是为了减轻痛苦，当患者患有不可治愈的疾病并遭受极其痛苦的折磨时，使其无痛死亡亦是减轻其痛苦的行为，是人道的行为，而任由那些身患无法治愈的疾病的患者饱受病痛与医疗手段的折磨，才是不人道的，才是有悖于职业道德的。同时他们还认为，“选择死亡”和在不可避免的情况下“接受死亡”是迥然不同的两个概念。

（三）是否有利于医学进步之争

反对安乐死的一方认为，安乐死阻碍了医学的进步。他们认为，安乐死的实践和合法化可能会导致医务人员过早地把患者判定为“不治之症”而放弃对其积极抢救，而医学的进步和发展，一定程度上是因为人们经历了不可逆疾病和不可忍受的痛苦的考验。

支持安乐死的一方则认为现代医学的进步，尤其对疑难杂症的防治主要是靠基础医学的突破，而不是经验的积累，一部分临终患者选择安乐死，并不会阻碍医学的进步。此外，如果一个有清醒意识和行为能力的临终患者强烈要求在医务人员的帮助下尽早离去，而医务人员却以可能阻碍医学进步为由拒绝患者当前迫切的需求，那就等于以牺牲患者的利益为前提发展现代医学，这在道德上是无法被接受的。

（四）资源浪费与合理分配之争

在安乐死的争论中，资源分配一直是争论的一个焦点。安乐死的支持者认为，社会的人、财、物等资源十分有限，将大量资源用于救治那些已无救治希望且要忍受病痛折磨的人，实质上是一种资源浪费，破坏了社会公正，而允许这些人选择安乐死则能节约一部分资源，将其用于更需要救助的人。安乐死的反对者则认为，虽然社会的人、财、物等资源非常有限，但每个人都是社会的组成部分，都享有基本的生存权利，若以节约资源为名允许实施安乐死，其实是强制性地剥夺了部分人的基本生存权利，而这恰恰破坏了社会公正。

（五）尊重人权与情境选择之争

20 世纪 70 年代以来，有些学者将自愿安乐死限于难以忍受痛苦、自愿谋求死亡的绝症患者，认为其拥有选择安乐死的权利，尊重其安乐死意愿，体现了对其的伦理关怀，也是尊重人权的决定。也有学者从境遇伦理学角度考虑，对患者安乐死意愿的真实性提出诸多质疑：第一，患者在疼痛发作或因服用药物而精神恍惚或抑郁时表示的意愿是否具有决定性，其很可能在疼痛缓解或意识清醒时又放弃安乐死请求；第二，若患者受到绝症诊断的影响做出安乐死的决定，而在患者的安乐死已经执行后发现诊断是错误的，那这是否属于剥夺了患者的生存权？

以测促学

一、单项选择题

1．临终关怀的内容不包括（　　）。

A．控制症状　　B．舒适照护　　C．人文关怀

D．治愈疾病　　E．心理支持

2．下列选项中，属于临终关怀特点的是（　　）。

A．以治愈疾病为目的的同时减轻患者的身心痛苦

B．病情可逆但十分痛苦的患者也是临终关怀的主要对象

C．特别注重患者的生命尊严、生命质量和生命价值

D．强调群体化治疗、心理治疗和综合性、人性化的治疗和护理

E．临终关怀只需注意患者本人的身心健康即可

3．有关安乐死的伦理争议不包括（　　）。

A．生命价值论与生命质量论之争

B．救死扶伤原则与减轻痛苦原则之争

C．是否有利于医学进步之争

D．资源浪费与合理分配之争

E．尊重人权与情境选择之争

二、判断题

1．临终关怀中心理支持和人文关怀的目的都是帮助患者保持乐观、顺应的态度度过

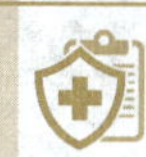

生命终期，从而舒适、安详、有尊严地离世。（　　）

2．生命神圣论认为安乐死具有伦理价值。（　　）

三、简答题

1．简述临终关怀的伦理原则。

2．简述我国脑死亡标准实施的伦理困境。

3．简述安乐死的伦理争议。

学用相融

厚植人文关怀，守护生命尊严
——“临终关怀与死亡伦理”讨论会

【活动背景】

临终关怀不仅是老龄社会的需要，也是新时代文明进步及高质量医疗的重要组成部分，社会给予临终患者的关怀程度和水平已成为现代社会文明程度与社会成员生命质量的重要指标。医务人员要守正创新，努力打造符合实际需要的临终服务模式，满足临终患者多样化、多层次的健康需求，提升临终患者及其家属的生命质量，提高医疗资源效率，使临终关怀发展能够更加惠于民、利于民。

【活动内容】

为加强同学们对临终关怀与死亡伦理的认识，更好地培养职业精神、提升医学道德素养，请以小组为单位，以“厚植人文关怀，守护生命尊严”为主题举办一场“临终关怀与死亡伦理”讨论会。具体实施步骤如下：

为临终老年人送去温暖

（1）全班同学分成若干小组，每组 4～6 人。

（2）结合本章所学知识，查阅相关资料，各小组分别选择一例临终关怀案例和一例死亡伦理案例。要求：案例必须真实。

（3）组内对选择的案例进行讨论，思考案例中医务人员的做法是否符合相关伦理要求，以及如果自己是案例中的医务人员，会采取哪些符合伦理要求的措施。

（4）组内讨论完毕后，每组选出 1 名代表，在班级内讲述小组整理的案例与讨论结果。其他小组的成员应认真倾听并对此进行讨论，勇敢地提出不同的观点。

学识评价

请结合自身的学习情况，按照表 11-1 中的评价标准对本章的学习成果进行自评，并请老师进行评价。

表 11-1　学习成果评价表

评价项目	评价标准	分值	评价得分	
			自评分	师评分
知识	了解临终的含义	5		
	了解临终关怀的含义、历史发展和特点	5		
	掌握临终关怀的伦理意义和伦理原则	10		
	了解死亡的概念和死亡的分期	5		
	熟悉死亡标准的历史演变	10		
	熟悉我国脑死亡标准实施的伦理困境	10		
	了解安乐死的含义和类型	5		
	掌握安乐死的伦理争议	10		
能力	能够在为临终患者服务时采取符合伦理要求的措施	10		
	能够端正学习态度，课前预习相关知识，课中积极参与课堂互动，课后认真完成“以测促学”和“学用相融”	10		
素质	能够培养医学责任心，树立“爱心、细心、耐心、热心、诚心”的五心服务意识	10		
	能够大力弘扬医者仁心的崇高理念和奉献精神，贯彻执行“服务全人群，全生命周期”的要求，为人民提供更加优质高效的健康服务	10		
合计		100		
总分（自评分×40%＋师评分×60%）				
自我评价				
教师评价				

第十二章

前沿医学技术研究与应用伦理

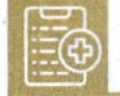

学习目标

知识目标

- 了解基因诊疗、人胚胎干细胞研究、人体器官移植的基础知识。
- 熟悉基因诊疗、人胚胎干细胞研究、人体器官移植的伦理问题。
- 掌握基因诊疗、人胚胎干细胞研究、人体器官移植的伦理原则。

能力目标

- 通过学习本章知识，能够综合运用基因诊疗、人胚胎干细胞研究和人体器官移植的伦理原则分析医学实践中相应的伦理问题，并做出正确评价。

素质目标

- 遵守法律法规，严守科学道德，恪守科学原则，奉守科学精神，真切把握好科技创新与伦理规范之间的关系，保证医学科技始终真正地为人类健康谋福祉。

情景导入

2018年11月26日，中国某研究人员宣布“世界首例免疫艾滋病的基因编辑婴儿”已经诞生。事件一经公布，立刻引起了学术界和社会的广泛关注，特别是引发了法律和伦理方面的巨大争议。

国家卫生健康委、科技部、中国科协高度关注该事件，第一时间派出工作组赴当地与当地政府共同认真调查核实，并要求有关单位暂停相关人员的科研活动、对违法违规行为坚决予以查处。国家卫生健康委副主任呼吁，当前科学技术发展迅速，科学研究和应用更要负责任，更要强调遵循技术和伦理规范，维护人民群众健康，维护人类生命尊严。科技部副部长就此事件表示，开展以生殖为目的的人类胚胎基因编辑临床操作在中国是明令禁止的，此次媒体报道的基因编辑婴儿事件，公然违反国家相关法规条例，公然突破学术界伦理底线，令人震惊，不可接受，坚决反对。

资料来源：陈芳、胡喆，《国家卫健委、科技部、中国科协负责人回应“基因编辑婴儿”事件：已要求有关单位暂停相关人员的科研活动、对违法违规行为坚决予以查处》，新华网，2018年11月29日，有改动

思　考：

（1）该研究人员的行为会引发哪些伦理问题？国家有关部门为什么要制止这种医学研究？

（2）前沿医学技术研究与应用应坚持什么伦理原则？

（3）《中华人民共和国刑法修正案（十一）》第三十九条设立非法植入基因编辑、克隆胚胎罪，你认为这对前沿医学技术的研究与应用有什么伦理意义？

随着医学技术的迅猛发展，基因诊疗技术、人胚胎干细胞技术、人体器官移植技术已经被广泛地应用到疾病诊断和治疗的各个方面，这些前沿医学技术既是人类战胜疾病的希望，但同时也引发了一系列的伦理问题。科学技术是一把“双刃剑”，如何将前沿医学技术正确、合理、恰当地应用于医学实践，如何实现前沿医学技术科学性要求和伦理性要求的协调一致，是医学伦理学重点关注的内容和话题。

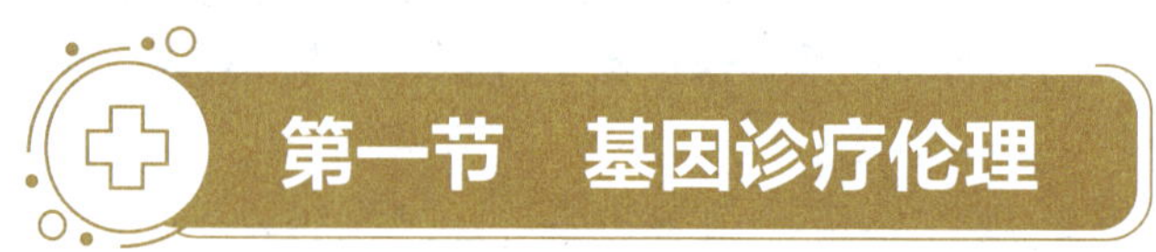

第一节　基因诊疗伦理

将基因的研究成果和基因技术应用于临床诊疗，为人类研究疾病、治疗疾病提供了新的思路、方法和手段，且已经取得了一定的成就。但这也对社会观念、法律体系与伦理道德等产生了巨大的冲击，引发了一系列关于伦理道德的思考和探究。

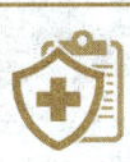

一、基因与基因组

基因是指染色体上具有特定遗传效应的 DNA（脱氧核糖核酸）分子片段，它是细胞内遗传物质的结构和功能单位。人类的遗传信息就储存在基因中，并通过基因在上下代之间传递，因此，一旦基因出现异常，就可能会传递给下一代，使后代出现异常。

基因研究历程

基因组是指一个物种的全部遗传信息的总和。人类基因组是指人的 23 对染色体（22 对常染色体和 1 对性染色体）的全部 DNA，由大约 30 亿个碱基对组成。

视野纵横

人类基因组计划

20 世纪 70 年代，美国开展的针对肿瘤的特殊基因研究的失败，使生物医学研究科学家认识到，若想从根本上探究疾病的发生变化规律，就必须从整体与局部的关系上分析和把握人类基因组的特征。1985 年，美国科学家率先提出人类基因组计划，并于 1990 年正式启动，其目标是对人体内全部基因进行位置测定与分离，研究它们的功能，从而认识基因和疾病的关系。工程启动后，先后又有英国、法国、德国、日本加入。我国也于 1999 年 9 月加入，负责 3 号染色体上约 3 000 万个碱基对的测序任务。2000 年 6 月 26 日，人类基因组工作草图绘制完成。2003 年 4 月 14 日，人类基因组序列图绘制完成。人类基因组计划的成功实施，推动了新的医学革命和生物学革命，为人类社会带来巨大的影响。

二、基因诊断

（一）基因诊断的含义

基因诊断是指通过检测致病基因或疾病相关基因的改变，或监测患者体内病原体所特有的核苷酸序列，对疾病做出诊断的方法与策略。基因诊断既可以用于诊断疾病，也可以用于预测疾病风险。

基因诊断的常用技术方法

（二）基因诊断的意义

基因诊断以基因为探查对象，具有特异性高、取材少、来源广、灵敏度高、检测范围广等特点，其不仅能对某些遗传性疾病做出确切诊断，而且可以明确导致某种病理状态的基因特征，以及可能遗传给后代的某种基因突变。基因诊断具有广泛的临床应用范围和领域，以及广阔的发展空间，目前，已发展出临症基因诊断、症状前基因诊断、产前基因诊断、胚胎植入前基因诊断等类型，已适用于 1 000 多种遗传性疾病的诊断。

三、基因治疗

（一）基因治疗的含义

基因治疗是指将人类正常的基因或有治疗作用的基因，通过一定的方式导入人体靶细胞，代替缺陷基因或抑制基因的异常表达，从而达到治疗疾病的目的的生物医学技术。基因治疗是基因工程最重要的应用，也是一种现代实验医疗技术。

基因治疗的发展

（二）基因治疗的分类

根据基因干预靶细胞种类的不同，基因治疗可分为生殖细胞基因治疗和体细胞基因治疗两大类。

1．生殖细胞基因治疗

生殖细胞基因治疗是指将正常基因转移到患者的生殖细胞中，使患者的生殖细胞发育成正常个体的治疗方法。这是一种较为理想的治疗方法，可以将正常基因传递给后代，从而实现遗传病的根治。但是，由于生殖细胞基因治疗受目前技术和知识水平的限制，存在许多涉及可遗传至未来世代的复杂的不确定性改变，涉及的法律法规及伦理学问题较多，无论是科学家还是普通大众都一致反对应用这一治疗方法，因此这一治疗方法被各国政府所禁止。

2．体细胞基因治疗

体细胞基因治疗是指将正常基因转移到体细胞中，使之表达基因产物，以达到治疗目的的治疗方法。这种治疗方法只改变部分体细胞的遗传物质，且遗传物质的改变不会遗传给后代。体细胞治疗方法主要有两种：体内基因治疗和体外基因治疗。体内基因治疗是指将基因通过适当载体系统直接导入人体，对人体细胞进行修饰，以达到治疗效果；体外基因治疗是指分离患者自体细胞后，将目的基因转导入细胞，在体外对细胞基因修饰后，将修饰后的细胞重新输入患者体内，以达到治疗的目的。

目的基因的选择原则

基因治疗作为人类治疗疾病的新方法，为许多疑难病症的治疗提供了新途径和新思路，为人类攻克“不治之症”及预防疾病做出了巨大贡献。

四、基因诊疗的伦理问题

（一）基因诊断的伦理问题

基因诊断对人类认识疾病、诊断疾病具有重大意义，但其发展和应用也产生了许多伦理问题，主要体现在以下几个方面。

1．可靠性问题

基因诊断的发展和应用时间相对较短，且诊断结果有时会决定患者未来的生活，甚至决定胎儿的生命，因此其可靠性问题常备受关注。例如，以下都是基因诊断面临的可

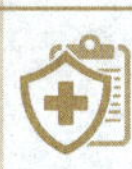

靠性问题：目前已开展的基因诊断是否科学，其所得结果是否可靠？由检测误差或操作失误导致的患者方面的损失，诊断方应承担何种责任？如何保证基因诊断的伦理规范得到严格遵守？如何确保诊断的过程和结果不会对患者造成额外伤害？

2. 隐私问题

随着基因技术的发展与普及，基因隐私的保护备受公众关注。有些携带致病基因或缺陷基因的个体，为了不被社会歧视，想要对自己的基因信息保密，而这可能会影响其配偶及子女的利益。但是如果不考虑基因所有人的意愿，随意公开其基因信息，又会对基因所有人造成严重的身心伤害。这种矛盾和冲突使基因诊断的隐私问题充满争议：基因诊断结果，尤其是有遗传风险的诊断结果，患者本人或医生是否应该告知其家人？如果医生泄密，会不会影响患者的婚姻、工作等？如果医生保密，会不会影响患者配偶及未来子女的利益？

3. 歧视问题

一些有基因缺陷、基因变异、家族病史的基因信息被解读且随意公开，很可能使基因所有人受到医疗保险单位、用人单位等的歧视，甚至可能在生活、婚姻、社会中受到歧视。

4. 心理问题

基因诊断可以让有患遗传病倾向的人尽早地接受适当的医疗干预，同时可避免相关环境因素对患者的进一步影响，对患者的健康非常有利。但是，如果过早地获知自己有患遗传病的倾向，患者可能会增加心理负担，尤其是那些有当前尚无有效治疗方法遗传病的患者，甚至会出现严重的心理问题。

（二）基因治疗的伦理问题

基因治疗有着非同一般的临床价值，目前，其范围已从遗传性疾病扩大到恶性肿瘤、糖尿病等具有遗传倾向的疾病。但作为一种新兴疗法，基因治疗也存在许多伦理问题。

1. 必要性问题

有些学者认为，基因治疗人为地改变了人类的遗传信息，违背了自然选择的规律，对人类的进化可能会产生不利影响；同时，基因治疗使致病基因不再在人类群体中保持和传递，而持续、频繁地转入或剔除某些基因可能会导致人类的遗传多样性被人为降低，长此以往，人类适应环境的能力将会大大下降，一旦人类的遗传多样性降低到危险的境地，就可能会威胁到人类这个物种本身的生存。但是，基因治疗切实可以为当代人类的健康做出贡献。由此可见，基因治疗的必要性值得深入探讨。

2. 公平性问题

目前，基因治疗费用高昂，只有少数人能够接受，因此有人认为基因治疗是“富人专属”，与现代医学伦理学的“公益公正论”不符。此外，基因治疗的研究集中了国家及社会大量的人力、物力，在医疗资源条件有限的情况下，可能会影响其他更有效、更需要支持的科学研究项目的开展。也有人认为，基因治疗为遗传病等疑难杂病的治疗带来了希望，代价高昂只是初期的状况，一旦技术成熟，就会成为一种费用适中、可普及的治疗方法。

3．安全性问题

基因治疗的发展还不完善，操作技术也不成熟，无法保证绝对的安全性。同时，基因治疗的开展还可能会导致非医学目的诊疗的出现，基因治疗的滥用可能会导致遗传决定论或反人类优生学大行其道，这些都会对人类的发展造成重大影响。此外，有些医务人员缺乏敬畏生命的意识和道德责任感，可能会把不成熟的基因治疗技术用于临床试验，这会对患者的身体健康与生命安全造成威胁。

因此，许多国家的卫生部门或科学研究机构对基因治疗的安全性做出了相应的政策和法律规定。我国从开始基因治疗研究以来，就非常重视其安全性问题，一直对此研究进行严格的质量控制。

4．知情同意问题和保密性问题

通常，在基因治疗前，患者必须表达对基因治疗过程和可能不良后果的知情同意，若无法表达，则需由其监护人负责。但是基因治疗的知识相对深奥，患者或其监护人可能并不能完全理解，也容易被他人误导做出违背真实意愿的决定，导致自身知情同意权可能无法得到真正的保障。

此外，基因治疗难免会涉及患者的基因信息，一旦患者的基因隐私被泄露，患者就可能会遭受歧视，甚至牵连到后代。

五、基因诊疗的伦理原则

基因诊断和基因治疗的伦理问题促使人们更加深入地研究两者的安全性和有效性，并提出以下伦理原则。

（一）安全性原则

鉴于基因诊疗是一个新兴的医学科学技术，其还存在很多安全性问题。例如，基因导入系统结构不稳定，可能干扰正常基因组；治疗基因难以到达靶细胞；干预生殖细胞基因可能对后代产生医源性伤害；等等。因此，在基因诊疗过程中，医务人员必须权衡利弊，保证患者及其他利益相关人不会遭受无谓的伤害，且只有当一种疾病在其他各种诊疗方法都无效的情况下，才应考虑采用基因诊疗（即优后原则）。

同时，要保证基因诊疗的安全性，除了依赖技术的进步，还必须依赖监管制度体系的建立和伦理道德价值观的培养。国家、政府相关部门应严格执行相关法律法规，认真履行监督管理职能，加强各项研究、试验和临床应用的伦理审查；医务人员应严格遵守国家的相关法律法规与伦理规范，加强伦理道德修养，秉持正确的伦理道德观念，不能急功近利，更不能因经济利益驱使而放弃安全性原则。此外，基因诊疗的相关技术必须在动物实验中获得安全、有效的结果，并经国家有关部门批准后，方可进入临床试验和临床应用。

（二）知情同意原则

知情同意原则建立在患者对基因诊疗技术充分了解的基础上。现阶段，基因诊疗效果的不确定性、基因诊疗技术的不成熟性及基因改变的长远未知性，都可能会对患者及其子孙后代，甚至全人类的安全造成影响。因此，医务人员必须向患者及其家属毫无保留地讲清基因诊疗的利弊、风险等，使其能在知情的前提下慎重做出选择；切不可用蒙蔽、欺

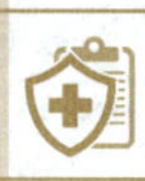

骗、压制等办法剥夺患者的知情选择权。此外，在无法确定基因诊疗会对后代产生什么样的影响的情况下，从伦理学角度来说，医务人员应该保留后代人做出选择的权利。

（三）保密和尊重原则

每个人都拥有对自己的基因信息保密的权利，拥有不因基因缺陷等受到歧视或其他不公平待遇的自我保护权利。因此，医务人员应该对患者的基因诊断结果和基因治疗过程保密，这不仅是基因诊疗伦理的基本要求，也是医务人员的道德义务。

同时，在基因诊疗中，医务人员应尊重患者的人格和权利，一视同仁地对待有基因缺陷的患者，不能歧视患者，不能出于利益目的而滥用基因诊疗技术。

（四）治疗性原则

基因诊疗的目的仅限于疾病的诊断和治疗，其研究和适用范围也必须仅限于此，期望通过基因诊疗技术达到非医学目的的诊疗是不被允许的。例如，非医学需要的胎儿性别选择、非严重疾病胎儿的流产、“人种改良”等都是被禁止的。医务人员在进行基因诊疗时应始终牢记基因诊疗的目的和适用范围，严格遵守国家的法律法规，坚守伦理道德底线，坚决反对非医学目的的基因诊疗。

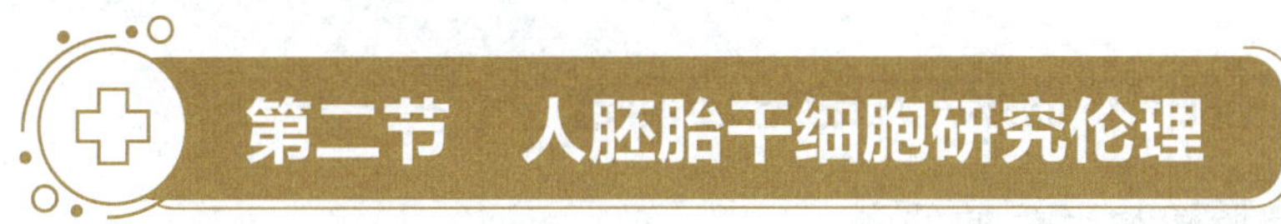

第二节　人胚胎干细胞研究伦理

人胚胎干细胞具有深远的科研价值和广泛的应用价值，其研究已在当前生命科学技术发展中成为前沿领域和热点问题。但是，由于人胚胎干细胞的获取方式具有特殊性、未来应用具有不可预测性，因此，人胚胎干细胞研究的发展和应用有着巨大的风险，特别是道德和法律风险。在进行人胚胎干细胞研究时，必须从医学伦理道德的角度进行全面衡量与预测，并制定相关的伦理原则。

一、人胚胎干细胞研究概述

（一）干细胞的含义

干细胞是指一类具有自我更新能力和多向分化潜能的细胞。它既能产生表型与基因型完全相同的子代细胞，也能在特定条件下分化成多种功能细胞、组织或器官，因此具有治疗多种疾病导致的组织损伤、恢复组织结构和功能的潜能。

（二）人胚胎干细胞的含义

人胚胎干细胞是指源自人早期胚胎（第 5～7 天）的内细胞团，可在体外非分化状态下“无限制”地自我更新，并具有分化为几乎体内所有类型细胞潜能的干细胞，如图 12-1 所示。不过，其不具有形成胚外组织（如胎盘）的能力。

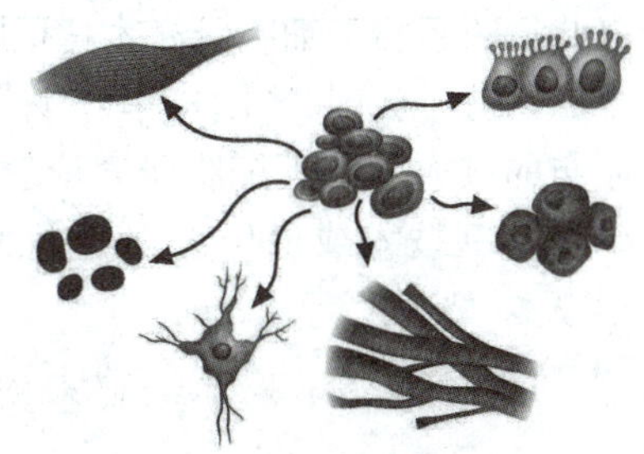

图 12-1　人胚胎干细胞分化示意图

（三）人胚胎干细胞的研究价值

从研究目的看，人胚胎干细胞的研究主要有两个方向：治疗性研究和生殖性研究。以克隆为主的生殖性研究已被全面禁止。而以解除病痛、挽救生命为目的的治疗性研究，在一定程度上被允许和支持，具有巨大的研究前景和研究价值：

（1）人胚胎干细胞可用于探索胚胎发育机制，对预防和治疗疾病的研究奠定了基础。通过对人胚胎干细胞进行体外培养、建系、扩增、遗传操作、选择、克隆等研究，可以在细胞和分子水平上寻求和理解人类发育分化的机制。

（2）研究人胚胎干细胞可以寻找癌症、遗传病等严重疾病产生的原因，并为这些疾病的治疗提供理论基础和新途径。例如，利用人胚胎干细胞的分化特性，将其定向分化为特定的细胞或组织后移植给患者，替代或修复原有病变、衰老的细胞或组织，可以治疗很多疑难杂症。

（3）人胚胎干细胞可以实现对药物进行不同细胞类型的实验，为新药研制和药物安全性筛选提供帮助。尽管人胚胎干细胞药物实验尚不能取代动物实验，但是在细胞水平证实药物的安全性和有效性后再进行动物实验，可以有效减少药物筛选时间，避免消耗大量的实验动物。

二、人胚胎干细胞研究的伦理问题

（一）胚胎道德地位的问题

在人胚胎干细胞研究中，胚胎道德地位的争论主要围绕“人的生命究竟是从何时开始的”展开。由于生活环境、文化习俗和宗教信仰不同，各国家和地区的人对人类生命起始的认识存在很大差异。目前，主要有两种针锋相对的观点：

一种观点认为，人的生命始于受精卵，而人胚胎干细胞研究会毁坏胚胎，这是对人的不尊重，是侵犯人权，是谋杀生命，因此一切人胚胎干细胞研究都是不符合伦理的。

另一种观点认为，早期胚胎只是一团生物细胞组织，不具备生命体独特的个性，不能算道德意义上的人，因此在严格管理调控下对早期胚胎进行胚胎干细胞研究，在伦理上是可以接受的。关于早期胚胎时间的界定，此观点认为，在原条出现前，胚胎分裂后会发育成在遗传上等同的个体，而生命的个体单一性是判断人格和道德地位的核心价值，赋予一个可能分裂成同等个体的胚胎以人的特性是不合适的，因此只有当胚胎发育到 14 天后出现原条，其个体单一性才能确立下来，此时的胚胎才能真正称为“人”，而在此后的胚胎干细胞研究才真正属于侵犯人权。

目前，英国、日本等国允许将发育 14 天以内的胚胎用于特定的研究。我国在 2003 年颁布的《人胚胎干细胞研究伦理指导原则》中也指出，利用体外受精、体细胞核移植、单性复制技术或遗传修饰获得的囊胚，其体外培养期限自受精或核移植开始不得超过 14 天。

（二）人胚胎干细胞来源的问题

我国《人胚胎干细胞研究伦理指导原则》第五条规定，用于研究的人胚胎干细胞只能通过下列方式获得：体外受精时多余的配子或囊胚，自然或自愿选择流产的胎儿细

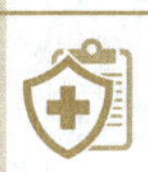

胞，体细胞核移植技术所获得的囊胚和单性分裂囊胚，自愿捐献的生殖细胞。但以上4种胚胎干细胞的来源都存在一定的伦理问题。

1. 源自体外受精时多余的配子或囊胚的胚胎干细胞引发的伦理问题

为了保证体外受精的成功率，在体外受精实施过程中往往会获取多个配子及形成多个胚胎，除去植入的胚胎，其余的都会冷冻保存，以便再次植入时使用。辅助生殖成功后，剩余的配子和胚胎可以自愿捐献用于科学研究。这种方式涉及的伦理问题主要包括胚胎道德地位争论，以及捐献者、医务人员、研究人员之间的利益或关系冲突等。

2. 源自自然或自愿选择流产的胎儿细胞的胚胎干细胞引发的伦理问题

将从人工流产或自然流产的胚胎组织中获取的人胚胎干细胞用于研究，需要捐献流产胎儿的女性及其家属的知情同意。这种自愿捐献是合乎伦理要求的，但是捐献过程中获得知情同意的方法是否真正符合规定是难以判断的。例如，一些研究人员可能会通过诱导等方式获得女性的知情同意，甚至鼓励女性及其家属有意去怀孕、流产、捐献用于胚胎买卖等。

3. 源自体细胞核移植技术获得的囊胚和单性分裂囊胚的胚胎干细胞引发的伦理问题

体细胞核移植技术所获得的囊胚和单性分裂囊胚实际上是一种克隆技术的应用，而通过克隆技术制造胚胎常会引发更尖锐的伦理问题，问题的焦点在于这种克隆属于治疗性克隆还是生殖性克隆。

由于治疗性克隆与生殖性克隆的第一步完全相同，均是将体细胞核取出移植入已去核的卵细胞中，所以这种前期的界限不明使人们担心有研究人员会以治疗性克隆的名义开展生殖性克隆，从而可能导致克隆人的出现，而克隆人将直接涉及人的尊严、法律地位及家庭伦理等更为复杂的社会问题。因此，一些国家主张反对一切与克隆技术相关的人胚胎干细胞研究。我国《人胚胎干细胞研究伦理指导原则》第四条规定："禁止进行生殖性克隆人的任何研究。"但是，包括我国和WHO在内的许多国家和组织主张，在坚决反对生殖性克隆的同时，应区别对待治疗性克隆，即坚决不允许科学研究损害人的尊严，但也不能因噎废食，阻碍科学研究给人类社会带来的积极影响。

4. 源自自愿捐献的生殖细胞的胚胎干细胞引发的伦理问题

这种胚胎干细胞来源于捐献者自愿捐献的精子和卵子在体外受精形成的胚胎，其主要引发以下伦理问题：精子和卵子的取得方式是否符合伦理？促排卵方式的风险是否已告知女性捐献者？捐献者的隐私、细胞库的安全性和保密性是否可以得到保障？如何处理和保存实验剩余胚胎？如何处理相关的商业问题和捐献者的报酬支付等问题？

视野纵横

人胚胎干细胞研究伦理指导原则（选录）

第四条　禁止进行生殖性克隆人的任何研究。

第五条　用于研究的人胚胎干细胞只能通过下列方式获得：

（一）体外受精时多余的配子或囊胚；

（二）自然或自愿选择流产的胎儿细胞；

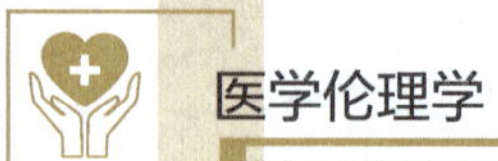

（三）体细胞核移植技术所获得的囊胚和单性分裂囊胚；

（四）自愿捐献的生殖细胞。

第六条 进行人胚胎干细胞研究，必须遵守以下行为规范：

（一）利用体外受精、体细胞核移植、单性复制技术或遗传修饰获得的囊胚，其体外培养期限自受精或核移植开始不得超过 14 天。

（二）不得将前款中获得的已用于研究的人囊胚植入人或任何其他动物的生殖系统。

（三）不得将人的生殖细胞与其他物种的生殖细胞结合。

第七条 禁止买卖人类配子、受精卵、胚胎或胎儿组织。

第八条 进行人胚胎干细胞研究，必须认真贯彻知情同意与知情选择原则，签署知情同意书，保护受试者的隐私。前款所指的知情同意和知情选择是指研究人员应当在实验前，用准确、清晰、通俗的语言向受试者如实告知有关实验的预期目的和可能产生的后果和风险，获得他们的同意并签署知情同意书。

第九条 从事人胚胎干细胞的研究单位应成立包括生物学、医学、法律或社会学等有关方面的研究和管理人员组成的伦理委员会，其职责是对人胚胎干细胞研究的伦理学及科学性进行综合审查、咨询与监督。

第十条 从事人胚胎干细胞的研究单位应根据本指导原则制定本单位相应的实施细则或管理规程。

三、人胚胎干细胞研究的伦理原则

鉴于人胚胎干细胞研究过程中的未知和不确定因素太多，已有的手段难以评估可能产生的后果，因此为了使人胚胎干细胞研究对人类的益处最大、风险最小，制定必要的伦理原则来规范人胚胎干细胞研究是十分重要的。根据我国现行的有关人胚胎干细胞研究的政策及伦理准则，相关研究人员应遵循以下伦理原则。

（一）行善和救人原则

人胚胎干细胞研究的目的是治病救人，使人得以健康长寿。因此，研究人员应始终以仁爱、行善和救人为原则，坚持通过自愿捐献、合法合规的途径征集用于人胚胎干细胞研究的组织和细胞，禁止买卖人类配子、受精卵、胚胎或胎儿组织，自觉坚守道德底线。

（二）尊重和维护原则

人胚胎干细胞是从早期人类胚胎中提取的，尽管有的观点认为 14 天内的人类胚胎只是生物细胞组织，不是具备道德意义的人，但其仍应受到尊重和维护。研究人员在研究人胚胎干细胞时，应严守科学实验伦理原则和相关法律法规，对人胚胎干细胞做到最基本的尊重，并自觉维护其应享有的权益。

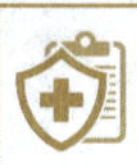

（三）无害和有利原则

在人胚胎干细胞的研究和临床应用中，一旦出现利弊并存的矛盾，研究人员和医务人员应在权衡利弊后选择伤害最少的方式，并应采取措施尽可能避免伤害。此外，研究人员和医务人员在实施计划和具体行动前要做出科学的判断，若该计划或行动有可能出现伤害人体健康的情况，应立即予以停止。

（四）知情和同意原则

研究人员必须认真贯彻知情同意与知情选择原则，应当在实验前用准确、清晰、通俗的语言如实告知受试者实验的预期目的和可能产生的后果与风险，在其签署知情同意书后方可进行实验，同时在实验过程中应自觉保护受试者的隐私。

（五）谨慎和保密原则

人胚胎干细胞研究是一项新兴的高科技研究，无论在技术、伦理还是法律上都有很多问题有待探索。因此，人胚胎干细胞研究一定要在专家委员会和生命伦理委员会的指导和监控下谨慎地进行。

此外，研究人员应对人胚胎干细胞的获取、培养和使用技术等予以保密。虽然人胚胎干细胞研究是人类共同财产的一部分，但过于开放的技术暴露会造成不法分子把研究技术用于牟取暴利或其他不正当目的的行为。

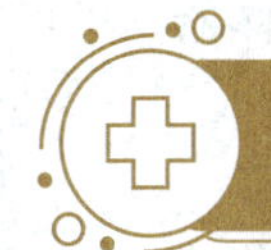

进德修业

请以小组为单位，查阅相关资料，收集国家发布的有关人胚胎干细胞研究的法律法规、指导意见等，并对相关内容进行学习。

人胚胎干细胞研究的相关政策和法规

第三节　人体器官移植伦理

器官移植是20世纪医学领域最伟大的成就之一，其作为治疗各类终末期器官功能衰竭的终极手段，已为成千上万的患者带来了再次生命的机会。但这一技术在诞生之初就处于巨大的争议之中，与其相关的伦理讨论也一直是医学界甚至全社会关注的焦点。

一、器官移植概述

（一）器官移植的含义

器官移植是指通过手术等方法，将某一个健康的器官移植到其自体体内或另一个体的体内，以代替体内已丧失功能的器官活动，从而达到治疗疾病目的的一项现代医疗技术。广义上的器官移植还包括细胞移植和组织移植。在器官移植中，用于移植的部分称为移植物，提供移植物的个体称为供者或供体，接受移植物的个体称为受者或受体。

（二）器官移植的特点

器官移植具有以下特点：① 保留移植器官的部分或全部外形轮廓及内部解剖结构；② 移植器官带有主要的血供和管道主干；③ 通过吻合技术实现移植器官的血流再通；④ 移植器官从切取到植入期间始终保持活力。

（三）器官移植的分类

器官移植的分类方法有很多种，其标准不同，分类也不同。临床上常见的分类方法有以下几种。

1. 根据供体和受体是否为同一物种分类

根据供体和受体是否为同一物种，可将器官移植分为同种器官移植和异种器官移植。

同种器官移植是指同一物种之间的器官移植，对人体器官移植来说，就是将人类的器官移植给人类患者。同种器官移植又分为同种同质器官移植和同种异质器官移植。其中，同种同质器官移植是指供体与受体虽非同一个体，但两者遗传基因完全相同，受体接受供体的移植物后不发生排斥反应的器官移植；同种异质器官移植是指供、受体遗传基因不同，受体接受供体的移植物后会发生排斥反应的器官移植，这是临床上应用最广泛的一种移植。

异种器官移植是指不同物种之间的器官移植，对人体器官移植来说，就是将人类以外的其他动物的器官移植给人类患者。

2. 根据供体和受体是否为同一个体分类

根据移植器官是否来自自身，可将器官移植分为自体器官移植和异体器官移植。自体器官移植是指受体和供体是同一个体，如烧伤患者的自体皮肤移植；异体器官移植是指将某一个体的器官移植到另一个个体上，如将健康供体的肾脏移植给尿毒症患者。

3. 根据移植器官的来源分类

根据移植器官的来源，可将器官移植分为活体器官移植、遗体器官移植、胎儿器官移植、人造器官移植等。

4. 根据移植器官是否可以再生分类

根据移植器官是否可以再生，可将器官移植分为可再生器官移植和不可再生器官移植。可再生器官移植包括血液、骨髓、皮肤等器官的移植，不可再生器官移植包括心脏、肝脏、肾脏等器官的移植。

人体器官移植的发展历史

二、人体器官移植的伦理问题

人体器官移植在近几十年间里得到了长足的发展，而其未来的发展空间更是难以预测和估量。但如果只是过分地追求人体器官移植的发展，而不充分考虑这项技术的广泛使用所涉及的伦理内涵、法律依据和巨大的社会代价，就有可能使人体器官移植陷入伦理困境，反过来制约其发展。

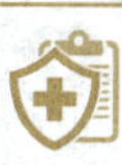

（一）移植器官来源的伦理问题

当前，制约人体器官移植的最主要因素是移植器官的短缺。人体器官移植技术越趋于完善，移植器官的供需矛盾就越大。如何合乎伦理道德且安全地获取移植器官是当前人体器官移植迫切需要解决的问题。

1. 活体器官移植的伦理问题

（1）对供体的伤害问题

活体器官捐献是以移植健康人的部分器官和组织为代价挽救另一条生命，这种捐献本身就是对供体的一种伤害。虽然医务人员在实施手术时会努力将风险降到最低程度，但移植过程中和移植后供体出现后遗症的情况还是屡有发生。这种为了挽救患者而伤害健康人的行为是否道德，是否符合医学伦理中的不伤害原则，都是值得探讨的伦理问题。

（2）知情同意权保障问题

活体器官的来源主要是家庭成员，我国《人体器官捐献和移植条例》规定，活体器官的接受人限于活体器官捐献人的配偶、直系血亲或者三代以内旁系血亲。虽然亲属间的捐赠是一种高尚的行为，值得大力赞扬和宣传，但是这可能会形成一种“道德绑架”，供体可能会迫于家庭关系的压力而无法表示真实的意愿，或为了迎合家庭的利益而被迫做出牺牲。因此，如何保障供体的知情同意权是活体器官移植面临的一个重大伦理问题。

《人体器官捐献和移植条例》

进德修业

患儿张某，男，6岁，因慢性肾炎、肾功能不全需要接受肾移植。因肾源紧张，其父考虑让其哥哥供肾。张某的哥哥今年20岁，因幼年患脑炎留下智力障碍后遗症。当父亲提出上述想法后，母亲坚决不同意，她对长子留下智力障碍已内疚不已，不忍心再将其肾供给次子。但经父亲不懈劝说，母亲最终表示同意。

请在小组内讨论：该案例中，患儿的父母能否替供体做摘除肾的决定？医务人员能否按照患儿父母的意见实施肾器官移植手术？

2. 遗体器官移植的伦理问题

（1）器官捐献同意方式的问题

器官来源不足是各国都面临的共同难题，为此世界各国都在积极制定更好的制度以鼓励更多的人在死亡后捐献自己的器官。目前，各国的器官捐献制度主要分为自愿捐献和推定同意两种方式。

自愿捐献是指死者在生前自己同意或死后其家属集体明确表示同意后进行的器官捐献。自愿捐献是一种利他主义行为，也是伦理争议最小的器官获取方式，国际社会普遍认可、鼓励和褒奖这种行为。但是受文化背景的影响，有些国家及地区的人们可能在情感上很难接受捐献自己或亲属的器官，这在一定程度上造成了遗体器官来源的短缺。此外，若死者生前同意死后捐献器官，虽然医务人员在其死后不经家属同意就摘取器官并不属于严重的伦理和法律问题，但是在实际生活中，医务人员不得不考虑死者家属的悲伤情绪和意愿，这会造成实际获得遗体器官受限。

推定同意是指如果死者或其家属没有明确表示过反对死后捐献器官，就认为是同意捐献，此时国家授权医务人员摘取有用的组织或器官，不需要考虑死者及其家属的意愿。这种方式虽然增加了遗体器官的来源，但是对自愿原则和知情同意原则提出了挑战。同时，推定同意还涉及遗体及遗体器官归属权等复杂问题。

（2）脑死亡的争议

死亡的判定标准对器官移植有着重要影响。脑死亡后、心跳呼吸停止之前是最理想的摘取遗体器官的时机，因为此时器官未受缺血的影响。虽然很多国家都通过立法确定了“脑死亡就等于机体死亡”的标准，但是在实际生活中，人们很难将有体温、心脏仍跳动的脑死亡者视为死人。此外，相较于呼吸、心跳停止这种传统、直观的死亡标准，脑死亡判断需要极高的技术支持，两种死亡标准判定难度上的差异不仅给死亡判断带来极大的争议，对器官移植也产生了重大影响。

（3）使用死刑犯器官的争议

将死刑犯作为器官移植的供体一直饱受争议。支持者认为，在死刑犯自愿的情况下，用其器官救治患者可以避免器官资源的浪费。反对者认为，死刑犯处于极度弱势的地位，其知情同意权难以真正得到保证，同时这种行为有增加器官买卖和司法腐败的风险。从 2015 年 1 月 1 日开始，我国全面停止将死刑犯作为移植供体，公民自愿捐献的器官成为器官移植中器官的唯一来源。

3．异种器官移植的伦理问题

移植器官来源的缺乏使研究人员将目光移向动物器官，显然，如果异种移植能在临床上有效地开展，将极大程度地缓解器官缺乏问题，对器官移植的发展具有重大意义。但是，异种器官移植除了要解决大量的技术难题外，还面临着比同种器官移植更加严峻、更加复杂的伦理问题。

（1）移植的安全性问题

某些病毒或传染病会在动物间流行但不在人类中流行，异种器官移植可能会把动物身上的疾病传递给人类，甚至诱发新的疾病，一旦这些疾病在人群中传播，可能会引发全球性灾难。同时，异种器官移植的技术要求更高，异种免疫排斥问题更为复杂，因此异种器官移植比同种器官移植风险更大。

（2）人的完整性问题

将动物的器官、组织移植到人的身体，这种打破自然规律的行为对人的完整性提出了挑战。接受异种器官移植的人可能会对自己作为人的完整性产生怀疑，认为自己不是纯粹的人，同时担心信息泄露可能会使自己遭到周围人的误解、嘲笑、攻击甚至霸凌。此外，移植动物器官会不会给人带来生理、心理、行为上的动物化，目前还没有确切的答案。

（3）动物权利问题

为提高异种器官移植的成功率，异种器官移植的实验动物多为黑猩猩、狒狒、猴子等灵长类。按照人类中心主义的观点，大自然的一切都可以为人类所用，摘取动物器官来挽救人的生命是符合伦理的。但动物保护主义者和生态伦理学者认为，灵长类动物有

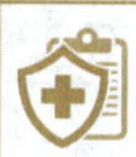

感受苦乐的能力和初步的意识能力，不能用于动物实验。这就引发了关于灵长类动物能否用于实验的伦理问题。为了避免争议，现在异种器官移植多将猪作为实验对象。猪虽是低等动物，但其主要器官的大小、形态、功能和结构与人的器官相仿，来源也简单，未来可能成为异种器官移植的主要来源，如图 12-2 所示。

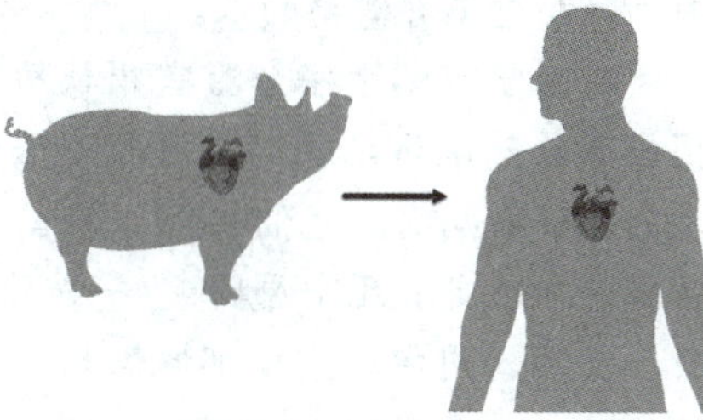

图 12-2　以猪作为供体的异种器官移植

4. 人工器官移植的伦理问题

人工器官是指植入或安装在人体上用以替代丧失功能的器官的人造设备。随着材料学、医学等学科的快速发展，人类在人工器官的研制和应用上取得了较大的进展，人工器官在临床上的应用越来越广泛，技术越来越成熟。例如，关节置换、心脏起搏器植入、心脏瓣膜置换等，都已成为人们耳熟能详的技术。人工器官移植给器官移植的发展带来了新的生机，但仍不可避免地存在伦理问题。例如，人工器官移植后患者的生存质量问题，人工器官质量、故障给患者带来严重后果的问题，手术风险高、花费大、要求高的问题，以及有些人工器官移植技术不完善、操作复杂、难以满足患者长期需要的问题，等等。

5. 胎儿器官移植的伦理问题

胎儿器官因具有排斥反应弱、生长力强等优点，成为移植器官中较为理想的选择。胎儿器官、组织和细胞移植已经成为治疗帕金森病、糖尿病、镰状细胞性贫血及某些癌症的重要医疗手段。但是由于胎儿身份的敏感性，胎儿器官移植常面临多种伦理问题，例如，胎儿人权的问题，胎儿器官移植知情同意的问题，以及可能造成的胎儿器官买卖、女性因经济利益而怀孕和流产的问题，等等。

大医精诚

23 岁女医学生捐献器官救助 5 人

2023 年 1 月 6 日，一场器官移植手术在广西医科大学第二附属医院进行，供体是广西医科大学第二临床学院的大四学生——23 岁的易海欣。她捐献出的心脏、肺脏、肝脏和双肾，能挽救 5 名器官衰竭患者的生命。

易海欣是广西贵港人，从小家庭条件困难，她的梦想就是通过努力读书走出大山，给家人带来更好的生活。因小时候家中有人受重病折磨，所以易海欣立志成为一名救死扶伤的医生。美丽善良、乐观向上、助人为乐、学习刻苦、成绩优秀、热心帮助他人，对自己的人生很有想法和规划，是做一个优秀医生的好苗子，这都是同学们和老师们对易海欣的评价。

2022 年 12 月 24 日，易海欣因突然倒地昏迷不醒、出现心跳呼吸骤停，被送入医院抢救。经诊断，医生告知易海欣的家属其病情危重，醒过来的机会很渺茫。2023 年 1 月 4 日，多次抢救无效后，经脑死亡判定专家组判定，易海欣符合脑死亡诊断标准。易海欣的父母悲痛的同时，经深思熟虑后，决定将她有用的器官捐献出去，帮助更多有需要的人。

在南宁市红十字会器官捐献协调员的见证下，易海欣的父母签下了“人体器官捐献亲属确认登记表”。“海欣是医学生，她多次告诉我们她以后要做一名好医生，为患者解除病痛。我们相信，器官捐献一定也是她的决定。”易海欣父母介绍，他们做出这个决定有几个原因：“一是海欣在抢救的时候、需要帮助的时候，社会各界人士、老师、同学、学校都慷慨地向海欣伸出援助之手，这个决定是为海欣感谢大家的帮助；二是我们无法接受海欣的突然离开，这样的决定，能让海欣用另外一种方式活在我们身边，对我们来说是寄托和念想。”

2023 年 1 月 6 日上午 9 时，易海欣的亲属和朋友们到医院为她送行。在从重症监护病房通往手术室的路上，站满了为易海欣送行的亲朋好友。

中国医师学会器官移植医师分会副会长、广西医科大学第二附属医院移植医学中心主任孙煦勇表示，海欣的事情让他很感动。“这样一个美好的花季少女，未来还有很多路，前途大好，突然的离开，让我感到遗憾和痛心。但是更多的是为她的大爱感到敬佩，感到骄傲。我们要将海欣作为榜样，将她的精神传承下去，她将会永远活在我们每个人心中。”孙煦勇说。

资料来源：陈沿佑、罗林才、费沁蕊，《广西南宁：23 岁女医学生捐献器官救助 5 人》，中国新闻网，2023 年 1 月 6 日，有改动

（二）受体选择的伦理问题

器官移植供体短缺，在供不应求的情况下，谁有资格接受移植手术？谁有权力决定？决定的标准是什么？这些都是器官移植受体选择面临的问题。目前，在受体选择上，一般综合运用医学标准和社会标准。

1. 医学标准

医学标准是指由具备相关知识和经验的医务人员根据器官移植的适应证和禁忌证，从以下三个方面对受体进行全面的评估和判断：① 器官功能衰竭，无其他治疗方法，短期内不进行器官移植将死亡；② 机体整体功能好，有器官移植手术适应证，手术耐受性强，且无禁忌证；③ 免疫相容性相对较好，术后有良好的存活前景。

医学标准是受体选择的基本前提，其虽然包含众多因素，但都可以量化，在伦理上争议较小。但是在器官资源短缺的前提下，仅凭借医学标准筛选仍不能满足需求。

2. 社会标准

受体选择的社会标准常包含以下几个方面：

（1）供体意愿：遵从供体的意愿是首要的选择依据，但要确保合法性。

（2）是否曾经捐献：若受体或其近亲属有过器官捐献的历史，则其在符合医学标准的前提下可以优先获得器官。《人体器官捐献和移植条例》第二十条规定，患者申请人体器官移植手术，其配偶、直系血亲或者三代以内旁系血亲曾经捐献遗体器官的，在同等条件下优先排序。

（3）预期寿命：即根据手术后能存活的时间选择受体，一般坚持年轻者优先。

（4）科研价值：即根据对医学科学研究的发展所起的作用选择受体。

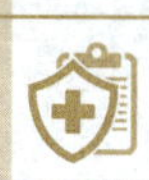

（5）生命价值：即根据过去的贡献、术后社会贡献、对他人的重要程度选择受体。显然，这种标准只适用于较特殊的情况和个人。

（6）支持能力：即根据后续配合治疗的能力和经济能力选择受体。在当下移植器官严重短缺的情况下，为节约资源，不得不考虑手术后的支持问题。

（7）登记顺序：在同一分配范围内，医学标准相等或相近，都没有优先条件的情况下，先登记的患者可以先获得移植器官。

（8）地域远近：在现有技术条件下，器官离体保存的时间最多为 24 h，如果供受双方距离太远，可能会造成器官浪费，这就要求在其余标准大致相当的前提下，距离近的患者可以先获得器官。

社会标准相对复杂，且有些标准无法量化，加之个体的认知水平、文化水平、风俗习惯不尽相同，根据社会标准选择受体常会引发一些伦理争论，需要综合考虑。

（三）器官移植费用的伦理问题

器官移植的费用及后续治疗的费用远高于一般医学治疗，所以器官移植的受益者一般是家庭收入较高的群体。这是否违背医学伦理中的公平原则？同时，器官移植也会使患者承受巨大的风险，有些患者移植术后可能出现并发症，术后的生活质量无法得到保证。患者花费了高昂费用，面对的却是一个充满风险的结果，这是否违背医学伦理中的有利原则和不伤害原则？

三、人体器官移植的伦理原则

人体器官移植需要用有针对性、可操作性的伦理原则加以规范，以使从事人体器官移植的医务人员有所依据。根据我国现行的有关人体器官移植的法律、法规和政策，参考人体器官移植的国际伦理准则，我国医务人员在开展人体器官移植时应遵循以下伦理原则。

（一）自愿、无偿原则

《人体器官捐献和移植条例》强调，人体器官捐献应当遵循自愿、无偿的原则。公民享有捐献或不捐献其人体器官的权利，对已经表示捐献人体器官的意愿，也有权予以撤销，任何组织或者个人不得强迫、欺骗或者利诱他人捐献人体器官。公民生前表示不同意捐献其遗体器官的，任何组织或者个人不得获取、捐献该公民的遗体器官；公民生前未表示不同意捐献其遗体器官的，该公民死亡后，其配偶、成年子女、父母可以以书面形式共同决定捐献。同时，捐献的任何环节都不能涉及经济利益。

（二）知情同意原则

在实施器官移植手术前，医务人员应确保受体及其家属充分了解病情的严重程度、治疗方案、移植的必要性、移植程序、可能的危险及移植费用等；应确保供体及其家属充分了解死亡标准、摘取器官的用途、移植程序，对活体移植的供体及其家属还应特别强调手术对健康的影响、手术风险、术后注意事项、可能发生的并发症及预防措施等。同时，应取得同意并签署知情同意书。

（三）公平、公正、公开原则

在移植器官短缺、供求不平衡的情况下，器官分配的公平、公正、公开尤为重要。公平和公正是指患者获得移植器官的机会平等，除了法定标准和相关规则外，器官分配不应受到其他因素的影响；公开是指器官分配应受社会、政府、医疗伦理机构、患者的共同监督。医务人员应秉持公平、公正、公开的原则，谨慎地选择每一个受体。此外，政府应在现有体系的基础上，进一步完善管理和监督制度，加强对器官分配的监管，将公平、公正、公开落到实处。

（四）尊重、保护原则

医务人员必须把尊重、保护供体与受体的利益作为首要标准。对于受体，医务人员要对器官移植的风险进行评估，并采取措施降低风险，不能为发展器官移植技术或追名逐利而实施不当的器官移植，避免让患者承担不适当的风险、遭受不必要的损害。对于活体器官移植的供体，医务人员需保证除获取器官产生的直接后果外，器官移植手术不会损害活体器官供体其他的正常生理功能，并应在确定手术方案时先保证供体的利益，如果捐献器官有可能危及供体的生命，则手术应被禁止。对遗体器官移植的供体，医务人员应按照法律规定的死亡标准确认供体的死亡时间，不能过早摘取器官；器官摘取完毕后，应进行符合伦理原则的医学处理，恢复遗体外观，以尊重遗体。

此外，《人体器官捐献和移植条例》强调，实施人体器官移植手术的医疗卫生机构应当依照《医疗机构管理条例》的规定，向国家相关卫生部门登记，不得擅自开展人体器官移植项目。同时还要求，实施人体器官移植手术的医疗卫生机构要具备与从事人体器官移植相适应的执业医师和其他医务人员，满足人体器官移植所需要的设备、设施，人体器官移植技术临床应用与伦理委员会，以及完善的人体器官移植质量监控等管理制度。

（五）非商业化原则

非商业化原则是指严禁人体器官交易，该原则也是各国器官移植伦理法律规范的共识。《人体器官捐献和移植条例》强调，任何组织或者个人不得以任何形式买卖人体器官，不得从事与买卖人体器官有关的活动。违反相关条例规定构成犯罪的，将被依法追究刑事责任，同时吊销被依法追究刑事责任的相关医务人员的执业证书，终身禁止其从事医疗卫生服务。因此，医务人员应本着对供体、受体和社会负责的态度，遵守相关规定，尊重生命的价值，切实坚守道德底线，坚决反对器官买卖行为，不参与任何商业化的器官移植活动。

（六）保密原则

从事人体器官移植的医务人员应当对移植器官受体、供体和人体器官移植的申请人的个人资料保密，以避免上述人群因器官移植而产生心理负担，以及信息泄露可能带来的强迫捐献、器官买卖等行为。

（七）伦理审查原则

伦理审查原则是指人体器官移植必须接受人体器官移植伦理委员会的审查，并在获

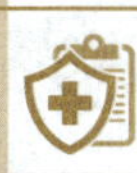

得同意获取器官的书面意见后方可实施。《人体器官捐献和移植条例》规定，人体器官移植伦理委员会收到获取遗体器官审查申请后，应当对遗体器官捐献意愿是否真实、有无买卖或者变相买卖遗体器官的情形进行审查；人体器官移植伦理委员会收到获取活体器官审查申请后，应当及时对活体器官捐献意愿是否真实，有无买卖或者变相买卖活体器官的情形，活体器官捐献人与接受人是否存在配偶、直系血亲或者三代以内旁系血亲的关系，活体器官的配型和接受人的适应证是否符合伦理原则，人体器官移植技术临床应用管理规范进行审查。

以测促学

一、单项选择题

1. 下列选项中，不符合人胚胎干细胞研究伦理原则的是（　　）。
   A. 人胚胎干细胞的研究必须坚持行善和救人原则
   B. 人胚胎干细胞的研究必须遵循知情同意原则
   C. 人胚胎干细胞的研究必须谨慎开展，并遵守保密规则
   D. 人类胚胎不是具备道德意义的人，不需要受到尊重
   E. 人胚胎干细胞的研究应做到“两害相权取其轻”
2. 下列选项中，不属于人体器官移植伦理原则的是（　　）。
   A. 非商业化原则　　B. 知情同意原则　　C. 自愿、有偿原则
   D. 伦理审查原则　　E. 尊重、保护原则
3. 下列选项中，不属于基因诊断或基因诊疗带来的伦理问题的是（　　）。
   A. 胚胎道德地位问题
   B. 技术的安全性问题
   C. 患者的隐私与歧视问题
   D. 治疗的公平性问题
   E. 患者可能的心理问题
4. 下列选项中，不属于基因诊疗伦理原则的是（　　）。
   A. 安全性原则　　B. 知情同意原则　　C. 保密和尊重原则
   D. 治疗性原则　　E. 创新至上原则
5. 人胚胎干细胞研究的伦理规范要求（　　）。
   A. 实验用胚胎不超过 14 天
   B. 实验用胚胎不超过 21 天
   C. 实验用胚胎不超过 28 天
   D. 实验用胚胎不超过 60 天
   E. 实验用胚胎不超过 3 个月

二、判断题

1．若捐献器官会给捐献者的健康带来严重损害，则该器官的捐献是被禁止的。这体现了人体器官移植的公正原则。 （　　）

2．前沿医学技术既是人类战胜疾病的希望，同时也引发了一系列的伦理问题。 （　　）

3．某医院眼科医生急于为一患者进行角膜移植，但一时之间找不到现成的角膜供体，于是“盗取”了太平间的一位死者的角膜用于移植，并获得成功。该医生的行为是符合医学道德要求的。 （　　）

4．用于改良人种的基因诊断和基因治疗是符合医学伦理的。 （　　）

三、简答题

1．基因诊疗的伦理原则有哪些？

2．人胚胎干细胞研究的伦理原则有哪些？

3．人体器官移植的伦理原则有哪些？

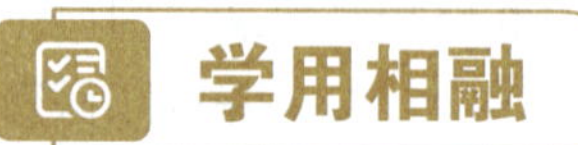

前沿医学技术：希望与困境
——医学伦理戏剧活动

【活动背景】

随着科技的飞速发展，尤其是生物医学领域的突破性进展，人类社会正面临着前所未有的挑战和机遇。基因诊疗技术、人胚胎干细胞技术、人体器官移植等前沿医学技术为人类治疗疾病、延长寿命带来了希望，但同时也引发了一系列的伦理道德争议。如何在科技进步与伦理道德之间找到平衡点，确保医学科技创新真正能够造福人类而不是给人类社会带来新的困扰，已成为一个亟待解决的全球性议题。

【活动内容】

为了激发同学们对前沿医学技术研究与应用伦理问题的关注与思考，加深对相关伦理原则的理解，请在班内组织一次以“前沿医学技术：希望与困境”为主题的医学伦理戏剧活动。具体活动流程如下：

（1）全班同学分为若干小组，每组8～10人，选出1名小组长负责统筹工作。

（2）每个小组在“基因诊疗技术”“人胚胎干细胞技术”“人体器官移植”中任意挑选一个主题，并根据所选主题编写剧本，戏剧形式不限，内容需要包含该主题的伦理争论、伦理原则等。剧本完成后，各小组根据剧本自行分配角色，并进行排练。

（3）班干部组成活动小组，负责场地联系、彩排、流程设计等活动规划工作。

（4）根据活动小组的活动流程举行“前沿医学技术：希望与困境”主题医学伦理戏剧活动，班级全体同学观看各小组的戏剧表演。

（5）活动结束后，每位同学写1篇500字左右的活动感受。

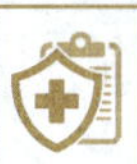

学识评价

结合自身的学习情况，按照表 12-1 中的评价标准对本章的学习成果进行自评，并请老师进行评价。

表 12-1　学习成果评价表

<table>
<tr><th rowspan="2">评价项目</th><th rowspan="2">评价标准</th><th rowspan="2">分值</th><th colspan="2">评价得分</th></tr>
<tr><th>自评分</th><th>师评分</th></tr>
<tr><td rowspan="9">知识</td><td>了解基因诊疗的含义、分类、意义等</td><td>5</td><td></td><td></td></tr>
<tr><td>熟悉基因诊疗的伦理问题</td><td>10</td><td></td><td></td></tr>
<tr><td>掌握基因诊疗的伦理原则</td><td>10</td><td></td><td></td></tr>
<tr><td>了解人胚胎干细胞研究的含义、研究价值等</td><td>5</td><td></td><td></td></tr>
<tr><td>熟悉人胚胎干细胞研究的伦理问题</td><td>10</td><td></td><td></td></tr>
<tr><td>掌握人胚胎干细胞研究的伦理原则</td><td>15</td><td></td><td></td></tr>
<tr><td>了解人体器官移植的含义、特点、分类等</td><td>5</td><td></td><td></td></tr>
<tr><td>熟悉人体器官移植的伦理问题</td><td>10</td><td></td><td></td></tr>
<tr><td>掌握人体器官移植的伦理原则</td><td>15</td><td></td><td></td></tr>
<tr><td rowspan="2">能力</td><td>能够综合运用基因诊疗、人胚胎干细胞和人体器官移植的伦理原则分析相应的伦理问题，并做出正确评价</td><td>5</td><td></td><td></td></tr>
<tr><td>能够端正学习态度，课前预习相关知识，课中积极参与课堂互动，课后认真完成“以测促学”和“学用相融”</td><td>5</td><td></td><td></td></tr>
<tr><td>素质</td><td>能够遵守法律法规，严守科学道德，恪守科学原则，奉守科学精神，真切把握好科技创新与伦理规范之间的关系，保证医学科技始终真正地为人类健康谋福祉</td><td>5</td><td></td><td></td></tr>
<tr><td colspan="2">合计</td><td>100</td><td></td><td></td></tr>
<tr><td colspan="3">总分（自评分×40%＋师评分×60%）</td><td colspan="2"></td></tr>
<tr><td>自我评价</td><td colspan="4"></td></tr>
<tr><td>教师评价</td><td colspan="4"></td></tr>
</table>

第十三章

卫生事业管理伦理

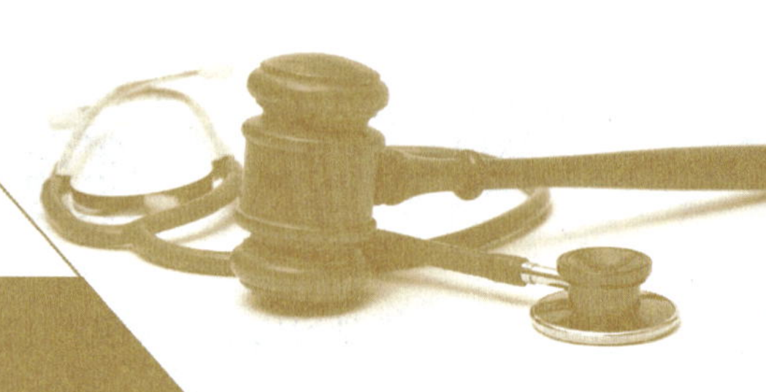

学习目标

知识目标

- 了解卫生事业管理的含义与任务、卫生资源配置的含义、医德医风建设的意义和主要途径。
- 熟悉卫生事业管理的特点、伦理思想在医院管理中的作用。
- 掌握卫生事业管理的伦理要求、卫生资源配置的伦理原则、医院管理伦理原则。

能力目标

- 通过学习本章知识，能够深刻认识卫生事业、卫生资源配置和医院管理中的伦理问题，并能做出正确的评价、提出有效的建议。

素质目标

- 关注卫生事业发展动向，积极参与卫生事业热门话题讨论，培养敏锐嗅觉，努力为我国卫生事业高质量发展建言献策。
- 加强医学道德伦理学习，培养高尚医德医风，努力成为卫生事业发展需要的高素质人才。

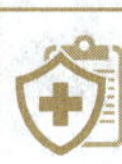

情景导入

公立医院是我国医疗体系的主体。推动公立医院改革和高质量发展，最终目标是解决群众反映的看病就医的急难愁盼问题。

大力推进国家医学中心、国家和省级区域医疗中心建设，填补地方在肿瘤、儿科等重点疾病和重点专科方面的短板与弱项；实施“千县工程”，建强农村和社区医疗卫生机构；建设互联网医院、提供线上诊疗服务等，把优质的医疗服务送到群众身边；降低药品耗材价格，减轻群众医药费用负担……2023 年，我国全力推动公立医院改革与高质量发展，各项改革举措积极推进。

随着我国医疗卫生服务供给效率持续提升，百姓看病就诊需求得到进一步释放。统计数据显示，2023 年 1—9 月，我国医疗卫生机构总的诊疗人次达到 51.1 亿，与 2019 年同期相比增长 12.4%，比去年同期增长 6%。

资料来源：王美华，《二〇二三，健康中国建设步履坚实》，《人民日报》（海外版）2023 年 12 月 27 日，有改动

思　考：

（1）国家积极推动公立医院的改革和高质量发展，体现了卫生事业管理的哪些特点？这与卫生资源配置有什么联系？

（2）为持续推进医院发展，医院管理应遵循哪些伦理原则？

卫生事业是以保障和促进公众健康为宗旨的社会事业，是现代社会的重要组成部分，其发展关系着千家万户的健康，直接影响着人民群众的生命安全和健康利益。

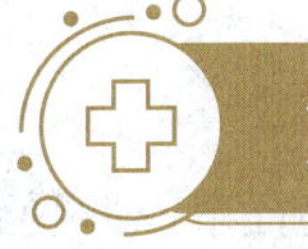

第一节　卫生事业管理概述

一、卫生事业管理的含义、任务与特点

（一）卫生事业管理的含义

卫生事业管理是指政府根据卫生事业的规律和特点，以防治疾病、维护和促进人民群众健康为目的，通过合理配置卫生资源，将最佳的卫生服务提供给人民群众，并对卫生组织的体系、系统活动和社会措施进行计划、组织和控制的过程。

卫生事业管理的方式

（二）卫生事业管理的任务

卫生事业管理的任务主要包括以下几项：① 制定卫生工作路线、方针和政策，明确卫生工作目标；② 建立和完善卫生服务和管理体制，促进卫生事业发展；③ 健全各项规章制度，规范卫生工作；④ 合理分配卫生资源，提高卫生服务质量和效能；⑤ 加强

组织机构和队伍建设，提高医务人员的积极性和创造性。

（三）卫生事业管理的特点

1. 以防治疾病、维护和促进人民群众健康为目的

卫生事业管理是以卫生事业为对象开展的管理活动，而卫生事业以防治疾病、维护和促进人民群众的健康为宗旨，这就决定了卫生事业管理要以卫生事业的宗旨为目的，在制定卫生事业的发展目标、发展路径及实施医疗管理等各项活动时，都要围绕防治疾病、维护和促进人民群众健康这一目的开展。

2. 由政府发挥主导作用

卫生事业是政府组织社会共同努力改善人民群众居住环境卫生条件、预防控制传染病和其他疾病流行、维护和促进人民健康的社会系统工程。卫生事业要保障每位公民的健康，单凭个人和家庭等力量无法做到的，需要政府在其中发挥主导作用。卫生事业这个庞大的社会系统工程由政府、社会、医疗卫生机构、社区及每位公民共同建设，政府在其管理中承担主导职责，如制定相关卫生法律、法规和政策，监督检查公共卫生法律法规的实施情况，控制传染病和应对突发公共卫生事件，合理分配卫生资源，提高卫生服务质量和效能等。政府主导下的卫生事业管理工作是促进卫生事业发展的重要保障，但卫生事业管理工作的顺利开展，也必须得到医疗卫生机构、社区及人民群众的共同参与及大力支持。

3. 具有社会公益性

我国的卫生事业是由国家、集体和个人共同投资、共同受益，政府实行一定福利政策的社会公益事业，不以营利为目的。卫生事业的这一性质决定了其管理要着眼于人民群众，要服务于人民群众，并要制定与人民群众密切相关的目标、任务和措施，以确保卫生事业始终朝着增进人民群众健康水平的方向发展，因此卫生事业管理同样具有社会公益性。

4. 具有系统性和复杂性

卫生事业管理涉及众多部门和系统，需依据多种规章制度行事，并受到政治制度、经济基础、文化背景、人口状况、科技水平等多种因素的影响，具有很强的系统性和明显的复杂性。同时，卫生事业管理往往需使用行政、经济、法律、教育等多种手段，以及一定的现代信息技术，这也使其具有一定的复杂性。

二、卫生事业管理的伦理要求

（一）医患利益兼顾，患者利益优先

为人民群众的健康利益服务是卫生事业管理的着眼点和落脚点，这要求卫生事业管理既要维护患者的利益，也要维护医务人员的利益。要维护患者的利益，就必须保障医务人员的合法权益，而医务人员合法权益的保障必须以维护患者利益为前提，卫生事业管理就是要保证医患双方利益的平衡和协调。但由于种种原因，医患之间的利益矛盾客观存在，医患利益冲突时有发生，此时，卫生事业管理伦理倡导将患者的利益置于优先考虑的地位。

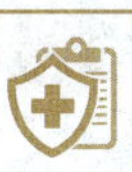

（二）经济效益与社会效益兼顾，社会效益优先

卫生事业具有产业性的基本属性。加强卫生服务过程中的经济管理和成本核算，合理筹集、分配与使用卫生资源，提高卫生事业的经济效益，是卫生事业管理的重要任务。同时，我国卫生事业是社会公益性事业，不以营利为目的，注重社会效益也是卫生事业管理的目标和归宿。

卫生事业的经济效益与社会效益彼此联系、相互渗透，只关注社会效益而忽视经济效益，卫生事业将失去自身生存发展的基础，无法满足人民群众的不断增长的卫生保健需求；只关注经济效益而忽视社会效益，卫生事业将以利益为导向，无法保障人人享有基本的卫生保健权利。兼顾并处理好经济效益和社会效益的关系，是衡量卫生事业管理工作成效的重要标准之一。当经济效益与社会效益发生矛盾时，社会效益应处于被优先考虑的地位，这是由我国卫生事业的性质和特点决定的。

（三）公平与效率并重，效率优先

卫生事业中的公平是指保障每位公民的生命健康权利，实现人人享有健康的基本卫生保健目标。要达到这种公平，必须实现卫生工作效益的最大化，这就要求卫生事业管理必须运用科学方法，高效地分配和利用卫生资源，加强宏观调控，完善运作机制，改革相关制度，提高管理效率。也就是说，维护卫生事业的公平是卫生事业管理的重要使命，但若没有管理效率，公平将无法得到实现，只有先提高卫生事业管理的效率，才能实现更好的公平。

（四）治疗与预防结合，预防优先

“预防为主，防治结合”一直是我国卫生工作的方针，也是卫生事业管理的基本原则。提前控制和消灭可能致病的因素，可以从根本上减少疾病的发生，但因治疗可以在较短时间内减轻患者的痛苦、使患者恢复健康或提高患者的生命质量，能让人民群众切实感受到健康得到了维护，所以我国人民群众常存在“重治轻防”的思想。但事实上，将维护健康的重点放在防止疾病发生上，才是最根本、最经济且受益最广的卫生事业管理方法。因此，卫生事业管理应重视预防，始终秉持“预防为主，防治结合”的基本原则。

（五）数量与质量并重，质量优先

卫生事业管理要重视数量，尤其是那些可以很好地反映卫生事业的发展情况的参数，如卫生服务的收入、物资消耗量、门急诊人数、住院人数、医疗卫生机构数、医疗卫生机构床位数、病床使用周转率、医师人数、医疗设备数、人均基本公共卫生服务经费标准等，以协助卫生事业管理取长补短、查漏补缺。但与此同时，质量更是卫生事业管理的重中之重。卫生服务的质量既是卫生事业管理的永恒主题，也是卫生事业管理的重要评价指标。卫生服务的质量直接关系到人民群众的健康利益、生命安危，关系到卫生事业的发展，关系到医务人员甚至政府的社会形象。因此，卫生事业管理也应树立“质量第一”的观念，注重卫生服务质量的管理，同时加强管理扩大卫生事业发展规模，以共同保障人民群众基本卫生权益。

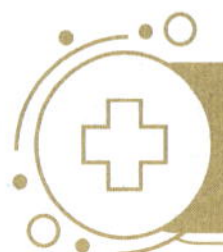

第二节　卫生资源配置伦理

一、卫生资源配置的含义

卫生资源是指医疗服务占用或消耗的各种生产要素的总称，主要包括卫生人力资源、卫生物力资源、卫生信息资源、卫生技术资源等。

卫生资源配置是指筹集、组织和消耗卫生资源的决策过程，即在各级医疗卫生机构中合理并有效地分配卫生资源，以尽可能满足社会对卫生资源需求的过程。合理配置卫生资源、提高卫生资源的配置效率与使用效率，是卫生事业管理的主要内容和任务。

卫生资源配置有宏观和微观两种类型。宏观卫生资源配置是指国家、各级政府进行的卫生资源分配，主要涉及卫生事业投入在国民总支出中的占比问题，以及此项投入在卫生事业各层次、各领域的分配比例问题。微观卫生资源配置是指医院和医务人员在临床诊疗过程中进行的卫生资源分配，目前在我国主要指住院床位、手术机会及贵重稀缺医疗资源的分配。

二、卫生资源配置的伦理原则

（一）公平配置原则

公平配置原则是卫生资源配置的基本伦理原则，这一原则是指公平地分配和使用卫生资源，保障人人平等享有卫生资源的权利。但是，平等享有不等于平均分配，而是应依据人民群众不同层次的卫生服务需要进行分配，即按需分配。值得注意的是，卫生资源配置的标准和过程应该是公开和透明的，以便人民群众和政府有关部门更好地了解和监督，保障卫生资源配置的公平。

进德修业

医疗贪腐是时下热议的话题。请同学们查询相关资料，讨论医疗贪腐在卫生资源配置上违背了哪些伦理原则。

（二）优化配置原则

卫生资源配置应同时满足有效性和经济性，以达到最优化的配置状态。其中，有效性是指卫生资源能切实解决人民群众的健康问题，使人民群众的基本卫生保健权益得到保障和实现；经济性是指卫生资源能得到高效利用，最大限度地避免闲置和浪费。卫生资源优化配置原则要求把有限的卫生资源分配到最需要发挥效能、最能取得社会效益的地方，最大限度地保持卫生资源的供需平衡，实现利益最大化。值得注意的是，在优化配置卫生资源时，应注意统筹兼顾，做到患者利益与医务人员利益、个体利益与群体利益、

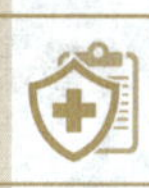

局部利益与全局利益的统一。

（三）可持续发展配置原则

卫生资源配置要秉持可持续发展的原则，逐步实现人人享有基本卫生保健权益的目标。卫生资源配置要从社会现状和长远发展出发，正确处理好近期利益与长远利益、近期目标与长远目标、近期效果与长远效果的关系。具体来说，一方面要防止短期化行为，即反对急功近利，反对忽视卫生事业长远建设与发展、忽视基础医学研究和高新医学技术研究的配置行为；另一方面要防止过分强调未来发展而忽视现有国情，即反对盲目追求高层次卫生事业而忽视改善基本卫生事业的配置行为。

（四）人道配置原则

人道主义是医学伦理的基本原则，也是卫生资源配置的重要原则。医学人道主义要求，卫生资源配置在微观上要从生理、心理及社会三方面关怀患者的角度进行，协助患者尽快康复；在宏观上要从关心人民群众健康权益的角度进行，同时对农村、偏远地区民众，女性、儿童、老人、残疾人等特殊人群进行适当的资源倾斜，以保障全社会共同获利。

稽古振今

张仲景，名机，东汉河南南阳郡涅阳（今河南省南阳市）人，著有《伤寒杂病论》，创立了辨证论治法则，被后世尊为“医圣”。

“坐堂医”之由来

张仲景出任长沙太守期间，时值疫疠流行，因张仲景医名之盛，许多百姓慕名前来求医。但在当时，官员不能随意到百姓家中走串，于是张仲景就思考如何合理地为百姓治病。一开始，他在后堂或自己家中给人看病，但后来求治者越来越多，他应接不暇。按照当时的制度，在升堂办理完官事后，府衙大堂便可接待“来访”的百姓，张仲景便利用此机会为百姓看病。每到初一、十五这两天，张仲景办理完官事后，就在府衙大堂公开坐堂应诊，为百姓开方治病。自此之后，人们就把坐在中药铺里给人看病的医生称为“坐堂医”。

资料来源：白建疆，《“坐堂医”之由来》，《中国中医药报》2022年9月1日，有改动

第三节　医院管理伦理

医院管理是指按照医院工作的客观规律，运用现代化管理的科学理论和方法，计划、组织、指挥、控制和协调医院系统内部的人、财、物、信息等资源，以保障医院完成各项工作任务的活动过程。医院管理伦理是指根据医学伦理原则，分析、指导医院管

理的思想和行为，使医院管理的目标、内容、方法、手段等符合伦理学的要求，使医院能更好地服务人民群众健康的道德活动。

一、伦理思想在医院管理中的作用

医院管理是在一定的伦理思想指导下进行的，伦理思想对医院管理具有以下作用。

（一）规范医院管理

伦理思想是医院管理的价值导向和行为准则，使医院管理更加健康、和谐、有序。在伦理思想的指导下，医院通过制定健康、合理的管理制度，营造和谐、有序的医院环境。医务人员在健康、和谐的医院管理下，努力为患者的健康服务，积极提高自己的知识和技能水平。

（二）推动医院管理有效运行

医院管理的有效运行离不开完善的规章制度，而规章制度的建立需要伦理思想的指导，同时，仅有规章制度是远远不够的，要想实现医院管理的有效运行还需医务人员以良好的道德信念遵守和维护规章制度。综上所述，伦理思想既能指导医院管理的规章制度的建设，又能教导医务人员自觉遵守规章制度，是医院管理有效运行的内在动力。

（三）促进医院和谐发展

在伦理思想指导下的医院管理遵循公平公正的准则协调各方利益，可在医院内创造一个人人平等竞争的优良环境，能够充分调动医务人员的积极性和创造性，提升医疗服务质量，树立医院的良好形象，增强医院的综合竞争力，从而吸引更多患者，增加医院收益，促进医院和谐发展。

二、医院管理伦理原则

（一）坚持以人民健康为中心的原则

我国大部分医院（公立医院）是公益性、福利性的，这就决定了医院必须坚持以人民健康为中心，并且在任何情况下都应该遵循这一原则。《国务院办公厅关于建设现代医院管理制度的指导意见》明确指出：“坚持以人民健康为中心。把人民健康放在优先发展的战略地位，将公平可及、群众受益作为出发点和立足点，全方位、全周期保障人民健康，增进人民健康福祉，增强群众改革获得感。”医院要把解决人民群众最关心、最直接、反映最突出的健康问题作为出发点和落脚点，以人民群众的健康需求为导向，优化医疗服务流程，完善医疗服务模式，不断改善医疗服务，提高医疗质量，为人民群众提供有效、良好、连续的医疗服务。

《国务院办公厅关于建设现代医院管理制度的指导意见》

（二）坚持患者利益至上的原则

坚持患者利益至上的原则，即医院管理要从维护患者利益出发，将为患者服务、满

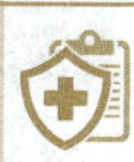

足患者合理的医疗卫生需求作为医院各项工作的中心。在医院管理的各项决策中，患者的需求和利益是最重要的考虑因素，即医院要优化就医流程，改善医院环境，使患者获得良好的就医体验；医务人员要始终以维护患者的利益作为医疗行为标准，充分尊重患者权益。

（三）坚持经济效益与社会效益统一的原则

经济效益是医院发挥社会责任和体现道德价值的基础，是医院正常运转的必要条件。同时，我国卫生事业是具有福利性的社会公益事业，保障人民群众的健康利益是其重要职责。因此，在医院管理中，既要突出医院自身生存和发展的需要，强调经济效益，又要兼顾社会和患者的利益，重视社会效益，并始终坚持经济效益与社会效益的统一。

（四）坚持以诊疗安全为底线的原则

医院是治病救人的地方，医生是患者“健康所系，性命相托”之人，因此，坚持以诊疗安全为底线，是医院管理最基本的伦理原则。现代医院要提升核心竞争力，实现长远发展，就必须坚持“精、准、严、细”地对待诊疗的每一个环节，持续改进诊疗质量，减少诊疗差错，以优质的诊疗服务赢得患者及社会的信任和支持。因此，在医院管理中，要始终树立诊疗质量第一、安全的观念，努力提高医务人员的技术水平和医德水准，严把诊疗质量关。

（五）坚持以医务人员为本的原则

医务人员是医院管理的客体，也是医院工作的主体，是医疗服务的实践者。在医院管理中，要以医务人员为中心，强化医务人员的主体地位，强调对医务人员的尊重、关心与理解，重视医务人员的价值，维护其尊严，保障其权益；同时，建立公开、公正的考核评价机制和收入分配机制，以调动医务人员的积极性，保证医院的生存与可持续发展。

（六）坚持公平与效率并重的原则

效率与公平是辩证统一的关系。一方面，效率是实现公平的物质基础，只有提高效率才能创造越来越多的物质财富，才有可能实现公平分配；另一方面，公平又是提高效率的前提，只有公平分配，才能激发劳动者工作的积极性、主动性和创造性，使其创造更多的财富。目前，我国的医疗市场的开放力度越来越大，要想保证医院的长远发展，就必须要坚持公平与效率并重的原则。

实施公平与效率并重的医院管理伦理原则，反对平均主义，在机会均等的情况下按劳分配，使每位医务人员得到他所应得的，这是对每位医务人员劳动能力和劳动态度的尊重，可有效提高其劳动积极性，提升其工作效率，保障医院的发展，从而满足人民群众越来越丰富的健康需求。

三、医院管理的工作重点——医德医风建设

医德医风是指医务人员的道德品质和工作作风。医院是社会主义和谐社会的组成部分，加强医院管理是和谐社会建设的一部分，而医德医风是提高医疗质量、发挥医院公益作用的重要因素和条件。医德医风建设是指通过各种手段和途径引导医务人员践行职

业精神、提高道德品质、规范医疗行为、改进工作作风，使其更好地为人民群众的健康服务的过程。

（一）医德医风建设的意义

1. 医德医风建设对提升医院医疗服务质量有巨大的能动作用

医院为人民群众提供医疗和保健服务，而服务质量的高低取决于医务人员医术是否精湛、医疗仪器设备是否精良、医德医风是否高尚等因素。在这些因素中，医术的提升是一个长期积累的过程，医疗仪器设备的精良与否则取决于医院的经济情况，两者都不是一蹴而就的，只有医德医风是活跃的因素，是医务人员的一种内在气质和修养，是可以在短期内改变的因素。医务人员拥有高尚的医学道德品质，就会有很强的工作责任心，即使医术不是一流的，也会时刻铭记自己工作责任重大，会真诚耐心地对待患者，认真、积极地钻研医术，精心诊治，对工作精益求精，视患者的健康和生命高于一切，热情地为患者服务，主动为患者解忧。可见，医德医风建设可以提高医务人员的责任心和医学道德水平，给患者带来优质的医疗服务体验，对提升医院医疗服务质量具有巨大的能动作用。

2. 医德医风建设对社会主义精神文明建设具有促进作用

医德医风建设是社会主义精神文明建设的重要组成部分，是社会主义精神文明建设在医疗卫生系统的反映和具体体现，是关系医疗卫生事业兴衰成败的大事。医德医风不仅直接反映出医疗卫生机构的风貌，也间接反映出整个社会的文明程度，是社会精神文明的窗口。

加强医德医风建设，把“患者至上，文明行医”作为医务人员的行为准则，把医德医风建设作为医院立足于社会的资产进行培育，在医院进行全方位、多层次的医德医风教育活动，把医德医风作为医院谋求生存与发展的大事来抓，不仅能使医院更好地为人民群众的健康服务，还能维护医疗卫生环境的和谐、稳定，促进社会主义精神文明建设。

3. 医德医风建设对医院发展壮大具有推动作用

开展医德医风建设，可以激发医务人员的主人翁精神，使其时刻关注医疗质量、服务态度、医院声誉；使其在实际工作中做到以患者为本，关心、尊重、理解和体贴患者，处处为患者着想；使其提高医疗技术水平和心理服务水平，做到合理收费、合理用药、合理检查、合理特殊医疗，最大限度地减轻患者和社会的负担。若长期坚持，必然能使医院的门诊、住院人数上升，并得到公众的信任和称赞，这是医院生存壮大的不竭动力。

视野纵横

医疗机构工作人员廉洁从业九项准则

一、合法按劳取酬，不接受商业提成。依法依规按劳取酬。严禁利用执业之便开单提成；严禁以商业目的进行统方；除就诊医院所在医联体的其他医疗机构，以及被纳入医保“双通道”管理的定点零售药店外，严禁安排患者到其他指定地点购

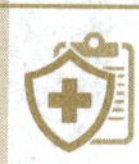

买医药耗材等产品；严禁向患者推销商品或服务并从中谋取私利；严禁接受互联网企业与开处方配药有关的费用。

二、严守诚信原则，不参与欺诈骗保。依法依规合理使用医疗保障基金，遵守医保协议管理，向医保患者告知提供的医药服务是否在医保规定的支付范围内。严禁诱导、协助他人冒名或者虚假就医、购药、提供虚假证明材料、串通他人虚开费用单据等手段骗取、套取医疗保障基金。

三、依据规范行医，不实施过度诊疗。严格执行各项规章制度，在诊疗活动中应当向患者说明病情、医疗措施。严禁以单纯增加医疗机构收入或谋取私利为目的过度治疗和过度检查，给患者增加不必要的风险和费用负担。

四、遵守工作规程，不违规接受捐赠。依法依规接受捐赠。严禁医疗机构工作人员以个人名义，或者假借单位名义接受利益相关者的捐赠资助，并据此区别对待患者。

五、恪守保密准则，不泄露患者隐私。确保患者院内信息安全。严禁违规收集、使用、加工、传输、透露、买卖患者在医疗机构内所提供的个人资料、产生的医疗信息。

六、服从诊疗需要，不牟利转介患者。客观公正合理地根据患者需要提供医学信息、运用医疗资源。除因需要在医联体内正常转诊外，严禁以谋取个人利益为目的，经由网上或线下途径介绍、引导患者到指定医疗机构就诊。

七、维护诊疗秩序，不破坏就医公平。坚持平等原则，共建公平就医环境。严禁利用号源、床源、紧缺药品耗材等医疗资源或者检查、手术等诊疗安排收受好处、损公肥私。

八、共建和谐关系，不收受患方“红包”。恪守医德、严格自律。严禁索取或者收受患者及其亲友的礼品、礼金、消费卡和有价证券、股权、其他金融产品等财物；严禁参加其安排、组织或者支付费用的宴请或者旅游、健身、娱乐等活动安排。

九、恪守交往底线，不收受企业回扣。遵纪守法、廉洁从业。严禁接受药品、医疗设备、医疗器械、医用卫生材料等医疗产品生产、经营企业或者经销人员以任何名义、形式给予的回扣；严禁参加其安排、组织或者支付费用的宴请或者旅游、健身、娱乐等活动安排。

医疗机构内工作人员，包括但不限于卫生专业技术人员、管理人员、后勤人员以及在医疗机构内提供服务、接受医疗机构管理的其他社会从业人员，应当遵守《医疗机构工作人员廉洁从业九项准则》有关要求，服从管理、严格执行。对于违反上述要求的工作人员，按照管理权限依法依规处理。

（二）医德医风建设的主要途径

医德医风建设关系到人民群众的健康利益和医院的生存发展，关系到党和政府的形象与声誉。但实践证明，医德医风建设，单靠行政命令和行政管理很难达到预期效果，必须从构建长效机制入手。具体来说，医德医风建设要通过发挥领导的执行力、教育的

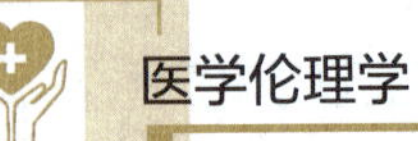

说服力、制度的约束力、监督的制约力、惩戒的威慑力和环境的感染力等多种力量的作用及相应机制的推动，才能得到有效的贯彻落实，从而最大限度地维护人民群众的健康权益，使医院获得健康、可持续的发展。

1. 构建强有力的组织领导机制

强有力的组织领导，是医德医风建设取得成效的组织保障。构建强有力的组织领导机制是指医院要将医德医风建设纳入自身发展战略，成立专门的医德医风建设小组，明确各级领导和医务人员的责任与义务，以使医德医风建设工作顺利开展。

2. 构建系统规范的制度机制

医德医风建设要坚持把健全完善制度机制作为一个固根本、管长远的关键环节。明确的规章制度能使医德医风建设工作有规可依、有章可循。构建系统规范的制度机制是指医院根据医德医风建设战略发展目标和医院工作的实际情况，制定具体的医德医风建设制度，如考核管理制度、教育学习制度、廉洁行医制度、监督监察制度等，并出台配套的流程措施，以使医德医风建设规范、有序地进行。

3. 构建行之有效的教育机制

良好的医德医风源于坚实的思想基础。构建行之有效的教育机制是指医院通过举办学习先进人物事迹、义诊、医德医风系列讲座等活动，强化医务人员的医德医风意识，使其将医德医风教育知识入脑入心，促使其将医德医风的精神和情怀转化为内在的医学道德行为与习惯。

具体来说，构建行之有效的教育机制要做到以下几个方面：① 强化“六种意识”教育，即政治意识、生命意识、中心意识、政绩意识、永恒意识、前列意识；② 突出“六个行医”教育，即文明行医、依法行医、科学行医、廉洁行医、诚信行医、规范行医；③ 抓好“七条行为准则”教育，即服务思想牢、服务态度好、服务作风正、服务技术精、服务质量高、服务形象美、服务自律严。

同时，在教育过程中，还可通过开展形式多样的活动、开辟医德医风信息网、在院内设立定期刊登医德医风教育宣传内容的专栏等方法，做到集中教育与经常性教育相结合、互动教育与自我教育相结合、正面教育与警示教育相结合，以夯实医务人员的思想道德根基，帮助他们树立正确的人生观、价值观。

4. 构建立体多维、科学有效的监督机制

监督监察是医德医风建设的有力保障。构建立体多维、科学有效的监督监察机制是指医院制定医德医风监督监察制度，对医务人员的医疗行为进行监督监察，同时设立医德医风投诉和举报机制，鼓励患者和社会参与医德医风监督，以确保医德医风建设工作有效落实，并及时纠正偏差。

具体来说，构建立体多维、科学有效的监督机制要做到以下几个方面：① 全时段监督，将多维监督、追踪监督与即时监督相结合，开辟全天监督热线，设立医德医风举报箱，要求所有医务人员佩戴胸卡上岗；② 全员监督，将普遍监督与重点监督相结合，将医德医风监督检查延伸至医院各个岗位、各类人员，以及重点窗口单位、敏感岗位；③ 全方位监督，将自我监督、社会监督、合力监督相结合，设立院、部、科三级立体监督网络。此外，医院各职能部门应定期召开医德医风整改联席会议，共同分析存在的问题，

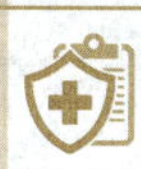

查找症结，制定改善措施，做好整改落实，使坚强有力的监督机制成为医德医风建设的重要保障。

5. 构建赏罚分明的考评工作机制

奖赏和惩罚是医德医风建设的有效助力。构建赏罚分明的考评工作机制是指医院将医德表现与医务人员晋职晋级、岗位聘用、评先评优和定期考核等直接挂钩，对表现优秀的医务人员给予表彰和奖励，对违反医德医风规范的医务人员进行严肃处理，以通过奖赏的正向激励作用和惩罚的反向震慑与约束作用，使医务人员遵守医德医风规范。

6. 构建导向鲜明的日常管理机制

将医德医风融入日常管理是医德医风建设广泛开展的有效途径。构建导向鲜明的日常管理机制是指医院要将医德医风建设的各项工作拆分、并入日常工作中，使医德医风建设以润物细无声的方式融入医务人员的日常工作中。具体来说，医院要紧紧围绕医院核心价值体系，制定全面的医德医风日常管理制度，制定、下发医务人员行为指南，积极构建形象示范环境，营造良好的医德医风文化软环境，使广大医务人员在潜移默化中形成高尚的医学道德品质，从而保证医院的长远发展。

大医精诚

泽库草原上的“曼巴小马”

1995 年，马文义从青海省黄南州卫校毕业后，被分配到条件艰苦的泽库县。刚到草原那会儿，因为语言不通，马文义给藏族患者看病时总得请别人翻译。为了掌握病患的第一手信息，提高诊疗准确度，也为了少给别人添麻烦，马文义经常缠着藏族同事教他藏语。学了一年后，马文义基本摆脱了翻译，能直接和患者交流。时间久了，马文义练就了一口流利的藏语，下乡巡诊时，还能用藏语为藏族群众讲解医疗惠民措施和医疗保健常识。

泽库县地处偏远，医疗卫生条件比较落后，医务人员紧缺。为了满足患者需要，马文义从一名普通外科专科大夫，渐渐成长为兼顾内、外、妇、儿、骨科的“全能选手”。

2013 年，64 岁的尕洛卓玛因急性化脓性胆囊炎合并胆囊结石入院，情况十分危急。马文义带领同事们紧急施治，经过 3 个小时的手术，尕洛卓玛终于转危为安。那一天，马文义接连做了 4 台手术，虽然十分疲惫，但看到患者恢复健康，他觉得万分值得。

多年来，马文义和同事们先后顺利完成腹腔镜下肝左叶切除术、腹腔镜下胆囊切除加胆总管探查术、开颅硬膜外血肿清除术、截肢手术等泽库县首例大型手术，做到了很多过去“想都不敢想”的事。更让人高兴的是，在马文义和同事们的努力下泽库县人民医院在硬件水平、医疗技术、科室设置、信息化改造等方面得到大幅改进。通过“把人员送出去、把老师请进来”，医院还形成了长期有效的人才培养方式，也有了“带不走的强有力团队”。医院医疗水平的提高直接惠及当地百姓，百姓们再也不用为看病住院发愁。

马文义特别喜欢当地百姓管他叫“曼巴小马”（“曼巴”藏语意为医生），这让他感觉很亲切。藏族患者们一见到马文义，总会把帽子摘下来。摘帽在当地是极高的礼仪，每当这时，马文义都十分感动。

从医多年，马文义的工作得到了当地百姓的认可。一位76岁的患者曾对马文义说，不管得了什么病，只要把自己交到马文义手里就很放心，这份信任让马文义铭记于心；有一次，马文义在山里遇到风雪迷路，是牧民把他救了出去，让他取暖，给他吃的和穿的，还用摩托车把他送回县城……马文义热爱这片草原，愿一辈子守护草原儿女的生命健康。

资料来源：张亚雄、张晓华、陈海波、金振娅、张胜、王斯敏，《听6位“最美医生”讲述护佑生命的故事——修医德、行仁术，增进百姓健康福祉》，《光明日报》2022年8月22日，有改动

以测促学

一、单项选择题

1．下列选项中，不属于医院管理伦理原则的是（　　）。

A．坚持以人民健康为中心的原则

B．可持续发展配置原则

C．坚持经济效益与社会效益统一的原则

D．坚持以诊疗安全为底线的原则

E．坚持以医务人员为本的原则

2．卫生资源配置的基本伦理原则是（　　）。

A．生命神圣原则　B．不伤害原则　C．生命价值原则

D．公平配制原则　E．知情同意原则

3．把有限的卫生资源分配到最能发挥效能、最能取得社会效益的地方的做法，体现了卫生资源配置伦理原则中的（　　）。

A．公平配制原则　B．优化配置原则　C．患者为先配制原则

D．人道配制原则　E．价值配制原则

4．下列关于卫生事业管理伦理要求的表述，正确的是（　　）。

A．卫生事业管理既要维护患者的利益，也要维护医务人员的利益，但要将患者的利益置于优先考虑的地位

B．卫生事业管理要经济效益与社会效益兼顾，经济效益优先

C．卫生事业管理若没有公平，将无法提高管理效率

D．卫生事业管理应重视治疗

E．卫生事业管理也应树立“数量第一”的观念，同时注重卫生服务质量的管理

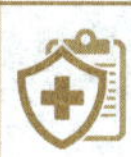

二、判断题

1．当医疗资源的微观分配发生矛盾时，应优先把医疗资源分配给经济条件较好的患者。（　　）

2．防止疾病发生是最根本、最经济、受益最广的卫生事业管理方法。（　　）

3．医院管理应遵循医患利益兼顾的原则，但当患者和医务人员的利益发生冲突时，应优先保证医务人员的利益。（　　）

三、简答题

1．卫生事业管理的特点有哪些？

2．卫生资源配置的伦理原则有哪些？

3．伦理思想在医院管理中的作用有哪些？

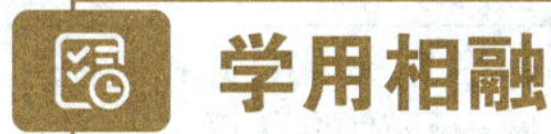

学用相融

从身边故事看我国卫生事业变迁

【活动背景】

卫生事业管理是关乎人民健康、社会福祉的重要议题。随着我国经济的快速发展和社会的不断进步，人民群众的健康需求发生了巨大改变，而与之密切相关的卫生事业也经历了翻天覆地的变化。

【活动内容】

为加深同学们对卫生事业管理伦理的理解，请以“从身边故事看我国卫生事业变迁”为主题写一篇文章。文章内容应至少包含以下几个方面：

（1）从身边的实际故事出发，讲述我国卫生事业的发展。

（2）我国出台的卫生事业相关政策，以及这些政策给人民健康带来的影响。

（3）我国卫生事业发展与医学伦理学的联系，以及医学道德理论对我国卫生事业发展的影响。

学识评价

结合自身的学习情况，按照表 13-1 中的评价标准对本章的学习成果进行自评，并请老师进行评价。

表 13-1 学习成果评价表

<table>
<tr><th rowspan="2">评价项目</th><th rowspan="2">评价标准</th><th rowspan="2">分值</th><th colspan="2">评价得分</th></tr>
<tr><th>自评分</th><th>师评分</th></tr>
<tr><td rowspan="8">知识</td><td>了解卫生事业管理的含义与任务</td><td>5</td><td></td><td></td></tr>
<tr><td>熟悉卫生事业管理的特点</td><td>10</td><td></td><td></td></tr>
<tr><td>了解卫生资源配置的含义</td><td>5</td><td></td><td></td></tr>
<tr><td>掌握卫生事业管理的伦理要求</td><td>15</td><td></td><td></td></tr>
<tr><td>掌握卫生资源配置的伦理原则</td><td>15</td><td></td><td></td></tr>
<tr><td>熟悉伦理思想在医院管理中的作用</td><td>10</td><td></td><td></td></tr>
<tr><td>掌握医院管理伦理原则</td><td>15</td><td></td><td></td></tr>
<tr><td>了解医德医风建设的意义和主要途径</td><td>5</td><td></td><td></td></tr>
<tr><td rowspan="2">能力</td><td>能够深刻认识卫生事业、卫生资源配置和医院管理中的伦理问题，并能做出正确的评价、提出有效的建议</td><td>5</td><td></td><td></td></tr>
<tr><td>能够端正学习态度，课前预习相关知识，课中积极参与课堂互动，课后认真完成“以测促学”和“学用相融”</td><td>5</td><td></td><td></td></tr>
<tr><td rowspan="2">素质</td><td>能够关注卫生事业发展动向，积极参与卫生事业与管理热门话题讨论，培养敏锐嗅觉，努力为我国卫生事业高质量发展建言献策</td><td>5</td><td></td><td></td></tr>
<tr><td>能够加强医学道德伦理学习，培养高尚医德医风，努力成为卫生事业发展需要的高素质人才</td><td>5</td><td></td><td></td></tr>
<tr><td colspan="2">合计</td><td>100</td><td></td><td></td></tr>
<tr><td colspan="2">总分（自评分×40%＋师评分×60%）</td><td colspan="3"></td></tr>
<tr><td>自我评价</td><td colspan="4"></td></tr>
<tr><td>教师评价</td><td colspan="4"></td></tr>
</table>

第十四章 医学伦理教育、评价与监督

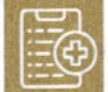 学习目标

知识目标

- 了解医学伦理教育、医学伦理监督的含义。
- 熟悉医学伦理教育的意义，医学伦理评价的含义、作用，医学伦理监督的作用。
- 掌握医学伦理教育的原则、过程、方法，医学伦理评价的标准、依据与方式、方法，医学伦理监督的方式、原则。

能力目标

- 通过学习本章知识，能够运用医学伦理教育、评价与监督的观点，积极地接受医学伦理教育、正确地进行医学伦理评价和有效地开展医学伦理监督。

素质目标

- 培养良好的医学道德品质，树立高尚的医疗奉献精神，自觉反省、规范、改进自身的行为。
- 积极参与医学伦理实践活动，培养思辨能力，增强伦理决策能力与伦理规范理解、应用能力，为良好医德医风环境建设贡献绵薄之力。

情景导入

季马市巴吉村距离埃塞俄比亚首都300多公里，因为中国医疗队的故事，这里也被人们亲切地称为“中国村”，中国医生梅庚年就长眠于此。

20世纪70年代，梅庚年作为中国首批援埃塞俄比亚医疗队（以下简称“援埃医疗队”）队长来到季马市工作。据当时的一位医疗队队员回忆，顶着烈日，梅庚年带领医疗队在树荫下支了张方桌，站着就开始接诊，最忙的一天，梅庚年看诊300多名患者，做了7台手术。方桌不大，在季马病患眼里却是救命的地方。1975年，从灾区考察返回时，梅庚年不幸遭遇车祸，以身殉职，年仅51岁。季马人没有忘记梅医生，曾接受梅医生治疗的患者泽乌迪主动捐出家里的一块玉米地来修建梅庚年的墓地。而多年后，梅庚年的遗志被他的子女继承。1998年，作为第十批援埃医疗队队员的梅庚年长子梅学谦，终于来到父亲的墓前。梅学谦说：“当地的语言很难懂，但我清楚地听到老人在反反复复地说一个词‘阿么塞格那胡（谢谢）’。”

这样的友好故事还有很多很多，尽管工作条件艰苦，但每天听着患者一声声“谢谢”，看着他们一点点恢复健康，中国援外医疗队的医生们总会充满干劲。“什么是幸福？”第十九批援中非医疗队的年轻医生王佳曾在日记里问自己。在中非首都班吉近10个月的时间里，王佳越来越肯定了自己的答案，“回首这段日子，从对工作和生活环境的适应，到切身地感受到每一位患者的期待，以及自己全力以赴地为他们付出和提供帮助，我感到十分充实和幸福，每当听到当地人民说‘中国医生真棒’，我都无比自豪；每当看到患者竖起大拇指连连称赞的时候，我都无比欣慰。我们会接过前辈们传承下来的‘接力棒’，在这条友好的大道上勇毅前行。”

资料来源：李欣怡、崔琦、陈效卫、邹松、任皓宇，《六十年援外医疗书写大爱无疆（中国援外医疗队派遣60周年）》，《人民日报》2023年4月10日，有改动

思　考：

（1）你认为梅庚年医生具有哪些良好的医学道德品质？中国援外医疗队的事迹对你有何启发？

（2）中国援外医疗队赢得了国际社会的广泛赞誉，这份评价具有什么意义？在一般的医疗环境中，医学伦理评价对医务人员起着哪些作用？

（3）援外医疗是一项大型医学活动，其有序、长久的举办离不开社会各方面的有效监督，而医学伦理监督也是监督工作中重要的一部分，那么医学伦理监督有什么作用？医学伦理监督应遵循哪些原则？

医学伦理教育、评价与监督是医学伦理实践的重要组成部分，医学伦理学的基本原则、基本规范和基本范畴内化为医务人员的医学道德品质，离不开医学伦理的教育、评价和监督。它是树立良好医德医风、促进社会主义精神文明建设的重要手段，对构建社会主义和谐社会具有重要意义。

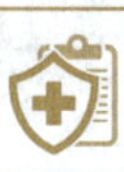

第一节　医学伦理教育

医学伦理教育是医学伦理实践的重要内容，贯穿医务人员从在校学习到长期医疗工作的始终，它是医学生及医务人员提高职业道德素养的关键性途径，对医学生及医务人员提升医学道德认知水平、陶冶医学道德情操、形成良好的医学道德习惯具有不可替代的作用。

一、医学伦理教育的含义

医学伦理教育是指医学教育机构、医疗卫生机构有目的、有计划、有组织地对在校医学生、在职医务人员开展有关医学伦理学基本理论、规范体系等知识的系统教育活动，以培养和提高其医学道德品质与医学道德修养的实践活动。

医学伦理教育是一种职业道德教育，其目标和根本任务是通过教育把医学伦理学的基本原则、基本规范和基本范畴等，转化为医学生及医务人员内在的医学道德信念，从而提高他们的医学道德品质，促使他们自觉养成良好的医学道德行为习惯，增强他们履行医学道德原则和规范的自觉性，同时培育和提升他们医学道德认知水平与评判能力，最终养成高尚的医学品德。

二、医学伦理教育的意义

医学伦理教育的有效实施，对医务人员的职业行为和卫生事业的健康发展都具有重要意义，主要体现在以下几个方面。

（一）医学伦理教育是培养合格医学人才的根本途径

新时代的医学人才不仅要有渊博的医学理论知识、娴熟的医疗技术、良好的身心素质，还要有高尚的医学道德品质。同时，医学院校是培养医学人才的基地，重视医学伦理教育也是为社会提供优秀医学人才的必然要求。医学伦理教育在道德层面告诉医学生及医务人员应该做什么、不应该做什么，帮助医学生及医务人员正确认识卫生事业的意义，使其形成正确的人生观、价值观、道德观，是培养医学人才的重要基础。医学生及医务人员只有接受了医学伦理教育，具备了良好的医学道德品质，才能真正发挥救死扶伤的医学人道主义精神，树立全心全意为患者健康服务的意识，真正成为一名合格的医学人才。因此，培养医学人才不仅要重视医学技术教育，更要重视医学伦理教育。

（二）医学伦理教育是形成良好医德医风的重要环节

医学伦理教育把医学伦理学的基本理论、基本原则、基本规范和基本范畴传递给医学生及医务人员，提高其医学道德认知水平，激发其医学道德情感，锻炼其医学道德意志，并促使其在医学实践中把医学伦理学的基本理论、基本原则、基本规范和基本范畴转化为自己的医学道德信念和医学道德行为习惯，从而形成良好的医德医风。而良好的医德医风有助于医院管理，能够促进医院精神文明建设，进而带动整体医疗卫生领域甚至全社会的健康有序发展。

（三）医学伦理教育是促进医学科学健康发展的重要保障

人民群众对健康需求的不断提高推动着医学科学研究的进步和发展，但在医学科学研究迅速发展的同时，其也给人类的生存、发展带来了许多伦理困惑和伦理难题。医学伦理教育可以帮助医学生及医务人员树立正确的医学伦理观念，培养责任意识和奉献精神，提高分析和解决伦理困惑与伦理难题的能力，把握好医学科学研究的伦理尺度，从而保障医学科学的健康发展。

（四）医学伦理教育是社会主义精神文明建设的重要组成部分

医疗卫生机构是反映社会主义精神文明建设状况的重要窗口，加强医疗卫生机构的医学伦理建设是社会主义精神文明建设的重要内容之一。实践证明，医疗卫生机构的医学伦理建设和医学伦理教育密不可分。坚持开展医学伦理教育的医疗卫生机构，其内的医务人员的道德意识强，可有更高的医疗质量，可获得较高的患者的满意度，可做好医学伦理建设，可促进社会主义精神文明建设；反之，不重视医学伦理教育的医疗卫生机构，其内的医务人员的道德意识淡漠，容易出现各种缺乏医学道德，甚至医学道德沦丧的现象，医学伦理建设就差，就会阻碍社会主义精神文明建设。因此，医学伦理教育是医疗卫生机构加强医学伦理建设的重要内容，也是促进社会主义精神文明建设的需要。

三、医学伦理教育的原则

医学伦理教育原则是指医学伦理教育过程中应遵循的准则，它是医学伦理教育实践经验的总结，是组织实施医学伦理教育的基本要求和重要依据，贯穿医学伦理教育的始终，具体体现在以下几方面。

（一）目的性原则

医学伦理教育要有明确的目的性，即医学伦理教育必须明确教育的目的和方向。医学伦理教育的目的是培养全心全意为人民健康服务的医务人员。在医学伦理教育中，无论采取何种教育形式，都必须始终坚持这一目的，要一以贯之、贯彻到底，否则，医学伦理教育就会迷失方向。

（二）理论与实践相结合原则

理论与实践相结合原则又称知行统一原则或言行统一原则，是医学伦理教育的根本原则。在医学伦理教育中，一定要将理论与实践紧密结合，让医学生及医务人员既要学习足够的医学伦理知识，知道“做什么”，也要参与丰富的医学伦理实践活动，知道“怎么做”，并以此巩固和深化其医学道德认知，真正实现医学伦理教育的目的。

（三）正面疏导原则

正面疏导原则是指医学伦理教育要从提高医学生及医务人员的医学道德认知方面入手，通过摆事实、讲道理等方式，对医学生及医务人员进行正面的引导，以为其医

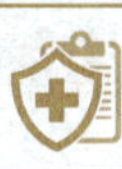

学道德品质的形成指明方向的原则。在医学伦理教育中，要尊重和信任医学生及医务人员，切忌采用家长式或训导式教育，要坚持以先进工作者或模范人物的生动感人的事迹为教材，循循善诱，以理服人，以情动人，避免讽刺、挖苦、侮辱等粗暴的教育方式或手段。

对于已形成错误的医学道德认知和行为的医学生及医务人员，也应遵循正面疏导原则，通过找出问题、讲清道理、指明方向、耐心说服等疏导步骤，帮助其提高医学道德认知，实现思想和行为的转化。

（四）因人施教原则

因人施教原则是指要根据医学生及医务人员的实际情况，具体问题具体分析，开展个性化的医学伦理教育。由于医学生及医务人员的年龄、文化层次、性格特点和工作性质不尽相同，所以在医学伦理教育中，要因人施教，坚持实事求是、具体问题具体分析，从个体的实际医学道德水平出发，分层次、分阶段地进行教育活动。

四、医学伦理教育的过程

医学道德品质是指医学生及医务人员在一系列医学道德行为中反映出的稳固的倾向和特征，它通常由医学道德认知、医学道德情感、医学道德意志、医学道德信念、医学道德行为与习惯构成。医学伦理教育过程是指医学生及医务人员形成和完善医学道德品质的过程，换言之，就是指认知、情感、意志、信念、行为与习惯五大医学道德品质要素逐渐建立和形成的过程，即从提高医学道德认知开始，到培养医学道德情感，再到锻炼医学道德意志，进而树立医学道德信念，最终养成良好的医学道德行为与习惯。

（一）提高医学道德认知

医学道德认知是指医学生及医务人员对医学伦理学基本原则、基本规范、基本范畴的感知、理解、接受和掌握。认知是行动的先导，没有正确的认知，就很难形成良好的行为习惯，因此通过各种途径和方式协助医学生及医务人员提高医学道德认知水平是医学伦理教育的首要环节。通过医学道德认知教育，可使医学生及医务人员建立对医学伦理基本理论和方法的系统认知，帮助其清晰地判断自己和他人的思想与行为。

（二）培养医学道德情感

医学道德情感是指医学生及医务人员对卫生事业、医学实践中的职业和实践对象产生的爱憎、好恶等情绪态度，以及在履行医学道德义务后的内心体验和情感流露。医学道德情感是产生医学道德行为的内在动力，培养医学生及医务人员的医学道德情感，是医学伦理教育的重要环节。通过医学道德情感教育，可帮助医学生及医务人员树立救死扶伤的医学人道主义精神，激发其责任心和事业心，培养其对卫生事业、自身职业和患者的深厚感情，使其真正感受并认同医学道德。

（三）锻炼医学道德意志

医学道德意志是指医学生及医务人员在履行医学道德义务的过程中，自觉克服内心障碍和外部困难的毅力与能力。医学道德意志是平衡、调控医学道德行为的重要手段，锻炼医学生及医务人员的医学道德意志，是医学伦理教育的关键环节。当前，由于社会主义市场经济的发展及卫生事业的特殊性，医学生及医务人员常面临各种诱惑和挑战，而医学道德意志就是其拒绝诱惑、战胜挑战的行为基础。通过医学道德意志教育，可帮助医学生及医务人员形成正确的价值观念，使其坚守医学道德底线，坚决抵制各种诱惑，自觉在医学实践中排除困难、迎难而上。

（四）树立医学道德信念

医学道德信念是指医学生及医务人员根据医学道德认知、医学道德情感、医学道德意志确立的对医学道德理念、目标坚定不移的信仰和追求。医学道德信念是认知转化为行动的中间环节，树立医学生及医务人员的医学道德信念，是医学伦理教育的中心环节。通过医学道德信念教育，可帮助医学生及医务人员树立正确的、良好的医学道德信念，使其能坚定医学道德意志、坚持正确的医疗行为，能自觉地监督、控制自己的医疗行为，积极承担自己的责任。

（五）养成良好的医学道德行为与习惯

医学道德行为是医学道德的外在表现，是指医学生及医务人员在一定的医学道德认知、医学道德情感、医学道德意志、医学道德信念的共同作用下表现出的行为；医学道德习惯是指医学生及医务人员在日常学习、工作中形成的一种经常性、持续性、无需施加任何意志力和外界监督的医学道德行为。医学道德行为与习惯是衡量医学生及医务人员医学道德品质好坏的客观标准，也是医学伦理教育的目的和最终环节。通过医学道德行为与习惯教育，可帮助医学生及医务人员养成良好的医学道德行为与习惯，使其始终按照医学伦理学的基本原则、基本规范、基本范畴行事，使其坚定不移地履行自己的医学道德责任。

从医学伦理教育的全过程来看，这五个过程相互促进、相辅相成。其中，提高医学道德认知是医学伦理教育的前提和依据；培养医学道德情感和锻炼医学道德意志是医学伦理教育的必要步骤；树立医学道德信念是医学伦理教育的核心和主导工作；形成良好的医学道德行为与习惯是医学伦理教育的最终目的。医学伦理教育必须坚持以上五个过程，才能达到培养和提高医学生及医务人员医学道德品质的目的。

稽古振今

陈功实，字毓仁，号若虚，明代著名外科医家。他丰富了中医外科理论，创造和记录了当时多种外科先进技术，并撰写了中医外科的重要医书《外科正宗》。同时，他还提出了具有代表性的“医家五戒十要”，被认为是古代医生的道德行为准则。

医家“五戒”要求医者仁心、勤勉勿为，其基本内容可简要概述如下：一戒诊病延迟、唯利是图、欺骗行医、夸大疗效；二戒单独诊治女性和僧人、披露患者隐私、勒索患者；三戒索要贵重物品，并随意称赞患者家中物品之好；四戒行乐登山携酒游玩、擅离岗位，不亲察患者病状便处方；五戒漠视社会底层患者，借治病之由行不正之事。

医家“十要”要求医者仁心、善良行医，其基本内容可简要概述如下：一要勤

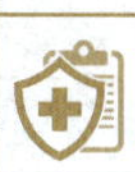

奋好学，博览群书；二要依法炮制，方出有据；三要谦和谨慎，尊师重道；四要脚踏实地，尊重生命；五要乐天知命，轻利远害；六要戒奢宁俭，朴素持家；七要公益当头，施医舍药；八要合理支配，杜绝浪费；九要详备物品，器具齐整；十要有求必应，心无旁骛。

陈功实自己一直恪守“医家五戒十要”，他对待患者一视同仁，对贫苦患者除了治病送药外，还常常帮助其解决生活困难；对待同行谦和谨慎；对待想向自己学习的人也谦逊有礼。

资料来源：甄雪燕、梁永宣，《陈功实》，《中国中医药报》2021 年 8 月 25 日，有改动

五、医学伦理教育的要求

正确认识和掌握医学伦理教育的要求，是合理、有效地组织实施医学伦理教育的前提和保障。

（一）理论性与实践性相统一

理论性与实践性的统一是医学伦理教育的突出特点和基本要求。理论是行动的指南，没有医学伦理理论指导的医学伦理实践是盲目的实践；实践是检验理论的唯一标准，脱离医学伦理实践的医学伦理理论是空洞的、软弱无力的。因此，医学伦理教育要始终坚持理论讲授与具体的医学伦理实践对接，既要坚持医学伦理理论讲授的系统性和完整性，也要紧密联系临床实践，运用鲜活的事例来阐述和验证抽象的理论，避免把医学伦理教育变成空洞的说教，使医学生及医务人员产生抵触情绪，甚至逆反心理。

（二）同时性与多样性相统一

医学伦理教育是一个促进医学生及医务人员养成并提升医学道德认知、医学道德情感、医学道德意志、医学道德信念、医学道德行为与习惯的过程。医学伦理教育的这五个环节虽然在理论上具有一定的前后顺序，但在教育实践中并非严格按顺序进行。在医学道德认知提高的同时，也伴随着医学道德情感的加深、医学道德意志的增强；没有医学道德情感做动力，医学道德认知就会枯竭，医学道德意志难以坚定，医学道德信念也难以确立；没有医学道德认知做指导，医学道德情感就会盲目，医学道德意志难免偏激，医学道德信念也极有可能变成宗教式的信仰。此外，由于医学生及医务人员生活环境、个人素质的差异，其医学道德觉悟水平和修养状况不同，所以对其进行医学伦理教育的起点不同（即有的医务人员需先提升医学道德认知，有的医务人员需先锻炼医学道德意志）。

综上所述，医学伦理教育具有同时性与多样性相统一的特点，即既应在知、情、意、信、行五个方面同时开展教育，也应因人而异、区别对待，运用多样突破的方法开展教育。

（三）长期性与渐进性相统一

良好医学道德品质的形成不是一朝一夕就可以实现的，而是一个不断积累、由浅入深、长期教育的过程。医学道德认知需要由浅至深，由片面到全面；医学道德情感和医学道德信念需要持续积累；医学道德意志需要不断地锤炼；医学道德行为与习惯更需要长久坚持，逐渐养成，最终才能形成良好的医学道德品质。医学伦理教育是医学生及医务人员培养医学道德认知、医学道德情感、医学道德意志、医学道德信念、医学道德行为与习惯的基础，这就决定了医学伦理教育是一项长期性、渐进性的工作。因此，医学伦理教育不可操之过急，应根据医学伦理教育长期性与渐进性相统一的特点，结合医学生及医务人员的实际情况，有的放矢地分阶段开展教育工作。

六、医学伦理教育的方法

（一）理论教育法

理论教育法是指通过向医学生及医务人员传授系统的医学伦理理论来开展医学伦理教育的一种方法。具体来说，就是通过课堂讲授、专题报告、学术讲座等形式，向医学生及医务人员传授医学伦理理论知识，提高其医学道德认知水平，进而提升其医学道德品质。

（二）实践教育法

实践教育法是指让医学生及医务人员将学习的医学伦理理论知识应用于实践，从而开展医学伦理教育的方法。具体来说，就是通过多种形式的医学伦理实践活动，让医学生及医务人员了解医学伦理现状，培养其解决实际医学伦理问题的能力，加深其对医学伦理理论的认知与思考。

（三）榜样示范法

榜样示范法是指运用人们对榜样的崇拜心理和模仿天性进行医学伦理教育的方法。具体来说，就是通过讲述、展示古今中外医学道德榜样的高尚事迹等方法，让医学生及医务人员在精神上受到感染和熏陶，使其产生向榜样学习和效仿的愿望与行为，从而加深医学道德情感、坚定医学道德信念。

（四）舆论扬抑法

舆论扬抑法是指利用集体的舆论，肯定或否定集体中出现的言行，从而促使集体中的个体自觉控制、调整自己行为的方法。具体来说，就是借助健康的医学伦理舆论导向，使医学生及医务人员形成正确的医学伦理观念，促使其自觉接受医学伦理教育，不断反思和调控自己的医学道德行为，从而提高自己的责任感和使命感，形成高尚的医学道德品质。

（五）自我教育法

自我教育法是指医学生及医务人员自行开展医学道德学习和研究的方法。具体来说，就是通过多项活动和多种教育形式，充分调动医学生及医务人员对医学伦理教育的

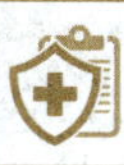

主观能动性，培养其对医学伦理教育的兴趣，使其自我学习，从而进一步提高自己的医学道德认知水平。

大医精诚

披肝沥胆，赤子情怀
——追记我国“肝胆外科之父”、中国科学院院士吴孟超

初心——“卧薪尝胆、走向世界”

我国是肝癌高发国家，20 世纪 50 年代初，国内肝癌防治领域还是一片空白。身为外科医生的吴孟超看在眼里、急在心中。当时，一位国外知名专家看到吴孟超等 3 人是在两间破房子、几张旧桌椅上进行研究时，轻蔑地说：“中国肝脏外科要赶上我们的水平，起码要 30 年。”吴孟超听后，愤然写下了“卧薪尝胆、走向世界”8 个大字，立志将自己的奋斗方向与党和国家紧密结合在一起。

经过成千上万次解剖实验，吴孟超首次提出肝脏结构“五叶四段”解剖理论，这让中国医生找到了打开肝脏禁区的钥匙。1960 年，吴孟超主刀完成我国第一例肝脏肿瘤切除手术，实现了中国外科在这一领域零的突破。此后，他首创常温下间歇肝门阻断切肝法，成功完成世界上第一台人体中肝叶切除术……仅用 7 年时间，他就将中国的肝脏外科提升至世界水平。

吴孟超为党为人民不知疲倦地工作了一生，97 岁时，只要身体允许，他仍坚守在临床一线，按时查房。“一个人找到和建立正确的信仰不容易，用行动去捍卫自己的信仰更是一辈子的事。”这句吴孟超常说的话，他践行了一辈子。

仁心——“一个好医生，眼里看的是病，心里装的是人”

医患关系冰冷的原因之一，是一些医务人员“不揽事、怕担责”。然而，吴孟超不同，他专收走投无路的重症患者。正是怀着如此大爱，吴孟超完成了一例例教科书般的经典手术。2018 年 4 月，吉林一名 70 多岁的肝癌患者托人找到吴孟超。96 岁的吴孟超仍亲自主刀，顺利切除了患者位于中肝叶的肿瘤。

在吴孟超看来，“一个好医生，眼里看的是病，心里装的是人”。冬天查房时，吴孟超会先把听诊器焐热。每个大年初一，他会准时出现在病房，握住每个住院患者的手道一声：“新年好！”对于收红包、拿回扣这种事，吴孟超是深恶痛绝。他说，医院是治病救人的，怎么能想着从患者身上捞钱？

吴孟超处处为患者着想，他给医院定了不少规矩：如果患者带来的片子能诊断清楚，决不让他们做第二次检查；能用普通消炎药的，决不用高级抗生素；手术缝合尽量用手工，因为用吻合器会让患者多花好几千块钱。

雄心——“中国肝癌大国的帽子还没有扔进太平洋，我还要继续同肝癌斗争”

2006 年 1 月 9 日，在人民大会堂召开的全国科学技术大会上，吴孟超荣获了 2005 年度国家最高科学技术奖，这是自 2000 年设立国家最高科学技术奖以来，第一次颁发给一位医学家。但获奖后，吴孟超的科研脚步仍未停歇。他将国家和部队奖励的 600 万元全部捐出，成立吴孟超肝胆外科医学基金，用于扶持肝胆外科领域的

青年才俊。他还联合6位知名院士向国务院提交了“集成式研究乙型肝炎肝癌”的建议案，被列入国家科技重大专项。由他主持建成的国家肝癌科学中心已屹立在上海安亭，成为亚洲最大的肝癌研究和防治基地。吴孟超说：“中国肝癌大国的帽子还没有扔进太平洋，我还要继续同肝癌斗争。”

资料来源：陈劲松、王泽锋，《披肝沥胆 赤子情怀——追记我国“肝胆外科之父”、中国科学院院士吴孟超》，《光明日报》2021年5月23日，有改动

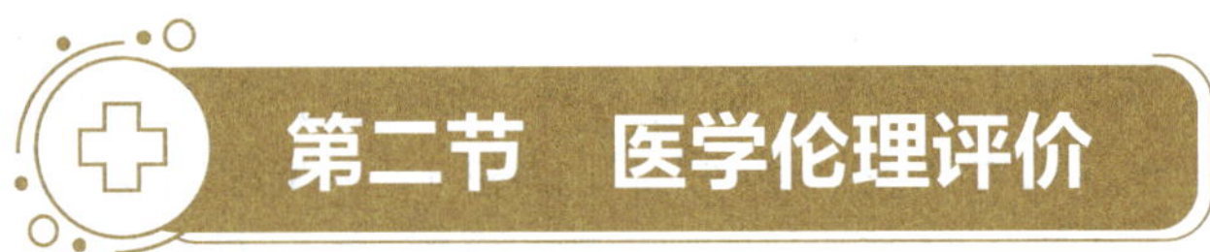

第二节 医学伦理评价

一、医学伦理评价的含义

评价是指对人或事物价值的判断。医学伦理评价是指人们站在一定的立场上，依据医学伦理学的基本原则、基本规范和基本范畴等，通过社会舆论和个人心理活动等形式，对医务人员的行为和道德品质，或医疗卫生机构的医学活动做出道德价值判断的过程。

根据评价主体的不同，医学伦理评价分为社会评价和自我评价两种。其中，社会评价是指患者和其他社会人员对医务人员及医疗卫生机构做出的医学伦理评价；自我评价是指医务人员及医疗卫生机构对自己做出的医学伦理评价。

在医学实践中，医务人员及医疗卫生机构与社会上的其他人形成多种多样的关系，人们会根据自己的价值观念或道德标准去评判医务人员及医疗卫生机构的医疗行为或活动。当人们认为医务人员及医疗卫生机构的某一医疗行为或活动符合自己的价值观念或道德标准时，就会给予赞扬、鼓励和支持，使这一医疗行为或活动内化为医务人员的职业习惯，或成为医疗卫生机构的常规活动；反之，医务人员及医疗卫生机构的某一医疗行为或活动与人们的价值观念或道德标准相违背时，就会遭到批评和谴责，人们用这种方式来制止类似的医疗行为或活动再次发生。

二、医学伦理评价的作用

医学伦理评价是连接医学伦理学规范体系与医疗职业行为的中间环节，是医学伦理学基本原则、基本规范和基本范畴发挥作用的杠杆。科学、合理的医学伦理评价对卫生事业的健康发展有着极为重要的意义和作用。

（一）裁决作用——选择正确的医疗行为或活动

医学伦理评价根据医学伦理学基本原则、基本规范和基本范畴，对医务人员及医疗卫生机构的医疗行为或活动进行有关善恶、荣辱的评判和裁决，以促使、警醒医务人员及医疗卫生机构始终自觉从善拒恶。可以说，医学伦理评价就是“医学道德法庭”，它能对医务人员及医疗卫生机构的医疗行为或活动的善恶做出公正的判断，以保证医学伦理学规范体系的贯彻实施，并促使医学伦理学的理论知识转化为广大医务人员及医疗卫生

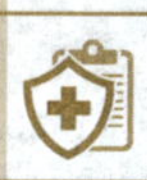

机构的自觉行动，从而建立良好的医德医风，提高医疗质量。

（二）调节作用——调节医疗行为或活动

医学伦理评价能够让医务人员及医疗卫生机构对其当下的医疗行为或活动进行反思或总结，并为了获得良好的评价，自觉调节以后的医疗行为或活动。当某种符合医学道德的医疗行为或活动还仅限于少数人时，医学伦理评价可以通过赞赏、表彰这种医疗行为或活动来引导医务人员及医疗卫生机构效仿；当某种违背医学道德的医疗行为或活动发生、蔓延时，医学伦理评价可以通过谴责这种行为或活动来加以阻止。综上所述，医学伦理评价可以保证医学伦理学基本原则、基本规范和基本范畴的实施，调节医务人员及医疗卫生机构的医疗行为或活动，增强医务人员及医疗卫生机构的责任感，引导其沿着正确的道路前进。

（三）教育作用——促进医学伦理学的理论知识转化为医学道德品质

医学伦理评价是一种生动、具体的医学伦理教育活动。通过医学伦理评价，医务人员及医疗卫生机构可以了解衡量医疗行为或活动的道德界定标准，明确自己的责任与义务，从而将医学伦理学的理论知识内化为主观的、内在的医学道德品质。

（四）促进作用——促进医学科学的健康发展

医学伦理评价可以促使医务人员及医疗卫生机构自觉提高医学道德水平，有利于良好医德医风的形成。同时，医学科学在发展时，常常遇到一些伦理道德争议和传统观念的阻挠，导致某些领域裹足不前。医学伦理评价可以帮助人们正确判断医学新技术研究和使用的伦理价值，解决其涉及的伦理争议，统一道德认知，不仅能促进医学科学和卫生事业的不断发展，而且还能推动医学伦理学的发展。

总之，医学伦理的职能和作用往往靠医学伦理评价来发挥和实现，失去了医学伦理评价，医学伦理学的基本原则、基本规范和基本范畴就会与医学伦理实践脱节，就会变成空泛、抽象的条文。医学伦理评价的深度、广度及力度，极大地影响着医德医风的建设及卫生事业的发展。

三、医学伦理评价的标准

医学伦理评价标准是衡量医务人员及医疗卫生机构的医疗行为或活动道德与否及社会效果优劣的尺度和依据。由于地域环境、文化水平、道德认知和道德修养不同，人们做出的医学伦理评价也不尽相同，这就使医学伦理评价需要一定的客观标准，而这种客观标准必须是根据人民群众的健康利益和社会利益而确定的，主要有以下三种。

（一）疗效标准——是否有利于患者疾病的缓解和根除

疗效标准是衡量医务人员及医疗卫生机构的医疗行为或活动是否符合医学道德标准及医学道德水平高低的首要标准，也是医学伦理评价中最基本的尺度。根据这一标准，医务人员及医疗卫生机构的医疗行为或活动有利于患者疾病的缓解，有利于患者的康复，就是善的行为、美的行为，应当受到称颂、赞扬。

疗效标准强调医疗行为或活动的有效性和安全性，要求医务人员全心全意为患者的健康服务，刻苦学习钻研，努力提高自己的诊疗水平；要求医疗卫生机构以患者利益为上，以质量求生存，严抓质量管理，为患者提供安心、舒适的治疗环境。

（二）科学标准——是否有利于医学科学的发展和进步

医学的宗旨是维护人的生命和健康；任务是揭示人类生命的本质及规律，揭示疾病发生、发展的客观过程，探索战胜疾病、增进人类健康的途径和方法。因此，在进行医学伦理评价时，应着眼于医疗行为或活动是否有利于医学科学的发展与进步。若这些医疗行为或活动对挽救患者生命、发展医学科学有价值，就应该认为是道德的，应当受到支持和保护。

（三）社会标准——是否有利于人类生存环境的保护和改善

随着社会的发展和医学科学的进步，医学的目标不再仅限于治病救人，而是扩展到疾病预防、提高人类生活质量和保证人类健康可持续发展等方面，而达到这一目标的关键就是保护和改善人类的生存环境。这要求医务人员及医疗卫生机构要立足长远，把疾病与健康放在一个更广阔的背景下加以认识和研究，要坚定保护和改善人类生存环境的理念，使自己的医疗行为或活动能够始终促进人类健康的可持续发展。而在评价医务人员及医疗卫生机构的行为或活动时，要把“治”和“防”结合起来，把患者的切身利益和社会整体效益，乃至整个人类的健康利益结合起来，鼓励、赞扬、宣传有利于人类整体健康利益、保护和改善人类生存环境的医疗行为或活动。

四、医学伦理评价的依据与方式

（一）医学伦理评价的依据

医学伦理评价的依据主要解决从哪些方面对医疗领域中具体的医疗行为或活动进行医学伦理评价的问题。目前，医学伦理评价依照动机与效果辩证统一、目的与手段辩证统一。

1. 动机与效果辩证统一

动机是指人们实行行为前的主观意愿。人们在自觉地实行某一行动前，必然会明确地意识到实行这一行为所要达到的目的。所以，动机是人们的行为所固有的特征。医疗动机是指医务人员及医疗卫生机构在开展医疗行为或活动之前的主观意愿，是激励他们去行动的主观原因。医务人员及医疗卫生机构在开展医疗行为或活动前，会有不同的主观意愿，也就会有不同的动机，有的符合医学道德（即好的动机），有的不符合医学道德（即坏的动机）。

效果是指人们的行为所产生的结果。医疗效果就是指医务人员及医疗卫生机构在开展医疗行为或活动后产生的结果。任何医疗行为或活动都会产生一定结果，可能是好的结果，也可能是坏的结果。医疗效果的好坏是医疗行为或活动的客观记录。

评价医务人员及医疗卫生机构的医疗行为或活动，是依据动机？还是依据效果？这是一个非常重要的问题，而且历来是伦理学家们争论的焦点问题。

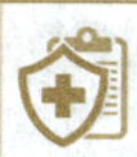

动机论认为：行为出于动机并受动机支配，动机是评价行为善恶的唯一依据。医学伦理评价只在于动机而与效果无关，只要是出于好的动机的医疗行为或活动，不管其效果如何，都是正确的。与此相反，效果论则认为：效果的好坏是评价行为善恶的唯一依据，只要医疗效果是好的，不管动机如何，医务人员及医疗卫生机构的医疗行为或活动就是善的；只要医疗效果是坏的，医疗行为或活动就是恶的。但无论是动机论还是效果论，都只是抓住了行为的某一方面，都是以偏概全，既不能形成科学、正确的评价结论，也不能科学、正确地引导行为。

一般情况下，动机和效果是一致的，好的动机产生好的效果，坏的动机产生坏的效果，但由于医疗行为或活动的复杂性，常会出现好的动机反而产生坏的效果、坏的动机阴差阳错产生好的效果等复杂情况。由此可见，在评价医疗行为或活动的动机与效果的道德是非时，应该辩证、客观、具体地分析动机与效果，应该把医疗行为或活动的全过程作为判断动机与效果的依据，既不能以效果来判断动机，也不能以动机代替效果。

2. 目的与手段辩证统一

目的是指行为的目标。手段是指实现目标所采取的方式、方法、途径等。

目的论认为评价医疗行为或活动的善恶，只需评价其目的是否符合医学伦理要求即可，其手段不具有评价意义；手段论认为只需评价其手段是否符合医学伦理要求即可，其目的不具有评价意义。但医疗行为或活动的目的与手段是相互联系、相互依存的，目的决定手段，手段又为目的服务，两者既存在鲜明的区别，又存在紧密的联系，而目的论和手段论把行为的目的和手段割裂开来，只依据目的论或手段论进行评价就会得到片面的结果。因此，在进行医学伦理评价时，应坚持目的与手段辩证统一的观点，既要看医务人员及医疗卫生机构是否有符合医学伦理要求的目的，也要看其是否选择了符合医学伦理要求的医学手段。

总之，评价医务人员及医疗卫生机构的医疗行为或活动要以动机、效果、目的、手段为依据，从实际出发，实事求是地辩证分析，才能做出正确的判断。

视野纵横

医学手段的选择原则

从医学伦理要求出发，依据医学目的选择医学手段，应遵循以下原则：

（1）一致性原则：即选用的医学手段与患者病情发展相一致。医务人员及医疗卫生机构在进行医疗行为或活动时，应实事求是、对症处理，任何大病小治或小病大治的行为都是不符合医学伦理要求的。

（2）有效原则：即选用的医学手段应是经过医学实践证明有效的。

（3）知情同意原则：即在采取一定的医学手段前，医务人员及医疗卫生机构应向患者或其家属告知，并取得其同意。

（4）优化原则：即选用的医学手段必须经过医学实践证明是最佳的。

优化原则具体包括以下内容：① 疗效最佳，即在当时、当地的技术水平和设备条件下疗效是最佳的；② 安全，副作用和损伤最小；③ 痛苦最小；④ 耗费最少。

（5）社会性原则：即选用的医学手段应符合社会利益和公众利益。

（6）伦理原则：即选用的医学手段应达到技术性和伦理性的统一。

（二）医学伦理评价的方式

医学伦理评价的方式主要包括社会舆论、传统习俗和内心信念。其中，社会舆论和传统习俗是客观形式的评价方式，内心信念是主观形式的评价方式。三种评价方式相辅相成、相互影响，社会舆论和传统习俗作用的实现必须依靠医务人员的内心信念，医务人员内心信念的确立也离不开社会舆论和传统习俗。

1. 社会舆论

社会舆论是指公众针对某种事物、现象和行为形成的看法、情绪和态度。由于社会舆论是通过交流沟通而形成的具有较强一致性的意见，反映了社会中多数人的态度，因此对评价对象能够形成较大的社会压力。

医学伦理评价中的社会舆论评价，是指人们依据一定的医学道德观念，对医务人员及医疗卫生机构的医疗行为或活动是否符合医学道德的一种倾向性态度。社会舆论是医学伦理评价的主要方式，对医务人员及医疗卫生机构有很强的约束和调整作用。它在形式上可分为正式的社会舆论和非正式的社会舆论两种类型。其中，正式社会舆论是指以国家组织、新闻媒体为依托，有领导、有组织、有目的地营造出的社会舆论，即利用国家和相应社会组织的舆论工具，如广播、电视、网络、报刊、宣传栏等，宣传和肯定一些正面行为，谴责和否定一些负面行为，其特点是权威性强、信息量大、覆盖面广、传播速度快；非正式社会舆论是指人们根据传统习俗和经验自发形成的社会舆论，即由社会成员自觉或不自觉地按照一定的道德观念，对某一行为或现象发表的议论，其特点是在内容上缺乏系统性，较为散乱。

社会舆论是一种外在的、客观形式的评价方式，它虽然不具有强制约束力，但是却能够形成一种无形的压力和精神力量，产生强大的威慑作用，影响和规范医务人员及医疗卫生机构的言行。健康的社会舆论及其所形成的气氛，可激发医务人员的事业心和责任感，使其自觉遵循医学伦理学基本原则、基本规范、基本范畴，养成良好的医学道德行为与习惯；可使医疗卫生机构加强伦理管理、营造良好的医学伦理氛围、传承社会的优良医学道德观念、优化社会医学道德风尚。但并非所有的社会舆论都是正确的、恰当的，特别是非正式社会舆论，由于受到旧思想、旧观念的影响，其包含许多不符合现代社会道德要求的内容。因此，在进行医学伦理评价时，要正确识别社会舆论，做到具体情况具体分析。当面对不正确的社会舆论时，医务人员及医疗卫生机构要保持清醒的头脑，敢于坚持自己的立场和行为，积极地澄清、解释，并向民众传递正确的医学道德观念。

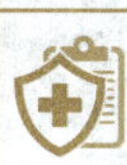

进德修业

随着互联网技术的进步，医疗行为或活动的相关问题越来越容易被民众发现，而民众的观点也越来越容易被看到。这种情况可以让医务人员及医疗卫生机构快速地调整医疗行为或活动，更好地为民众健康服务，但也使医务人员及医疗卫生机构承受巨大的舆论压力。此外，由于互联网信息传播迅速，网民认知水平差异较大，容易造成错误的医学道德价值观念的广泛传播，造成错误的舆论导向，甚至导致“网络暴力”现象。

“网络暴力”的应对策略

请在小组内讨论：医务人员及医疗卫生机构应如何应对互联网产生的社会舆论？医务人员、医疗卫生机构和相关政府部门应如何应对广泛传播的错误的医学道德价值观念、错误的舆论导向和“网络暴力”现象？

2. 传统习俗

传统习俗是指人们在长期社会生活中形成的、稳定的、习以为常的行为倾向和行为规范。通常来说，传统习俗是被人们普遍认可和接受的行为常规，可作为道德规范的补充，人们可用“合俗”和“不合俗”来评价医务人员及医疗卫生机构的行为或活动的善恶。但同时，传统习俗的形成是以一定的社会历史条件为背景的。随着时代的发展，有些传统习俗已经落后，会阻碍新的医德医风的形成。因此，对于传统习俗形式的医学伦理评价，医务人员及医疗卫生机构要具体情况具体分析，取其精华、去其糟粕，继承和发扬那些有益于人民身心健康和医学发展的传统习俗，同时还要顺应社会发展，提倡新的习俗。

3. 内心信念

社会舆论和传统习俗发挥的医学伦理评价作用属于外部力量，而这一作用的大小，很大程度上取决于医务人员内心的一种特殊机制，即内心信念。内心信念又称自我评价，是指医务人员根据内在的医学道德信念对自己的医疗行为或活动自觉做出肯定或否定的评价。内心信念是医学伦理评价的内在力量，是医务人员判断自己行为道德性质的一把标尺，具有深刻性、稳定性和自觉性的特点。医务人员的内心信念通常表现为责任感、荣誉感和耻辱感，它对医疗行为或活动及其效果具有预测、监控、审视、评判和自我校正作用。

医务人员的医疗行为或活动并不是都能及时获得社会舆论评价和传统习俗评价的，但是内心信念可以始终伴随医务人员，更具实效性和普遍性，能够使医务人员始终审视自己的行为并做出慎重的选择，不允许自己的行为违背自己的医学道德责任感。

若医务人员的医疗行为或活动符合其内心信念，则其在精神上会有一种满足感和愉悦感，会自觉地在心中形成一种信心和力量来督促自己坚持；反之，医务人员的内心就会备受谴责，从而调整自己的医疗行为或活动，并努力避免类似行为或活动的再次发生。

五、医学伦理评价的方法

选择和运用恰当的评价方法是医学伦理评价取得预期效果的前提和基础，医学伦理评价的方法可分为定性评价和定量评价两种类型。

（一）定性评价

医学伦理的定性评价是指在一定的范围、环境、条件或时间内，一定的人群通过一定的方式，对医务人员及医疗卫生机构的医疗行为或活动给予善恶定性的过程。根据评价人群不同，定性评价可分为社会评价、同行评价和自我评价。

1. 社会评价

社会评价是指社会民众、患者及其家属通过各种形式对医务人员及医疗卫生机构的医疗行为或活动进行的善恶判断。它是最直接、最具体、最普遍的医学伦理评价方法。社会民众、患者及其家属是医疗行为或活动的主要见证者或参与者，是医学伦理评价中最具权威的评价者。社会评价依靠社会舆论的力量，表明倾向性的态度，从而调整医务人员及医疗卫生机构的医疗行为或活动，促使医务人员增强内心信念，进而促进医学道德风尚的形成。

目前，各级医疗卫生机构已经通过医务公开制度、投诉制度、社会监督制度、患者座谈会制度、重患帮扶制度、医患沟通热线等评价途径，开展了广泛的社会评价。值得注意的是，少数患者可能会因医疗卫生机构条件、医务人员技术水平及自身要求未能满足而给予较为片面的评价。因此，医务人员及医疗卫生机构应广泛听取意见，应客观、综合、全面地分析各种评价，排除片面性评价，得出准确的评价结果。

进德修业

某患者因患糖尿病入院，其主管医生嘱咐其调整生活方式以控制血糖水平。但住院期间，该患者仍存在饮酒、进食高糖食物等行为，导致血糖控制不理想，主管医生多次与患者及其家属进行沟通，皆以失败告终。住院治疗 10 天后，该患者要求出院，主管医生再次提醒其出院后要调整生活方式以控制血糖水平。该患者出院后仍保持原有生活方式，导致血糖药物控制效果不理想，但他认为这是住院期间主管医生未对其进行有效治疗导致的，于是便拨打市民热线投诉主管医生及医院，要求医院返还其住院期间的全部费用。

请在小组内讨论：该起事件中的医生、医院应如何处理这起投诉事件？

2. 同行评价

同行评价是指医务人员及医疗卫生机构对自己同行的医疗行为或活动进行的善恶判断，这是一种专业性强、明晰度高、客观准确的医学伦理评价方法。同行之间因具有相同的工作、专业背景和相同的工作环境，因此能够从专业的角度真实、准确地分析彼此的医疗行为或活动是否符合医学伦理要求。但值得注意的是，在使用这一评价方法时，应注意上级与下级、老年与青年群体之间的差异，防止个人偏见、情感等因素导致的片面化评价。

3. 自我评价

自我评价是指医务人员及医疗卫生机构根据医学道德标准，对自己的医疗行为或活动进行的善恶判断。自我评价具有很强的针对性和增效性，是实现医学伦理评价调节作用的关键环节。自我评价依赖于人们的内心信念，就医务人员来说，主要依赖于其职业良心。这种职业良心是指医务人员对自己的医疗行为所担负的道德责任感和自我评价能

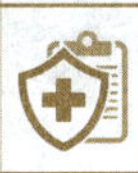

力。有职业良心的医务人员，会对自己合乎医学道德的行为感到满意，并继续坚持这种行为；会对自己不符合医学道德的行为感到内疚，并促使自己改变。

（二）定量评价

医学伦理的定量评价是指把医务人员的服务思想、服务态度、敬业精神、遵章守纪情况及医疗技术水平等具体的医学伦理要求加以量化，经过系统分析得出较为客观的善恶判断。定量评价操作简单、实用性强，能够针对具体情况具体分析，可以克服定性评价中存在的模糊性、主观性、表面性等弊端和问题，有较强的实用性。医学伦理评价的定量化，使医学伦理评价由自发的、笼统的转化为有组织的、有计划的活动，逐渐把“软任务”变成“硬指标”，从而使医学伦理评价科学化、规范化，并在医学活动中愈发彰显出医学伦理评价的力量。

定量评价主要包括四要素评价法、百分制评价法和模糊评价法等。

1. 四要素评价法

四要素评价法是指从“德、能、勤、绩”个方向开展评价的方法。该评价方法的具体过程如下：① 将品德、才能、勤奋、实绩分解为若干子项。例如，将品德大项分解为政治态度、政策水平、法治观念、组织纪律、职业道德和社会公德等子项；将才能大项分解为学术技术水平、科研能力、处理和解决疑难问题能力、履行岗位能力等子项；将勤奋大项分解为事业心、责任感、勤奋精神、协作精神、工作作风、遵守劳动纪律等子项；将实绩大项分解为学术成果、人才培养、立功受奖、工作质量、工作效率等子项。② 确定各子项的分值和权重，并对重要的项目设置一票否决制。③ 通过计算综合得分，得出量化结果，并用简单的文字表述判断、概括定量评价结果。

2. 百分制评价法

百分制评价法是指以 100 分为满分，0 分为最低分，对医疗行为或活动打分，以分值为评价依据的定量评价方法。该评价方法的具体过程如下：① 拟定与医学伦理有关的内容，如服务态度、服务思想、工作作风、敬业精神、协作精神、技术水平、科学态度、劳动纪律、行为举止、廉洁行医、遵纪守法、虚心好学、关心集体等；② 对每一项考评内容都制定详细的评分标准，并根据医学伦理评价标准设置扣分标准，另列奖分项、罚分项，以利于突出重点、拉开档次；③ 计算分数，得出量化结果。

3. 模糊综合评价法

模糊综合评价法是指利用模糊数学（研究和处理模糊性现象的一门数学分支学科）对医疗行为或活动进行综合评价的方法。该评价方法的具体过程如下：① 将评价内容划分为服务思想、服务态度、工作作风、敬业精神、廉洁行医等几大类；② 将每一大类划分为满意、比较满意、一般满意、不满意等梯度，并给予每一梯度相应的分值；③ 确定各大类在所有评价内容中所占的比例；④ 用计算机将上述内容列成矩阵，求取模糊数学的解，此即模糊评价的结果。随着计算机的普及和广泛应用，可以将模糊综合评价法的操作步骤编成程序，以便操作和掌握。

除了上述三种方法外，不同的医疗卫生机构或部门也在根据自身的特点，积极探索科学的、适用的、易行的医学伦理定量评价方法。实践证明，定量评价对医务人员及医疗卫生机构的医疗行为或活动的善恶判断更加科学，其对医务人员提高自我认知和医学道德修养、医疗卫生机构各种奖惩措施的正确实施，以及医学科学的发展，都具有十分重要的意义和作用。

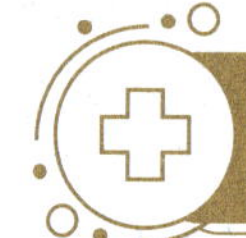

进德修业

请同学们根据所学知识，查询相关资料，设计一份医院医学伦理考核评价表。

《医院医学伦理考核评价表》示例

第三节　医学伦理监督

一、医学伦理监督的含义

医学伦理监督是指通过各种有效的途径、方法，检查、评估医务人员及医疗卫生机构的医疗行为或活动是否符合医学伦理学的基本原则、基本规范和基本范畴，并督促其形成良好医德医风的活动。医务人员高尚医学道德品质的形成，医疗卫生机构良好医德医风氛围的营造，离不开一定的约束和监督。在医学伦理实践中，医学伦理监督是不可或缺的重要组成部分。

二、医学伦理监督的作用

（一）医学伦理监督是建设良好医德医风的重要保证

开展医学伦理监督是纠正卫生事业不正之风、落实医学伦理评价制度、强化医学伦理教育效果的有力手段。通过各种有效的途径和方法，对医务人员及医疗卫生机构的医疗行为或活动进行监督，可促使医务人员自觉遵循医学伦理要求，促使医疗卫生机构加强医学伦理管理，从而营造出良好的医学伦理氛围和环境，促进良好医德医风的形成。

（二）医学伦理监督是培养良好医学道德品质的重要手段

从医学道德认知到医学道德品质的演化，是一个由他律转向自律的过程，需要一定的主观和客观条件。其中，主观条件是医务人员参与医学伦理教育和加强自身医学道德修养的自觉性，客观条件就是对医务人员开展医学伦理教育、进行医学伦理监督。医务人员在一定的约束与监督下，不断学习、体会、落实医学伦理理论，始终用医学伦理要求规范自己的行为，才能最终形成良好的医学道德品质。因此，医学伦理监督是培养医务人员良好医学道德品质不可或缺的重要手段。

三、医学伦理监督的方式

（一）法律监督

法律监督具有强制性。以法律法规来监督医疗行为或活动，惩罚实施不道德医疗行

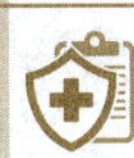

为或活动的主体，可起到强有力的震慑作用，可有效增强医务人员责任感，提高其遵循医学伦理要求的自觉性，从根本上对医疗行为或活动起保障作用。目前，我国已经出台的《中华人民共和国医师法》《医疗事故处理条例》《护士条例》等法律法规中，就有对不道德医疗行为或活动主体进行处罚的规定。

医学不端行为的惩戒办法

（二）制度监督

制度监督是指根据医德医风建设的规章制度对医务人员及医疗卫生机构的医疗行为或活动进行监督的方式。具体表现如下：医疗卫生机构及相关政府部门根据医学伦理的要求，建立医疗质量考核评估制度、医德医风考核评估制度、奖惩制度等相关规章制度，并根据这些制度积极监督医务人员及医疗卫生机构，惩罚违反医学伦理要求的主体，奖励模范遵循的主体，使医务人员及医疗卫生机构在规章制度的正确引导和有效约束下，强化医学伦理观念，履行医学伦理义务。

（三）舆论监督

通过舆论对医务人员及医疗卫生机构的医疗行为或活动进行监督，是一种直接、快捷、震撼力大、影响面广的医学伦理监督方式。在我国，有目的、有计划、有组织的舆论监督，是医学伦理监督的主要组成部分，对医务人员及医疗卫生机构的医疗行为或活动起着积极的导向作用。

（四）群众监督

群众监督又称社会监督，是指人民群众直接参与医学伦理监督的一种方式，它是医疗卫生相关政府部门改革医学伦理监督的重要举措，具有广泛性、群众性和客观性的特点。医疗卫生机构应采取切实可行的措施，增加管理的透明度，成立群众监督组织，完善群众监督的各项制度和措施。

（五）自我监督

自我监督是指医务人员及医疗卫生机构以医学伦理要求为标准，对自己的医疗行为或活动进行自我检查、自我约束、自我改造的过程。由于医务人员及医疗卫生机构的有些医疗行为或活动是独立完成的，舆论监督、群众监督等很难直接发生作用，在这种情况下就要求医务人员及医疗卫生机构依靠其医学道德修养、自律能力进行自我监督。自我监督是医学伦理监督的重要组成部分，是医务人员及医疗卫生机构发挥主观能动性、加强自身医学道德修养及营造良好医学道德环境的重要方式。

四、医学伦理监督的原则

（一）综合监督原则

综合监督原则是指坚持多种监督方式相结合的原则。医学伦理监督具有重要性和复杂性，只有坚持同时开展多种监督方式，才能实现医学伦理监督的全面覆盖，才能获得满意的监督效果。同时，医疗卫生机构及相关政府部门还应建立健全医学伦理监督制度，以确保医学伦理监督过程及结果的客观、公正、公平、有效。

（二）坚持标准原则

维护人民群众的健康利益是医学的宗旨和追求，也是医学伦理监督的重要标准。只有坚持医学伦理监督的标准，才能在伦理监督过程中保持公正、客观，使医学伦理监督发挥良好的效果。

（三）民主监督原则

医学伦理监督必须注重民主精神，动员人民群众和社会各界的广泛参与。医疗卫生机构及相关政府部门应建立健全民主监督制度，认真对待、处理民主监督意见，否则，医学伦理监督就会陷入故步自封的境地，难以真正地得到落实、推进和发展。

（四）教育原则

医学伦理监督的最终目的是使医务人员自觉养成良好的医学道德品质，使医疗卫生机构自觉形成良好的医学道德环境。在进行医学伦理监督时，对实施不道德医疗行为或活动的医务人员及医疗卫生机构，及时进行惩罚，并对其开展医学伦理教育和引导，使其提高医学道德伦理认知，正确认识到自己的错误；对有高尚医学道德品质的医务人员及有良好医学道德环境的医疗卫生机构，进行鼓励、嘉奖和宣传，发挥榜样的教育作用，从而带动其他医务人员自觉遵循医学伦理要求，推动其他医疗卫生机构加强医学伦理建设。

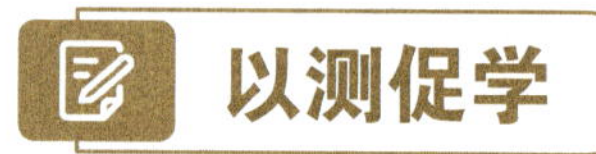

一、单项选择题

1．用于评价医疗行为或活动是否有利于医学科学发展和进步的医学伦理评价标准是（　　）。

A．疗效标准　　B．科学标准　　C．社会标准
D．经济标准　　E．人文标准

2．医学伦理评价的依据主要包括（　　）。

A．动机与目的、效果与手段辩证统一
B．动机与效果、目的与手段辩证统一
C．动机与手段、目的与效果辩证统一
D．目的与效果、手段辩证统一
E．动机与目的、手段辩证统一

3．下列属于主观形式医学伦理评价的是（　　）。

A．社会舆论　　B．传统习俗　　C．内心信念
D．同行评价　　E．患者评价

4．下列关于医学伦理监督的表述，正确的是（　　）。

A．通过舆论监督能充分发挥医务人员的主观能动性
B．通过自我监督能促使医院医务、政务公开
C．通过制度监督能发挥惩恶扬善的宣传、导向作用

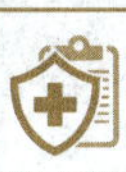

D．通过法律监督能约束医务人员的医疗行为或活动

E．通过群众监督能根本性提高医务人员的医学道德水平

二、判断题

1．医务人员收受医疗器械经销商现金或提成的行为，不会影响其医学伦理考评的结果。（　　）

2．所有的传统习俗都可以用来进行医学评价。（　　）

3．同行评价是一种最直接、最具体、最普遍的医学伦理评价方法。（　　）

4．医学伦理监督是医学伦理实践不可缺少的重要组成部分。（　　）

5．群众监督可对医务人员的医疗行为起到强烈的震慑作用。（　　）

三、简答题

1．医学伦理教育的原则有哪些？

2．医学伦理评价的标准有哪些？

3．医学伦理监督的原则有哪些？

学用相融

医学伦理思辨之声
——医学伦理教育、评价与监督主题辩论赛

【活动背景】

在医学领域，伦理问题始终是核心议题。随着医疗技术的飞速发展，医疗环境的日益复杂，以及民众健康需求的日益增长，医务人员及医疗卫生机构要面临的伦理挑战不断增多，要面临的伦理要求也逐渐提高。医学伦理教育、医学伦理评价和医学伦理监督是提升医务人员医学伦理意识、加强医疗卫生机构医学伦理管理的重要手段。如何让这些手段发挥出最大效果，如何界定这些手段的实施范围，如何将这些手段落到实处，需要大家共同探讨，群策群力。

【活动内容】

请根据上述活动背景，结合本章所学知识，以“医学伦理思辨之声”为主题，在班内组织一次医学伦理教育、评价与监督主题辩论赛。活动具体要求如下：

（1）由班干部组成活动策划小组，负责活动流程规划、时间安排、人员调动等工作。

（2）全班同学根据座位分布或学号顺序等分为 6 组。

（3）以抽签的方式确定各小组的论点。其中，医学伦理教育的辩论主题为“医学伦理教育是否应该成为医学教育的核心组成部分”，医学伦理评价的辩论主题为“对医务人员的医学伦理评价是否应该以社会评价为主体”，医学伦理监督的辩论主题为“医学伦理监督是否应该包括对医疗人工智能的监管”。

（4）各组查找资料、分配任务，要求小组成员每人至少发言 1 次。

（5）辩论赛流程需包括开场陈述、反驳辩论、自由辩论、总结发言、观众提问等环节，具体活动细节由活动策划小组组织、安排。

（6）每场辩论结束后，由教师组成的专家团进行点评；全部辩论结束后，通过教师意见、学生投票等方式评出优胜队伍两支。具体活动细节由活动策划小组组织、安排。

学识评价

结合自身的学习情况，按照表 14-1 中的评价标准对本章的学习成果进行自评，并请老师进行评价。

表 14-1　学习成果评价表

评价项目	评价标准	分值	评价得分	
			自评分	师评分
知识	了解医学伦理教育的含义	5		
	熟悉医学伦理教育的意义	10		
	掌握医学伦理教育的原则、过程、方法	15		
	了解医学伦理监督的含义	5		
	熟悉医学伦理监督的作用	5		
	掌握医学伦理监督的方式、原则	15		
	熟悉医学伦理评价的含义、作用	10		
	掌握医学伦理评价的标准、依据与方式、方法	15		
能力	能够运用医学伦理教育、评价与监督的观点，积极地接受医学伦理教育、正确地进行医学伦理评价和有效地开展医学伦理监督	5		
	能够端正学习态度，课前预习相关知识，课中积极参与课堂互动，课后认真完成“以测促学”和“学用相融”	5		
素质	能够养成良好的医学道德品质，树立高尚的医疗奉献精神，自觉反省、规范、改进自身的行为	5		
	能够积极参与医学伦理实践活动，具备思辨能力，具备伦理决策能力与伦理规范理解、应用能力，为良好医德医风环境建设贡献绵薄之力	5		
合计		100		
总分（自评分×40%＋师评分×60%）				
自我评价				
教师评价				

参考文献

[1] 刘冬梅. 医学伦理学［M］. 4版. 北京：人民卫生出版社，2022.
[2] 崔瑞兰，赵丽. 医学伦理学［M］. 3版. 北京：中国中医药出版社，2023.
[3] 孙慕义，边林. 医学伦理学［M］. 4版. 北京：高等教育出版社，2022.
[4] 杨小丽. 医学伦理学［M］. 5版. 北京：科学出版社，2020.
[5] 王柳行，夏曼. 医学伦理学［M］. 北京：人民卫生出版社，2022.
[6] 刘俊荣，范宇营. 护理伦理学［M］. 北京：人民卫生出版社，2022.
[7] 郝军燕，傅学红. 医学伦理学［M］. 2版. 北京：中国中医科技出版社，2022.
[8] 焦雨梅，穆长征，刘自忍. 医学伦理学［M］. 镇江：江苏大学出版社，2016.